# 新编外科常见疾病诊疗程序

支良　韩瑞　韩建峰　李振　薛崇飞　邓康　主编

天津出版传媒集团

天津科学技术出版社

图书在版编目（CIP）数据

新编外科常见疾病诊疗程序 / 支良等主编. -- 天津：
天津科学技术出版社，2023.6
ISBN 978-7-5742-1192-6

Ⅰ. ①新… Ⅱ. ①支… Ⅲ. ①外科－常见病－诊疗
Ⅳ. ①R6

中国国家版本馆CIP数据核字(2023)第089821号

---

新编外科常见疾病诊疗程序
XINBIANWAIKECHANGJIANJIBINGZHENLIAOCHENGXU
责任编辑：李　彬
责任印制：兰　毅

---

出　　版：天津出版传媒集团
　　　　　天津科学技术出版社
地　　址：天津市西康路 35 号
邮　　编：300051
电　　话：（022）23332377
网　　址：www.tjkjcbs.com.cn
发　　行：新华书店经销
印　　刷：天津印艺通制版印刷股份有限公司

---

开本 787×1092 1/16 印张 18.625 字数 400 000
2023年6月第1版第1次印刷
定价：70.00元

# 编委会名单

| 主　编 | 支　良 | 韩　瑞 | 韩建峰 | 李　振 | 薛崇飞 | 邓　康 |
|--------|--------|--------|--------|--------|--------|--------|
| 副主编 | 常玉秀 | 黄海峰 | 李　挺 | 陈宏坤 | 杨　荣 | 王兆辉 |

支　良　　枣庄市立医院
韩　瑞　　枣庄市立医院
韩建峰　　枣庄市峄城区中医院
李　振　　枣庄市峄城区中医院
薛崇飞　　青岛市黄岛区中医医院
邓　康　　青岛市黄岛区中医医院
常玉秀　　枣庄市中医医院
黄海峰　　枣庄市市中区税郭镇中心卫生院
李　挺　　枣庄市立医院
陈宏坤　　枣庄市立医院
杨　荣　　枣庄市市中区人民医院
王兆辉　　枣庄市立医院

# 目录

# 第一章 甲状腺和甲状旁腺疾病

## 第一节 单纯性甲状腺肿

单纯性甲状腺肿的主要病因是缺碘,常见于碘缺乏区,如离海较远的高原山区,又称地方性甲状腺肿。

### 一、病因、病理

机体从食物和饮水中吸收的碘少,血中甲状腺素浓度低,腺垂体促甲状腺激素分泌增加,使甲状腺代偿性增生。初期呈弥漫性增大,称弥漫性甲状腺肿,病变逐渐发展形成许多结节,即结节性甲状腺肿,在此基础上可继发甲状腺功能亢进或癌变。另外,甲状腺素需要量增加,如青春期、妊娠期、哺乳期和绝经期也可发生甲状腺肿;某些药物(磺胺、硫脲类药)、食物(萝卜、白菜)以及先天性因素,也可造成甲状腺素合成或分泌障碍,从而引起甲状腺肿。

### 二、诊断

(一)临床表现

1.多发于女性,一般无症状。

2.甲状腺肿大小不等,形状不同;弥漫性肿大仍显示正常甲状腺形状,两侧常对称;结节性肿大一侧较显著;囊肿样变结节若并发囊内出血,结节可在短期内增大;少数患者可因甲状腺肿压迫气管、食管、血管而引起相应症状,压迫喉返神经出现声嘶。

(二)辅助检查

1.血清 T3、T4:正常范围。

2.颈胸部 X 线片:了解气管受压情况,协助诊断胸骨后甲状腺肿。

(三)鉴别诊断

甲状腺舌管囊肿,胸骨后甲状腺肿有时不易与纵隔肿瘤鉴别。

### 三、治疗

1.青春期、妊娠期生理性甲状腺肿,无须治疗,多吃含碘丰富的食物,如海带、紫菜等。

2.单纯性甲状腺肿压迫气管、食管、血管或神经引起临床症状时,应行甲状腺大部切除。

3.巨大的单纯性甲状腺肿虽无压迫症状,但影响生活和劳动时,也应手术治疗。

4.结节性甲状腺肿继发甲状腺功能亢进或怀疑有恶变时,应早期施行手术治疗。

# 第二节　甲状腺功能亢进

## 一、分类

甲状腺功能亢进(简称甲亢)可分为原发性甲亢、继发性甲亢和高功能腺瘤三类。

1.原发性甲亢最常见,指在甲状腺肿大的同时,出现功能亢进症状,多发于近海地区。病人年龄多在 20~40 岁。腺体肿大为弥漫性,两侧对称,常伴有眼球突出,故又称"突眼性甲状腺肿"。有时伴有胫前黏液性水肿。目前多数认为,原发性甲亢是一种自身免疫性疾病。

2.继发性甲亢较少见,指在结节性甲状腺肿基础上发生甲亢;病人先有结节性甲状腺肿大多年,以后才逐渐出现功能亢进症状。年龄多在 40 岁以上。肿大腺体呈结节状,两侧多不对称,无眼球突出和胫前黏液性水肿,容易发生心肌损害。

3.高功能腺瘤少见,腺体内有单个的自主性高功能结节,结节周围的甲状腺组织呈萎缩改变,放射性碘扫描检查显示聚,131I 量增加的"热结节"。病人也无眼球突出和胫前黏液性表现。

## 二、诊断

(一)临床表现

甲亢的主要临床表现有甲状腺肿大、性情急躁、容易激动、失眠、两手颤动、怕热、多汗、食欲亢进反而消瘦、体重减轻、心悸、脉快有力(脉搏常在每分钟 100 次以上,休息及睡眠时仍快)、脉压增大、内分泌功能紊乱(如月经失调)等。其中,脉率增快及脉压增大尤为重要,常可作为判断病情程度和治疗效果的重要标志。

(二)辅助检查

1.基础代谢率测定:常用计算公式为基础代谢率=[(脉率+脉压)−111]%测定基础代谢率要在完全安静、空腹时进行。基础代谢率正常为±10%;增高 20%~30% 为轻度甲亢,增高 30%~60% 为中度,增高 60% 以上为重度。

2.甲状腺 131I 测定:2 小时内甲状腺摄取 131I 量超过人体总量的 25%,或在 24 小时内超过入体总量的 50%,且吸 131I 高峰提前出现,都表示有甲亢。

3.血清中 T3 和 T4 含量的测定:甲亢时,血清 T3 高于正常 4 倍左右,而 T4 仅为正常的 2.5 倍,因此,T3 测定有较高的敏感性。

## 三、治疗

(一)抗甲状腺药物治疗

1.适应证:

(1)病程较短、病情较轻的原发性甲亢。

(2)20岁以下青少年和儿童。伴有其他严重疾患而不宜施行手术的病例。

(3)手术后复发的病例。

(4)做手术前准备。

2.禁忌证：

(1)有压迫气管症状的患者，或是胸骨后甲状腺肿的病例。

(2)高度突眼的病例。

(3)妊娠和哺乳的妇女。

主要药物有丙硫氧嘧啶和甲巯咪唑或卡比马唑等。初用剂量为丙硫氧嘧啶每日 200~400mg，甲巯咪唑或卡比马唑每日 20~40mg，3~4 周后，如果疗效显著，即基础代谢率下降、体重增加，剂量可以减少。同时，给予甲状腺制剂，每日 30~60mg，以避免甲状腺的肿大和充血。维持剂量为丙硫氧嘧啶每日 100~200mg，甲巯咪唑或卡比马唑每日 10~20mg，连续服用 6~18 个月。在服用抗甲状腺药物时，每周需检查白细胞计数；如果降至 $3×10^9$/L 以下，中性粒细胞计数降至 0.45 时，要立即停药。

(二)放射性碘治疗

应用半衰期为 8 天的 131I，通常剂量为每克甲状腺组织投 131I 3700kBq，空腹一次口服。60%~70%的患者在 1 次用药后 4~6 周内都有明显缓解，而 30%~40%的患者在 3~4 个月后第二次用药。对正在服用碘剂的患者，治疗前 2~4 周应停服碘剂，也不进含碘食物。

(三)外科治疗

甲状腺大部切除术仍然是目前治疗甲亢的一种常用而有效疗法，它能使 90%~95% 的病人获得痊愈，手术死亡率低于 1%。手术治疗的主要缺点是有一定的并发症，并约有 4%~5%的病人术后可复发甲亢。

1.手术指征：

(1)继发性甲亢或高功能腺瘤。

(2)中度以上的原发性甲亢。

(3)腺体较大，伴有压迫症状，或胸骨后甲状腺肿等类型甲亢。

(4)抗甲状腺药物或 131I 治疗后复发者，至于妊娠妇女，鉴于甲亢对妊娠可造成不良影响(流产、早产等)，而妊娠又可能加重甲亢，因此，在妊娠早、中期具有上述指征者，仍应考虑手术治疗。

2.禁忌证：

(1)青少年患者(除非存在严重的压迫症状)。

(2)症状较轻者。

(3)年老病人或有严重器质性疾病不能耐受手术治疗者。

3.手术切除范围：通常需切除腺体的 80%~90%，并同时切除峡部，每侧残留腺体以成人拇指末节大小为恰当。腺体切除过少容易引起复发，过多又易发生甲状腺功能低下(黏液性水肿)。必须保存两腺体背面部分，避免损伤喉返神经和甲状旁腺。

# 第三节　甲状腺肿瘤

## 【甲状腺腺瘤】

甲状腺腺瘤分滤泡状和乳头状囊性腺瘤两种。

### 一、诊断

（一）临床表现

1.患者多为 40 岁以下女性。

2.一般均为甲状腺体内的单发结节,结节质较软、表面光滑、随吞咽上下移动、生长缓慢,大部分患者无任何不适感。

3.乳头状囊性腺瘤有时可因囊壁血管破裂而发生囊内出血,此时肿瘤体积可在短期内迅速增大,局部出现胀痛。

（二）辅助检查 $m^2$

1.B 超:可判断单发或多发,囊性或实性。

2.放射性核素扫描或 ECT:一般为温结节,囊性变后可呈凉或冷结节。

### 二、治疗

由于腺瘤有癌变的危险和引起甲状腺功能亢进的可能,应早期切除。

## 【甲状腺癌】

甲状腺癌约占全身恶性肿瘤的 0.2%(男性)~1%(女性)。

### 一、病理类型

1.乳头状腺癌:约占 60%,恶性程度较低。主要转移至颈淋巴结,有时原发癌很小,未被觉察,但颈部转移的淋巴结已很大,多为年轻女性。

2.滤泡状腺癌:约占 20%,中度恶性。手术时约有 10%患者已有血行转移,颈淋巴结转移较少,多为中年人。

3.未分化癌:约占 10%~15%,恶性度高,很早转移至颈淋巴结,也经血行转移至骨和肺,多为老年人。

4.髓样癌:约占 5%~10%,恶性程度中等,它发生于滤泡旁细胞(C 细胞),较早出现颈淋巴结转移,晚期可有血行转移。

## 二、诊断

（一）临床表现

1.甲状腺结节明显增大,质变硬,腺体在吞咽时的上下移动性减小。

2.地方性甲状腺肿非流行地区的儿童甲状腺结节成年男性甲状腺内的单发结节多年存在的甲状腺结节短期内明显增大,应特别引起注意。

3.早期无明显自觉症状,晚期出现波及至耳、枕部和肩的疼痛,声音嘶哑,继之发生压迫症状,如呼吸困难、吞咽困难和明显的 Horner 综合征。

4.髓样癌常有家族史。由于肿瘤本身可产生激素样活性物质(5-羟色胺和降钙素),因此在临床上可出现腹泻、心悸、颜面潮红和血钙降低等症状。

（二）辅助检查

1.B超:区别结节的囊肿性或实体性。实体性结节若呈强烈不规则反射,则恶性的可能更大。

2.放射性核素扫描或 ECT:如果为冷结节,则有 10%~20%可能为癌肿。

3.细针穿刺细胞学检查。

（三）鉴别诊断

1.亚急性甲状腺炎:病史中多有上呼吸道感染,血清 T3、T4 浓度增加,但放射性碘的摄取量却显著降低,试用小剂量泼尼松后,局部疼痛很快缓解,甲状腺肿胀接着消失。

2.慢性淋巴细胞性甲状腺炎:此病多发生在女性,病程较长,甲状腺肿大呈弥漫性、对称,表面光滑,试用甲状腺制剂后腺体常可明显缩小。

3.甲状腺腺瘤囊性变:由于囊内出血,短期内甲状腺腺体迅速增大,追问病史常有重体力劳动或剧烈咳嗽史。

## 三、治疗

以手术为主,而手术的范围和疗效与肿瘤的病理类型有关。

1.乳头状腺癌:如果颈淋巴结没有转移,癌肿尚局限在一侧的腺体内,应将患侧腺体连同峡部全部切除、对侧腺体大部切除;如果癌肿已侵及左、右两叶,就需将两侧腺体连同峡祁全部切除。对没有颈淋巴结转移的乳头状腺癌一般不需同时清除患侧颈淋巴结,术后继续服用甲状腺素片 80~120mg/d,5 年治愈率可达 80%以上,即使在日后随访中再出现颈淋巴结转移,再行清除手术仍能达到较好疗效;但如已有颈淋巴结转移,则应在切除原发癌的同时清除患侧的颈淋巴结。

2.滤泡状腺癌:即使癌肿尚局限在一侧的腺体内,也应行两侧腺体连同峡部的全部切除,术后服用甲状腺素片 80~120mg/d,如有远处转移应做放射性碘治疗。

3.未分化癌:治疗以放射为主。

4.髓样癌:手术切除两侧腺体连同峡部,同时清除患侧或双侧颈淋巴结。

# 第四节　甲状旁腺功能亢进

甲状旁腺分泌的甲状旁腺素(parathyroid horinone,PTH),是一种水溶性多肽,主要调节体内钙的代谢,维持体内钙、磷的平衡。除甲状腺滤泡上皮以外,滤泡旁细胞产生一种与 PTH 有拮抗作用的激素,称为降钙素(calcitonin,CT),参与钙的代谢,使血钙降低。它们与血 $Ca^{2+}$ 浓度之间存在反馈关系,使血钙、血磷稳定在正常范围内。

## 一、分类

甲状旁腺功能亢进可区分为原发性与继发性两类。

1.继发性甲状旁腺功能亢进多见于下列原因所致的低血钙时:

(1)肾功能不全(慢性肾炎)。

(2)维生素 D 缺乏(佝偻病、骨软化症等)。

(3) 在妊娠或哺乳期母体失钙过多。长时期的低血钙和长时期刺激 PTH 的分泌增加,即发生甲状旁腺代偿性的增生、肿大。

2.原发性甲状旁腺功能亢进多由于单发的甲状旁腺腺瘤(86%),较少由于多发的腺瘤(6%)或所有四个甲状旁腺的增生(7%),很少由于腺癌(1%)引起血钙持续升高。

原发性甲状旁腺功能亢进较多见,临床上可分为三种类型:

(1)肾型:约 70%,主要表现为尿路结石。

(2)肾骨型:约 20%,表现为尿路结石和骨骼的脱钙病变。

(3)骨型:约 10%,主要表现为骨骼的脱钙病变。

## 二、诊断

(一)临床表现

1.多见于 20~50 岁,女多于男。

2.对反复发作的肾结石,特别是两侧肾结石,应考虑到此病。

3.骨型多属晚期,病变的骨骼(颅骨、指骨、股骨、盆骨和膜椎等)有疼痛,呈结节状增厚、凹凸不平、弯曲或畸形,有时发生病理性骨折。

4.血钙升高,因而神经肌肉的应激性减低,引起全身肌张力低下、胃肠蠕动减弱,出现疲乏、食欲缺乏、恶心、便秘,甚至咽肌无力而引起吞咽困难。

5.部分病人(10%)可伴有胃、十二指肠溃疡,且可合并上消化道出血。

6.部分病人(7%)可并发急性胰腺炎或胆管结石。

(二)辅助检查

1.血钙>2.7mmol/L,血磷<1.0mmol/L,尿钙 24 小时超过 200mg。

2.血清 PTH>100ng/L。

3.X 线显示骨质稀疏、变薄、变形,骨内有多个透明的囊肿影。

4. B 超是显示腺瘤的首选定位方法,其准确率可达 90%。

## 三、治疗

采用手术切除甲状旁腺腺瘤。

(支良 韩瑞 韩建峰 薛崇飞　邓康)

# 第二章　胃十二指肠疾病

## 第一节　胃十二指肠溃疡

胃十二指肠溃疡(gastroduodenal ulcer)是极为常见的疾病,其发病率约为 2%~5%。它的局部表现是位于胃十二指肠壁的局限性圆形或椭圆形缺损。多发于男性,十二指肠溃疡发病年龄多在 30 岁左右,而胃溃疡发病年龄略偏大,在 40~50 岁之间。

### 一、病因与发病机制

1.胃酸:"没有胃酸就没有溃疡"。胃液酸度过高,激活胃蛋白酶,致胃十二指肠黏膜"自家消化"可能是溃疡发生的重要原因。

2.胃黏膜屏障受损:药物(阿司匹林、皮质激素等)、缺血、反流的胆汁等。

3.神经精神因素、内分泌腺肿瘤等。

### 二、诊断

(一)病史体征

1.节律性上腹疼痛:十二指肠溃疡的疼痛特点是节律性较明显,与饮食关系密切,表现为餐后延迟痛(餐后 3~4 小时发作)、饥饿痛和夜间痛,疼痛多为烧灼痛、钝痛、锥痛,也可为剧痛。胃溃疡的疼痛则多无明显节律性,多在餐后 1~2 小时内发作,疼痛性质多为胀痛。十二指肠溃疡的疼痛还具有周期性发作特点,一般秋至早春为好发季节,疼痛持续数周后好转,间歇 1~2 个月而再发。

2.临床体征常仅有上腹深压痛。

(二)辅助检查

1.胃镜检查:除罕见的胃底大弯侧溃疡及壶腹后溃疡外,大多数溃疡均在现代纤维胃镜的良好视角范围内。窥视下溃疡呈圆形或椭圆形;周边规则光整;基底平坦,覆盖白色或灰黄色苔膜;周围黏膜有不同程度的水肿、充血;可见黏膜皱襞向溃疡的纠集。为避免漏诊胃癌,应常规活检。

2.X 线检查:上消化道钡餐诊断溃疡的直接征象包括龛影、残存钡点、壶腹部变形;间接征象为壶腹部激惹征。精细的气钡双重对比造影可发现小而浅表的溃疡。

(三)鉴别诊断

胃十二指肠溃疡病应注意与胆石症、慢性胰腺炎等上腹其他脏器的慢性疾病鉴别。

### 三、治疗

(一)手术治疗适应证

1.溃疡急性穿孔。

2.溃疡急性大出血。

3.瘢痕性幽门梗阻。

4.胃溃疡恶变。

5.内科治疗无效的顽固性溃疡:

(1)有多年溃疡病史,发作频繁,病情渐加重,影响生活及全身营养状况者。

(2)至少经 1 次严格的内科治疗,未能控制发作或短期内又复发者。

(3)过去有过穿孔和多次大出血的病史,而溃疡仍为活动性者。

(4)钡餐或胃镜检查发现溃疡很大、很深,或有穿透征象者。

(5)复合性溃疡、壶腹后溃疡、胼胝性溃疡。

6.胃溃疡的手术适应证可适当放宽。

7.在确定手术指征时尚应考虑社会因素,如病人的工作性质、生活环境、经济状况、就医条件等。

(二)手术方式选择

1.胃大部切除术:经典的胃大部切除术的切除范围包括胃体的大部分、整个胃窦部、幽门及十二指肠壶腹部。其治疗溃疡病的机制在于:

(1)切除了胃窦黏膜,消除了由促胃液素所引起的胃酸分泌。

(2)切除了大部分胃体,使神经性胃酸分泌也有所减少。

(3)切除了溃疡的好发部位。

(4)切除了溃疡本身。

胃大部切除术的消化道再建,应以胃十二指肠吻合(Billroth I 式)为首选,若受限于局部解剖条件必须做 Billroth II 式胃空肠吻合时, 应尽量选用结肠后逆蠕动半口吻合(Hoffmeister 法)。输入襻的长度在无张力的条件下距 Treitz 韧带 6~8cm。武汉同济医院外科创立的幽门再造式胃大部切除术利用胃浆肌层组织瓣环绕胃十二指肠吻合口,有效地减少了吻合口的张力, 也防止吻合口漏,从而将十二指肠溃疡的 Billroth I 式再建率从10%提高到 80%。此术式有一定的克服食物的重力性排空及十二指肠—胃反流的作用。

2.迷走神经切断术:胃迷走神经切断术治疗溃疡病的机制在于:

(1)切断了迷走神经,消除了神经性胃酸分泌。

(2)消除了由迷走神经引起的促胃液素分泌。胃迷走神经切断术几经进展,现多采用高选择性迷走神经切断术(又称壁细胞迷走神经切断术)。该术仅切断胃近端支配胃体、胃底部壁细胞的迷走神经,而保留胃窦部的迷走神经,从而在消除神经性胃酸分泌的同时,不会引起胃潴留,不需附加引流性手术。

目前,胃迷走神经切断术一般适用于无并发症的十二指肠溃疡。

# 第二节　胃十二指肠溃疡急性穿孔

胃十二指肠溃疡急性穿孔(acute perforation of gastroduodenal ulcer)是胃十二指肠溃疡常见的严重并发症,也是临床最常见的急腹症之一。

## 一、病因、病理

穿孔多发生在慢性溃疡的活动期,但急性溃疡穿孔也可占20%以上。穿孔多位于幽门附近的胃十二指肠前壁,尤以十二指肠壶腹部前壁偏小弯侧为最多见。绝大多数为单个穿孔。

恶变的胃溃疡及胃癌发生急性游离穿孔的比率约占穿孔病例的1%~5%。

溃疡穿孔后,立即表现为急性弥漫性腹膜炎,初期为化学性的,数小时后发展为化脓性的。临床症状及体征的严重程度与外漏入腹腔的胃肠内容量有关。

## 二、诊断

(一)临床表现

1.80%~90%的病人有溃疡病史。近期有溃疡病症状加重史。

2.突发上腹剧烈疼痛,很快扩散到全腹。常伴有恶心、呕吐。

3.常有面色苍白、出冷汗、肢端发冷等休克症状。

4.全腹压痛及反跳痛,以上腹最为明显。腹肌强直(板状腹)。

5.腹式呼吸消失。肝浊音界缩小或消失。肠鸣音减弱或消失。渗液达500ml以上时可有移动性浊音。

(二)辅助检查

1.白细胞计数总数增多,中性粒细胞比例升高。血淀粉酶可轻度升高。

2.站立位腹部透视或平片约80%病人可见单侧或双侧膈下线状、新月状游离气体影。

3.腹部B超可发现腹腔积液。

4.腹腔穿刺可获胆汁着色液或脓性液体。

(三)鉴别诊断

1.急性胰腺炎:主要从现病史、气腹征、腹膜刺激征的严重程度、血尿淀粉酶测定等方面鉴别。

2.急性阑尾炎:胃十二指肠穿孔外溢的内容物可循右结肠旁沟流聚于右下腹,引起与急性阑尾炎相似的右下腹疼痛和压痛。鉴别要点为现病史、腹部体征、气腹征等。

## 三、治疗

(一)非手术治疗

1.适应证:

(1)症状较轻,一般情况较好的单纯性空腹小穿孔。

(2)穿孔已超过 48 小时,症状较轻,腹膜炎较局限,估计穿孔已自行粘堵者。

2.治疗措施:

(1)禁食、胃肠减压。

(2)输液及抗生素。

(3)可配合针刺等中医药疗法。

(4)密切观察,若治疗 6~8 小时后,症状、体征不见好转反而加重,应立即改用手术治疗。

(二)手术治疗

1.单纯穿孔缝合术:适用于穿孔时间较长、腹腔污染重、继发感染重及一般情况差不能耐受复杂手术者。

2.胃大部切除术:适用于穿孔时间在 12 小时之内,腹腔内炎症及胃十二指肠壁水肿较轻,一般情况较好,且溃疡本身有较强的根除指征(如幽门梗阻、出血、恶变可能、胼胝性溃疡、顽固性溃疡等)者。

3.迷走神经切断加胃窦切除、穿孔缝合加高选择性迷走神经切断术等术式可视术者经验选用。

术中将腹腔积液尽量清除干净,并用生理盐水做腹腔冲洗 (积液较局限时可不冲洗)。一般不需放置引流,但腹腔感染严重或穿孔修补不满意时应放置引流。

(三)术后处理

术后处理同溃疡病胃大部切除,但应视腹腔感染程度适当延长禁食及胃肠减压时间。

# 第三节　胃十二指肠溃疡瘢痕性幽门梗阻

十二指肠壶腹部溃疡和胃幽门管溃疡的反复发作及修复所形成的瘢痕收缩可致胃出口梗阻)。本症为胃十二指肠手术治疗的绝对适应证,约占溃疡病手术的 10%。

## 一、病因、病理

梗阻的发生包括三种病理机制:

1.幽门痉挛:溃疡活动期幽门括约肌的反射性痉挛。

2.幽门水肿:溃疡活动期溃疡周围炎性充血水肿。

3.瘢痕收缩:溃疡修复过程中瘢痕的形成及其收缩,并也可因前两种因素同时存在而加重。

十二指肠溃疡后致的瘢痕性幽门梗阻远较胃溃疡为多见。

瘢痕性幽门梗阻的病理结果为胃壁的代偿性肥厚及胃腔的扩大;主要的病理生理后果为低氯低钾性碱中毒。

## 二、诊断

（一）临床表现

1.突出的症状为呕吐,呕吐的特点为朝食暮吐、呕吐宿食。呕吐量大,一次可达 1~2L;呕吐物有酸臭味;吐后自觉舒适,常有病人自行诱吐以缓解上腹胀满之苦。

2.体征:胃潴留的体征为上腹膨隆,可见胃型及胃蠕动波,可引出胃振水音。长期梗阻者可有消瘦,乏力,皮肤干燥、弹性消失,便秘,尿少等营养不良及失水体征。

3.合并碱中毒、低钙时,耳前叩指试验(Chvostek 征)和上臂压迫试验(Trousseau 征)可为阳性。

（二）辅助检查

1.胃镜检查:胃腔空腹潴留液增多,甚至可见残存宿食;幽门变形及变窄,镜管不能通过。

2.X 线钡餐检查:胃高度扩大,胃张力减低,钡剂入胃后即下沉。若数小时后胃内仍有 25%以上的残留钡剂,诊断即可成立。

（三）鉴别诊断

1.胃癌所致胃出口梗阻:病程较短,胃扩张程度较轻,胃型、胃蠕动波少见;多可触及肿块;胃镜及钡餐检查可资鉴别。

2.十二指肠壶腹部以下梗阻性病变:十二指肠肿瘤、十二指肠瘀滞症等所致的十二指肠梗阻,呕吐物中多含有胆汁。X 线钡餐可确立梗阻部位。

3.胃黏膜脱垂症、胃石症等均应在鉴别诊断时考虑。

## 三、治疗

（一）非手术疗法

非手术疗法适于因活动性溃疡并发幽门水肿及痉挛所致的幽门梗阻或为手术治疗做准备:

1.禁食,胃肠减压,必要时温生理盐水洗胃 3~7 天。

2.抗酸、解痉及胃动力药物。

3.纠正水、电解质失衡。

4.全肠外营养支持及适量输血。

（二）手术疗法

1.胃大部切除术:适于胃酸高、溃疡疼痛症状较重的年轻病人。

2.胃窦切除加迷走神经切断术及幽门成形加迷走神经切断术:可按术者经验选用。

3.胃空肠吻合术:适用于年老体弱、全身情况差者。

# 第四节 胃十二指肠溃疡大出血

胃十二指肠溃疡大出血系指有明显出血症状的大出血,即表现为大量呕血或柏油样大便,血红蛋白值明显下降,以致发生循环动力学改变者。胃十二指肠溃疡大出血为上消化道大出血最常见的原因。约 5%~10% 的胃十二指肠溃疡大出血需要手术干预。

## 一、病因病理

发生大出血的溃疡多位于胃小弯或十二指肠后壁,并以十二指肠后壁溃疡为多见。出血是因溃疡的侵蚀导致基底部血管破裂,大多数为中等动脉出血。胃小弯溃疡出血常来自胃右、左动脉分支,而十二指肠后壁溃疡的出血,则多来自胰十二指肠上动脉或胃十二指肠动脉及其分支。血冒的侧壁破裂较之断端出血不易自止。有时由于大出血后血容量减少,血压降低,血管破裂处凝血块形成,出血能自行停止,但约有 30% 病例可出现第2次大出血。

## 二、诊断

(一)临床表现

1.症状:

(1)急性大呕血和(或)柏油样便是胃十二指肠溃疡大出血痨主要症状,多数病人可仅有柏油样便;大量迅猛的十二指肠溃疡出血,黑便的色泽可较鲜红。可伴有乏力心慌甚至晕厥等失血症状。

(2)休克:当失血量超过 800ml 时,可出现明显休克现象:出冷汗、脉搏细速、呼吸浅促、血压降低等。

2.体征:腹部常五明显体征,可能有轻度腹胀,上腹部相当于溃疡所在部位有轻度压痛,肠鸣音增多。

(二)实验室检查

持续检测血红蛋白、红细胞计数和血细胞比容均呈进行性的下降趋势。

(三)鉴别诊断

无典型溃疡病史者,应与食管曲张静脉破裂所致的大出血、胃癌出血、应激性溃疡出血及急性胆道出血等鉴别。鉴别有困难时应尽力争取做急诊胃镜检查。详见上消化道大出血节。

## 三、治疗

(一)非手术治疗

1.保证胃管引流的通畅,以便于准确估测出血量及向胃腔内给药。为此,有必要用多达 1000ml 的 100C 的生理盐水反复冲洗胃腔,直至抽出的液体不含凝血块为止,并将胃管调节至最佳引流位置。

2. 可供胃腔内局部给予的止血药物的单一剂量为去甲肾上腺素 8~10mg、凝血酶 2000~5000U、云南白药 3g。视情况可在 3~4 小时后重复给予。

3. 全身性用药除常规性止血药外,还可选用巴曲酶(立止血)、去氨加压素(弥凝)。

4. 常规给予 H2 受体阻滞药,必要时可应用奥曲肽以减少内脏血流量及胃腺的分泌。

5. 有条件及病人情况允许时,可考虑急诊胃镜止血。

(二)手术治疗

1. 手术指征:

(1)出血甚剧,短期内即出现休克。

(2)经短期(6~8 小时)输血(600~900ml)后,血压、脉搏及一般情况未好转;或虽一度好转,但停止输血或输血速度减慢后,症状又迅速恶化;或在 24 小时内需要输血量超过 1000ml 才能维持血压和血细胞比容者,均说明出血仍在继续,应迅速手术。

(3)不久以前曾发生过类似的大出血。

(4)正在进行胃十二指肠溃疡药物治疗的病人,发生了大出血。

(5)病人年龄在 60 岁以上或伴有动脉硬化症的胃十二指肠溃疡的大出血。

(6)同时存在瘢痕性幽门梗阻或并发急性穿孔。

2. 手术方式:尽量采用包括溃疡在内的胃大部切除术。在切除溃疡有困难而予以旷置时,应贯穿缝扎溃疡底出血动脉或结扎其来源动脉(胰十二指肠动脉、胃十二指肠动脉等)。迷走神经切断加引流术(幽门成形或胃空肠吻合术)或迷走神经切断加胃窦切除术可按术者的经验选用,同样应注意对出血灶的贯穿缝扎。

# 第五节　急性胃黏膜病变

急性胃黏膜病变指位于胃十二指肠的急性表浅性黏膜糜烂和溃疡。由于其定义一直存在争议,故有多种不同的名称:如应激性溃疡综合征、急性消化性溃疡、糜烂性胃炎、出血性胃炎、Curling 溃疡(继发于烧伤)、Cushing 溃疡(继发于脑外伤)等。纤维胃镜广泛应用以来,发现急性胃黏膜病变并不少见,可占上消化道出血临床病例的 20%--25%。

## 一、病因病理

急性胃黏膜病变好发于严重创伤、大面积烧伤、全身性化脓性感染、持续性低血压、休克、慢性肺功能衰竭、多器官衰竭等危重病症,也常见于服用非激素性抗炎药,如阿司匹林、吲哚美辛,以及乙醇或大量、长期应用肾上腺皮质激素的病人。

急性胃黏膜病变的典型病理改变包括两类:病变未侵及黏肌层的黏膜缺损(糜烂)和病变深度超过黏膜肌层的急性溃疡。

继发于严重外伤、有并发症的大手术后、慢性严重疾病者,多发生在胃体和胃底部呈多数黏膜糜烂或表浅溃疡；继发于脑外伤者，好发部位可从食管、胃到十二指肠；大面积烧伤者则多出现单个或多个的胃十二指肠急性溃疡；在服用非激素性抗炎药，如阿司匹林、吲哚美辛等之后的病变多位于胃小弯。溃疡一般较小，多在 1.0cm 以下。

发病机制与胃黏膜缺血、胃酸分泌过多、胆汁反流、药物等因素所致的胃黏膜屏障损害有关，多种神经、体液因素参与发病；不同诱因所致的发病及病变也不尽一致。

## 二、诊断

突出的临床表现为在严重外伤、烧伤、大手术或严重疾病过程中，突然发生上消化道大出血或出现急性腹痛和腹膜炎症状。大出血较穿孔远为多见，此类出血常不伴有腹痛，且多呈间歇性。

由于溃疡表浅，胃十二指肠钡餐检查阳性率仅约 5%~10%。纤维胃镜可明确病变性质及范围，并可确定出血的部位。在纤维胃镜不能确诊情况下，可考虑做选择性胃左动脉造影。

## 三、治疗

（一）非手术治疗

1.积极治疗原发疾病，预防急性胃黏膜病变的发生：纠正缺水；纠正凝血机制紊乱；输新鲜血；常规应用 H2 受体拮抗药；抽空胃液和反流的胆汁，必要时应用抗酸药物以中和胃酸；慎用可以诱发急性胃黏膜病变的药物，如阿司匹林、肾上腺皮质激素等；应用大量的维生素 A、生长抑制素和全肠外营养治疗等。

2.已经发生胃肠道出血时的治疗措施：

（1）输血。

（2）持续胃肠吸引。

（3）给抗酸药物、H2 受体拮抗药。

（4）止血药。

（5）用冰盐水洗胃有较好的止血作用。

（6）有条件时，可采用选择性动脉插管（胃左动脉、肠系膜上动脉）行神经垂体升压素灌注疗法。

（二）手术治疗

如经过积极非手术治疗出血仍不能止住和（或）并有消化道穿孔时，应迅速采用手术疗法。如溃疡位于胃近侧或十二指肠，可选用缝合止血后做迷走神经切断加胃空肠吻合术；如溃疡位于胃远侧，可选用迷走神经切断加胃窦切除术，也可做胃大部切除术。全胃切除术仅限于大片黏膜的广泛出血，而第一次手术又未能止血者。穿孔可采用单纯缝合手术。

# 第六节　复发性溃疡

溃疡复发是胃部分切除术的重要并发症。因其多见于吻合口之空肠侧,故多称为吻合口空肠溃疡或吻合口溃疡,也有称之为边缘性溃疡者。

## 一、病因病理

复发溃疡可早于术后即期(1个月之内),亦可迟至术后10余年后;然多于术后2年之内出现。

溃疡多为圆形或椭圆形。最多见于吻合口对侧的空肠壁,其次为吻合口边缘空肠侧,胃壁上的复发少见。

复发溃疡易并发出血、穿孔。尤其是慢性穿透多见,由此并发胃-空肠-结肠瘘,甚或外瘘。

胃酸过多仍是溃疡复发的基本因素,其原因可为:

1.手术方法或技术上的欠缺:

(1)单纯胃空肠吻合术。

(2)胃切除量不足。

(3)Bancrof溃疡旷置法残留胃窦黏膜。

(4)空肠输入襻过长,输入输出襻间的侧侧吻合(Brauwn吻合),胃空肠Y式吻合。

(5)迷走神经切断术加胃空肠吻合或半胃切除术时迷走神经切断不完全。

2.患者的强溃疡素质。

3.促胃液素瘤(Zollinger-Ellison综合征)、多发性内分泌腺瘤病等。

## 二、诊断

(一)临床表现

1.上腹疼痛:疼痛较重(尤其是夜间)但部位与胃十二指肠溃疡不同,也多无节律性。

2.并发症多见:

(1)出血:多表现为柏油样便或粪便潜血强阳性;多有贫血症状。

(2)穿孔:常见为慢性穿孔,与邻近器官愈合形成炎性肿块,甚或穿透形成内瘘或外瘘。急性游离穿孔偶见。

(3)胃-空肠-结肠瘘:腹泻,粪便中含未消化食物及脂肪滴增多,嗳气时有粪臭味,呕吐物可含粪渣,极度消瘦。

(二)辅助检查

1.X线检查:钡餐检查虽溃疡龛影的显现率不太高,但多数病例可见吻合口周边的缩窄、排空障碍等。钡剂灌肠是确诊胃-空肠-结肠瘘的最可靠方法,钡剂在外部压力的推送下,易于经小瘘孔由横结肠进入胃和(或)空肠。

2.胃镜检查:除可见吻合口周边的充血、水肿、糜烂等病变外,多数病例还可直接看到溃疡。

3.血清促胃液素测定:空腹血清促胃液素>1000ng/L(1000pg/ml),可确诊为促胃液素瘤。可疑病例可进一步做胰泌素刺激试验。

4.胃放射性核素扫描:胃黏膜有浓集 99mTC 的特性。若原十二指肠残端部位有99mTC 积聚,提示有胃窦黏膜的残留。

### 三、治疗

(一)非手术疗法

原手术方式方法无不当之处、症状较轻或年龄较大、无严重并发症者,可先行内科治疗(按胃十二指肠溃疡病治疗)。

(二)手术治疗

1.手术指征:

(1)原术式或操作方法有缺陷。

(2)有出血、穿孔、内瘘等严重并发症。

(3)有其他致溃疡因素存在。

2.手术方式:取决于前次手术方法、复发溃疡的范围及部位、有无致溃疡损害及患者的状况等。

(1)原单纯胃空肠吻合术:可加做胃迷走神经切断术或改做胃大部切除术。

(2)切除范围不足:再次胃部分切除术。

(3)胃窦黏膜残留:十二指肠残端胃窦黏膜切除。

(4)原迷走神经切断术:改做胃大部切除术或再次彻底的迷走神经切断术。

(5)促胃液素瘤:全胃切除术。

# 第七节　反流性胃炎

因幽门功能不全或幽门缺失以致胆汁反流入胃而引起的胃炎称反流性胃炎(reflus gastritis),因反流液为碱性,故又称碱性反流性胃炎(alkaline reflux gastritis)。胃切除术后的慢性浅表性或萎缩性胃炎大多与胆汁反流有关,从而成为一个日益令人关注的临床问题。

### 一、病因病理

主要致病因素为反流入胃的胆汁中的胆酸,它可溶解胃黏膜屏障结构的重要组成成分裹脂蛋白层,致使氢离子易于进入胃黏膜而造成损伤。另外,反流液中的胰液成分与胆酸的损害有协同作用。

反流性胃炎的黏膜损害多表现为充血、水肿、糜烂、点片状出血等。

## 二、诊断

（一）临床表现

1.中上腹或胸骨后烧灼样疼痛，餐后疼痛加重，服抗酸剂无效。

2.胆汁性呕吐，吐后症状并无缓解。

3.明显消瘦，并有贫血。

（二）辅助检查

1.胃液分析示胃酸缺乏。

2.胃镜检查示慢性萎缩性胃炎。

## 三、治疗

（一）非手术治疗

1.甲氧氯普胺（胃复安,）、多潘立酮、西沙必利（cisapride）等胃动力药可促进胃排空并有减少胆汁和胰液分泌作用。

2.考来烯胺（消胆胺,cholestyramine）可与胃中胆盐结合并加快其清除，但长期应用应注意补充脂溶性维生素。

3.H2受体拮抗药可减少胃酸分泌及促进胆酸的分解。

4.抗酸解痉药等也可试用。

5.肠外营养治疗除能纠正营养不良外，还有抑制胆汁和胰液分泌的作用。

（二）手术治疗

1.输入襻与输出襻间吻合：手术简便但效果较差，对肠襻粘连严重者有一定的实用价值。

2.Billroth Ⅱ式吻合改为Billroth Ⅰ式吻合：部分病例效果并不理想。

3.顺蠕动Henley肠襻间置：取一长20~25cm的空肠襻间置于胃与十二指肠之间。

4.Roux-Y式转流：效果较为确切。对于原为Billroth Ⅱ吻合且输入襻较长者，Tunner-19式转流更为简便。

## 四、护理

1.忌酒戒烟：由于烟草中含尼古丁，可降低食管下段括约肌压力，使其处于松弛状态，加重反流，吸烟还能减少食管黏膜血流量，抑制前列腺素的合成，降低机体抵抗力，使炎症难以恢复。酒的主要成分为乙醇，不仅能刺激胃酸分泌，还能使食管下殷括约肌松弛，是引起胃食管反流的原因之一。

2.改变不良睡姿有人睡眠时喜欢将两上臂上举或枕于头下，这样可引起膈肌抬高，胃内压力随之增加，使胃液逆流而上。

3.体重超重者宜减肥。因为过度肥胖者腹腔压力增高，可促进胃液反流，特别是平卧位尤甚，故应积极减轻体重以改善反流症状。

4.卧位：床头垫高15~20cm，对减轻夜间胃液反流是一个行之有效的好办法。

5.饮食：注意少量多多餐，吃低脂饮食，可减少进食后反流症状发生的频率。相反，高脂肪饮食可促进小肠黏膜释放胆囊收缩素,易导致胃肠内容物反流。

6.生活习惯:尽量减少增加腹内压的活动,如过度弯腰、穿紧身衣裤、扎紧腰带等。

# 第八节　胃的良性肿瘤

胃良性肿瘤并不多见,约占胃肿瘤的 3%。发生临床症状的胃良性肿瘤则更为少见,大半是在 X 线钡餐或胃镜检查时无意中发现的。

## 一、病理

按其组织发生可分为两大类:一类为源自胃黏膜上皮组织的腺瘤或息肉样腺瘤,另一类为来自胃壁间叶组织的平滑肌瘤、纤维瘤、血管瘤、脂肪瘤、神经纤维瘤和神经鞘膜瘤等。

胃腺瘤或息肉样腺瘤常称为胃息肉。但应注意胃息肉可分为真性和假性两种。只有源自胃黏膜上皮组织的腺瘤或息肉样腺瘤才是属于肿瘤性增生、有恶变倾向的真性息肉;而那些炎性增生所形成的息肉样病变称为假性息肉。Peutz-Jeghers 综合征在胃内见到的息肉属错构瘤。

胃良性肿瘤可发生在胃的任何部位,但多见于胃窦。多数为单发,但多发者亦不少见;胃息肉症则大小不等的息肉充斥全部胃黏膜。

胃良性肿瘤的继发性病理改变有出血、溃疡、癌变(大于 2cm 的肿块尤其危险性大)等。

## 二、诊断

(一)临床表现

胃良性肿瘤临床上常无症状。症状的有无及轻重决定于并发症的严重程度,而并发症的发生又决定于肿瘤的大小、部位及表面状况。除一般的上腹部不适、疼痛外,较多见的症状为出血,虽多为慢性小量出血,但也可发生急性大出血。位于贲门或幽门附近且面积较大者可出现梗阻症状;若为长蒂息肉则可因息肉滑入及退出胃幽门管而表现为发作性的幽门痉挛或梗阻症状。巨大的平滑肌瘤等可在体检时触及上腹肿块。

(二)辅助检查

1.X 线钡餐:胃内可发现圆形或卵圆形充盈缺损,外形整齐,边缘清楚;若合并溃疡形成则可见龛影;如为带蒂,则阴影可以移动。

2.胃镜检查:可直接观察到肿瘤的形态;多点活检有助于确定有无早期恶变。

## 三、治疗

小的无症状的息肉需定期随诊,如息肉引起症状或大于 2cm 时应予以切除。

手术方式视肿瘤的性质及部位而定。可供选择的术式包括胃切开带蒂息肉连同基底黏膜的广泛切除、胃楔形切除、远侧或近侧的胃部分或大部切除甚至全胃切除。

# 第九节　胃癌

胃癌(gastric carcinoma)是消化道最常见的肿瘤。发病年龄高峰为 40~60 岁,但 40 岁以下仍占 15%~20%。男女性别比约 3:1。

## 一、病因

胃癌的发生与多种因素有关,如种族、遗传、环境水土、生活饮食习性等内在或外在的因素;近年来,还发现幽门螺杆菌是胃癌发生的重要因素。

某些疾病被认为是胃癌发生的癌前状态,如胃息肉、胃溃疡、慢性萎缩性胃炎、胃酸缺乏症、恶性贫血等。

## 二、病理

(一)术语定义

早期胃癌:指所有局限于黏膜或黏膜下层的胃癌,而不论其是否有淋巴结转移。

小胃癌:癌灶直径 6~10mm。

微小胃癌:癌灶直径在 5mm 以下。

进展期胃癌:癌肿浸润深度达肌层以外的胃癌。

(二)部位

胃癌可发生于胃的任何部位,最多见于胃窦部,其次为胃小弯、贲门部,胃大弯和前壁较少见。

(三)大体类型

1.早期胃癌:Ⅰ型:隆起型;Ⅱ型:浅表型(Ⅱa、Ⅱb、Ⅱc);Ⅲ型:凹陷型;

混合型:Ⅱa+Ⅱc、Ⅱb+Ⅲ等。

2.进展期胃癌:Borrmann 分类:Ⅰ型:结节型;

Ⅱ型:溃疡型;

Ⅲ型:浸润溃疡型;

Ⅳ型:弥漫型。

(四)组织学分类

胃癌绝大多数为腺癌,依分化程度的高低,可分为:

1.高分化腺癌,包括乳头状腺癌、管状腺癌。

2.低分化腺癌。

3.黏液腺癌(印戒细胞癌)。

4.未分化癌。

5.胃癌尚有腺鳞癌、鳞状细胞癌、类癌等少见组织学类型。

(五)临床病理分期

胃癌的临床病理分期国际上通用的为国际抗癌联盟(IUCC)的 TNM 分期及日本《胃癌处理规约》提出的类似于 TNM 分期的分期方法。两者的区别在于淋巴结转移情况记录方法。日本的传统方法是将胃周淋巴结分成下列各组:1)贲门右区。2)贲门左区。3)沿胃小湾。4)沿胃大湾。5)幽门上区。6)幽门下区。7)胃左动脉干周围。8)肝总动脉周围。9)腹腔动脉周围。10)脾门。11)脾动脉干周围。12)肝十二指肠韧带内。13)胰头十二指肠后。14)肠系膜血管根部。15)结肠中动脉周围。16)腹主动脉旁。再根据癌灶的部位,将淋巴结分为三站,各站淋巴结转移依次记录为 N1、N2、N3。

## 三、临床表现

胃癌早期仅有一些不明确的上消化道症状,如上腹隐痛不适、嗳气反酸、食欲减退、轻度贫血等。随着病情进展,上腹疼痛、食欲缺乏、消瘦等症状渐加重。靠近幽门或贲门的癌灶增长到一定程度,可出现幽门或贲门梗阻的表现。此期尚可发生上消化道大出血、穿孔的并发症。病程的晚期可见局部肿块、腹水、锁骨上淋巴结肿大、恶病质等。

体检在早期多无特殊发现。胃窦部进展期癌有时可触及肿块。晚期其他脏器的严重转移各具相应的体征,如肝脏肿块、腹水征、直肠前凹肿块等。

## 四、诊断

现今,胃癌的诊断问题集中于两个方面,一是争取尽早获得诊断;二是尽量获得较全面的肿瘤生物学特征资料,以供制订治疗方案参考。

(一)胃癌早期诊断要点

1.对 40 岁以上近期出现不明确的上消化道症状,或已往的溃疡病症状加重或规律性改变者,应做进一步检查。

2.对患有胃息肉、胃溃疡、慢性萎缩性胃炎、胃酸缺乏症、恶性贫血等胃癌前期病变者,应定期随诊。

3.综合应用纤维胃镜、胃十二指肠低张精细钡剂造影、胃液细胞学检查等三项检查,提高早期胃癌诊断率。

(二)完整诊断资料的搜集

1.纤维胃镜检查:明确病灶的部位、大小、大体形态。同时做多点活检,获取组织学分类及分化程度、生长方式等方面资料。有条件时做超声胃镜检查,可进一步了解肿瘤的浸润深度及胃周淋巴结肿大情况。

2.胃十二指肠钡剂造影:与胃镜资料结合,明确病灶的部位、大小、大体形态,并可观察胃及肿块的活动度。若胃及肿块随呼吸运动可上下移动达一个椎体以上,则病灶的切除可能性极大。

3.腹部 B 超检查:了解肝、胰、脾、腹膜后淋巴结等有无转移征象,有无腹水。

4.胸部 X 线片:除外肺转移。

5.直肠指诊:了解直肠前凹及卵巢有无转移结节。

6.腹腔镜检:可了解腹内胃外浸润、转移、种植等情况。对某些病程较晚病例有免除单纯剖腹探查之效。

## 五、治疗

### (一)手术治疗

1.手术指征:当今的肿瘤减瘤方法以手术切除最有效。因此,除部分早期胃癌外,只要病人全身情况许可,无严重心、肺、肝、肾疾病,能耐受麻醉及手术者,均应剖腹探查。不应将远处转移视为剖腹探查的绝对禁忌证。同理,术中只要局部解剖条件许可,应力争将原发癌灶切除。根治性切除则应进一步满足下列条件:

(1)无腹外远位转移。

(2)无腹内广泛转移(如肝内多发性转移结节)或种植(腹膜的广泛种植)。

(3)胃周的浸润、转移、种植灶能借联合脏器切除达到根治目的。

(4)病人全身情况能耐受此侵袭性较大的根治性手术。对无法切除的病例,可视需要及条件选择胃空肠吻合、胃或空肠的营养性造口等姑息性手术。

2.术前准备:除按剖腹术常规准备外,要注重纠正贫血、低蛋白血症、营养及水、电解质失衡。合并有胃出口梗阻者按幽门梗阻准备。常规做结肠手术准备。

3.手术方式:除部分早期胃癌可选择经胃镜切除或胃楔形切除外,胃癌的基本手术方式为远端胃大部切除、近端胃部分切除、全胃切除,视癌肿的部位及根治的要求选择。

4.根治手术原则:根治包括原发癌灶的切除、区域淋巴结的清扫及腹腔脱落癌细胞的处理这三个关键部分。原发癌灶切除的"安全边缘"视癌肿的分化程度及周边浸润情况在 $3\sim8cm$ 之间选择。幽门窦部癌十二指肠应切到幽门下 $3\sim5cm$ ,而胃底贲门部癌下段食管需切除 $5cm$ 以上。淋巴结的清扫以第二站 (D2)为基准,为此必须将胃床腹膜组织(包括大小网膜、肝十二指肠韧带和横结肠系膜前叶、胰腺被膜)剥离以显露这些淋巴结所附着的血管的根部。必要时还可追加部分第三站淋巴结的清除。必须重视防止医源性腹内扩散:术毕用蒸馏水或温热盐水(450C)冲洗腹腔 2 次,置入卡铂 100~200mg。

5.术后处理:参照胃大部切除术或全胃切除术处理。

### (二)术后辅助治疗

1.化疗:常用药物为 5-氟尿嘧啶(5-FU)、丝裂霉素(MMC)、多柔比星(ADM),口服药现多用 5-Fu 的第 2、3 代制剂替加氟(FT-207,喃氟啶)、嘧福禄(mifulal)。具体药物及疗程的选择应视肿瘤的生物学特征、病程的早晚及手术的根治程度而个体化。

2.放疗:对残留的腹膜后淋巴结转移灶等可选用适量的外照射。

3.免疫治疗:目前胃癌的免疫治疗还处于试验阶段。肿瘤坏死因子、白细胞介素Ⅱ、OK-432、胞必佳等使用较多。

# 第十节　胃肉瘤

胃肉瘤较少见,约占胃恶性肿瘤的 1%~3%。平均发病年龄较胃癌年轻。其中较多见的为恶性淋巴瘤、平滑肌肉瘤,其次为神经纤维肉瘤,黏液肉瘤、纤维肉瘤、血管肉瘤、恶性神经鞘瘤等均极少见。

## 【胃恶性淋巴瘤】

胃恶性淋巴瘤系原发于胃壁内淋巴滤泡的恶性肿瘤。发病率约占胃肉瘤的 70%~80%,占消化道原发恶性淋巴瘤的 1/3。男性发病稍多于女性,平均发病年龄 43 岁左右。

### 一、病理

胃恶性淋巴瘤好发于胃体小弯侧和后壁。多发性病灶亦不少见。肿瘤早期渐在胃壁内向四周浸润,黏膜和浆膜仅有隆起而表面完整,后期则广泛地浸润胃壁,并突破胃壁全层,形成一大片浅溃疡。其扩散途径主要为直接浸润(局部浸润很少越过幽门或贲门)与淋巴结转移。

胃恶性淋巴瘤的大体分型:肿块型、溃疡型、浸润型、结节型、混合型。临床以混合型最为多见。

胃恶性淋巴瘤组织学上可分为霍奇金(Hodgkin)及非霍奇金淋巴瘤两大类,以后者为多见。组织学上需注意鉴别的有假性淋巴瘤(反应性淋巴细胞增殖)和未分化型胃腺癌。

### 二、诊断

(一)临床表现

临床主要症状有:

1.上腹部不适,类似消化性溃疡的疼痛,但无明显的节律性,伴有嗳气、恶心和食欲缺乏等症状。

2.约 1/3 病人可扪及上腹部肿块。

3.消瘦。

4.晚期病例多有黑便。

5.少数患者可有发热。

(二)特殊检查

1.X 线钡餐检查:为诊断胃恶性淋巴瘤的主要方法。特征性影像为胃黏膜像呈一片多发的不规则的结节性改变(多个圆形不规则的充盈缺损);其他多见的表现尚有大而浅的溃疡(龛影),肥大的黏膜皱襞,胃壁增厚、僵硬,但蠕动尚能通过等。

2.胃镜检查:早期可见局限性或多发性黏膜下肿块;稍晚则多见表面有糜烂、出血或坏死及多发性浅表溃疡等。活检阳性率低,其原因一是取材深度常不够,二是淋巴瘤常难凭少量组织确诊。

（三）鉴别诊断

1.与胃癌鉴别要点：

（1）平均发病年龄较胃癌年轻。

（2）病程较长而全身情况较好。

（3）梗阻和贫血症状较少见。

（4）肿瘤较大而淋巴转移等较同样大小胃癌为轻。

（5）肿块质地较软,切面偏红。

（6）肿瘤表面的黏膜往往未完全破坏。

2.原发性与继发性胃恶性淋巴瘤鉴别要点：

（1）无浅表淋巴结肿大。

（2）血白细胞计数及分类正常。

（3）胸片中纵隔无肿大淋巴结。

（4）肝、脾正常。

（5）术中发现除胃及区域淋巴结受累外,常无肠系膜淋巴结等其他组织受侵犯。

## 三、治疗

（一）治疗方案选择

分期临床病理治疗方案

Ⅰ病变局限于胃手术

放疗局部及区域淋巴结

Ⅱ病变在胃,并波及区域手术淋巴结 放疗局部及区域淋巴结化疗

Ⅲ病变已波及膈肌上、下手术

Ⅳ病变已广泛扩散化疗残存病变处放疗

（二）手术治疗

切除范围与胃癌相似,但应注意其在胃壁内的浸润范围常较远,谨防切端肿瘤残留。对较大的肿块也不应轻易放弃切除,因其向周围组织的浸润远较胃癌为轻。对不能切除的肿块尚有经化疗或放疗后再次手术切除的可能。

# 第十一节 十二指肠憩室

十二指肠憩室的发生率并不低,尸检统计可高达22%。由于它很少引起症状,因此,在临床上绝大多数的十二指肠憩室仅是在做X线钡餐检查时偶然发现的。

## 一、病理

十二指肠憩室是部分肠壁向外扩张所形成的袋状突起,多为单发,绝大多数的憩室位于十二指肠降部的内侧,特别好发于十二指肠乳突的附近;有的深入于胰腺组织之中,在手术时也难于寻找。少数发生在十二指肠横部或升部。

憩室好发于肠壁局限性软弱处,壁由黏膜、黏膜下肌层和浆膜层组成,没有或几乎没有肌层。

上述原发性憩室不同于由于十二指肠溃疡瘢痕收缩或慢性胆囊炎粘连牵拉所致的继发性憩室。后者属于十二指肠溃疡或胆囊炎的并发症,多见于壶腹部,它的壁是含有肌层的。

十二指肠憩室可大可小。如与肠腔连接的入口部(憩室颈)较狭窄时,则食物进入后不易排出,可导致潴留,引发炎症、溃疡、出血、穿孔等并发症。

## 二、诊断

1.临床表现:绝大多数十二指肠憩室没有任何症状,憩室本身也没有特殊体征。十二指肠憩室引起症状者不超过 5%。症状都继发于有并发症时。如因憩室内食物潴留引起炎症、溃疡时,出现上腹不适、脐周隐痛、进食后饱胀,并可发生恶心、呕吐、嗳气等症状,此时憩室相应部位可有明显压痛;当憩室压迫胆总管和胰管时,可以出现黄疸、胆道感染和胰腺炎症状;憩室合并的出血可以是慢性小量出血导致贫血,也可以是急性大出血引起呕血及便血;十二指肠降段憩室的穿孔常波及腹膜后引发严重的腹膜后感染。

2.X 线钡餐检查:十二指肠憩室的诊断依赖 X 线钡餐检查,小的十二指肠憩室甚至在 X 线钡餐检查时也常难发现。憩室的 X 线表现为与十二指肠腔相连的圆形或分叶状充钡阴影.轮廓整齐,外形可随时改变,阴影内可有气液平面。肠道钡剂排空后憩室内常仍有钡剂残留。

3.鉴别诊断:鉴别诊断的难点在于认定患者的症状是否为憩室所致,这关系到手术治疗的指征。"上腹症状"是常见的,十二指肠憩室在常规 X 线钡餐检查中也是常见的,而有症状的十二指肠憩室却是十分少见的,单纯潴留也很少引起症状。鉴于这"二常二少",不应把"上腹症状"轻率归因于十二指肠憩室。只有在经过详细深入的检查后,的确没有发现其他上腹器官疾病,而憩室甚大,外观不整齐,钡剂潴留 6 小时以上不能排出,压痛明显者,始可做出"有症状的十二指肠憩室"的诊断。

## 三、治疗

(一)无症状的十二指肠憩室不需治疗。

(二)非手术治疗

非手术治疗包括调节饮食,给予抗酸、解痉、抗炎药物,体位引流等,若症状可得以减轻或缓解则不需手术治疗。

(三)手术治疗

1.手术指征:

(1)症状确因憩室所致,且内科治疗无效。

(2)十二指肠乳头旁憩室与胆道、胰腺疾病同时存在者。

(3)憩室发生出血、穿孔、十二指肠梗阻等并发症。

2.手术方式:

(1)憩室内翻缝合术:适用于十二指肠降部外侧和横部、升部的小的单纯憩室。憩室经肠腔翻人后,于颈部结扎或缝合。

(2)憩室切除术:较大的憩室以及有炎症、溃疡、结石的憩室以切除为宜。

(3)憩室旷置术:对显露困难或切除危险性过大的憩室,可考虑胃部分切除胃空肠吻合术,以转流食物。空肠输入、输出襻间应加侧侧吻合或采用胃空肠 Y 式吻合以保证转流完全。

手术中困难的是寻找憩室。手术前服少量钡剂,手术中注射空气入十二指肠肠腔,可能有助于定位。

3.手术并发症:主要并发症为十二指肠瘘和胰腺炎。手术时要避免损伤胆总管和胰管。术后十二指肠的引流减压要确切有效。

(韩瑞 韩建峰 薛崇飞 邓康支良)

# 第三章　肠疾病

## 第一节　肠梗阻

肠梗阻指不同病因导致肠内容物在肠道中通过受阻,是常见的急腹症肠管长度达6~7m,引起梗阻的原因也多种多样,因而肠梗阻的临床病象复杂多变,不仅表现为肠道局部病理及功能障碍,并继发全身一系列病理生理改变,甚而危及生命。

### 一、分类

(一)按发生的基本原因分类

1.机械性肠梗阻:肠腔内外的机械性原因所致的阻塞。

(1)肠腔堵塞:如蛔虫团、粪石、胃石、异物、大胆石、肠套叠、放射性损伤等所引起的肠腔狭窄。

(2)肠管受压:如肠扭转、粘连带压迫、嵌顿疝、肠外肿瘤压迫等。

(3)肠壁病变:如肠道肿瘤、肠炎性疾病、先天性巨结肠等。

2.动力性肠梗阻:因神经反射或毒素刺激致肠壁平滑肌功能紊乱而导致的梗阻。

(1)麻痹性肠梗阻:如急性腹膜炎、腹部大手术、腹膜后血肿或感染所致的肠麻痹。

(2)痉挛性肠梗阻:如肠功能紊乱、慢性铅中毒时的肠痉挛。

3.血运性肠梗阻:因肠管血运障碍(肠系膜血管栓塞或血栓形成)所致的肠管失却功能。

(二)按肠壁有无血运障碍分类

1.单纯性肠梗阻:无肠管血运障碍。

2.绞窄性肠梗阻:有肠壁血运障碍。

(三)按梗阻部位高低分类

1.高位肠梗阻:指空肠上段以上的梗阻。

2.低位肠梗阻:指回肠末段和结肠的梗阻。

(四)按发病的急缓分类

1.急性肠梗阻:发病较急,进展较快。

2.慢性肠梗阻:发病较缓,进展较慢;可呈反复发作。

(五)按梗阻的程度分类

1.完全性梗阻:梗阻为完全性。

2.不完全性(部分性)梗阻:梗阻为不完全性。

（六）其他

闭襻性梗阻：某段肠管两端完全阻塞，称闭襻性梗阻。如肠扭转、嵌顿疝、绞窄性内疝等所形成的肠梗阻。

上述分类在肠梗阻的病程中可因一定的条件而互为转化。

## 二、病理

（一）肠管的病理变化

梗阻上段肠管蠕动增强，肠腔积气积液而膨胀；高度膨胀时，肠壁变薄并继而出现肠壁血运障碍，甚至坏死、穿破。

（二）全身性病理生理改变

1.因呕吐、肠腔积液、腹膜渗出等致大量体液丧失而引起水、电解质紊乱和酸碱失衡。

2.梗阻肠段细菌的大量繁殖及细菌移位造成感染（腹膜炎）及中毒。

3.以上两大病理生理改变的进一步发展，导致休克，急性呼吸、循环及肾功能不全，终致多器官系统功能衰竭。

## 三、诊断

（一）临床表现

肠梗阻的四大临床表现是腹痛、呕吐、腹胀、停止自肛门排气排便。这四大表现可因肠梗阻的原因、部位、是否为绞窄性、发病的急缓等而有程度的不同。

1.腹痛：机械性肠梗阻为阵发性绞痛；剧烈的持续性腹痛提示有绞窄性病变；与阵发性腹痛相伴随的体征有肠型、肠蠕动波及肠鸣音亢进（连续高亢的肠鸣音、气过水音、金属音）。麻痹性肠梗阻则腹痛不显著，肠鸣音减弱甚至消失。

2.呕吐：早期为反射性呕吐；后期则视梗阻部位的高低而有呕吐程度及吐出物的不同：梗阻部位越高，呕吐出现越早、越频繁，吐出物主要为胃和十二指肠内容物，味酸而苦；低位梗阻时呕吐出现较晚且少，吐出物可呈粪样，带甜味；麻痹性肠梗阻时的呕吐多呈溢出性；若呕吐物呈棕褐色或为血性，提示肠管血运障碍。

3.腹胀：腹胀的程度与梗阻的部位及病程的长短有关。高位肠梗阻无明显腹胀；腹胀不对称提示肠扭转等闭襻性梗阻。

4.停止自肛门排气排便：完全性肠梗阻发生后多无排气排便。但应注意，梗阻早期及高位梗阻，肠内残余的粪便及气体可自行或在灌肠后排出。血性黏液便提示绞窄性肠梗阻及肠套叠、肠系膜血管栓塞等血运性肠梗阻。

5.直肠指诊：直肠肿瘤、极度发展的肠套叠的套头以及盆腔肿块可被触及；指套有脓、血性附着物提示肿瘤、肠套叠、肠扭转、肠管血运障碍等可能。

（二）辅助检查

1.实验室检查：

（1）病程后期，可有因缺水、血液浓缩所致的血红蛋白值及血细胞比容升高，尿比重升高。

（2）WBC 计数及中性粒细胞比例升高。

（3）血气分析可有酸中毒表现。

（4）呕吐物及粪便检查是否有血性成分。

2.X 线检查：腹部 X 透视或平片观察，积气肠襻及多个阶梯样液平面是肠梗阻的 X 线特征，一般梗阻形成后的 4~6 小时，即可查出肠腔内积气。直立体位检查有困难时，也可取侧卧位。可疑低位梗阻(如回结型肠套叠、乙状结肠扭转、结肠肿瘤等)时，可考虑做钡剂灌肠检查。

（三）鉴别诊断

肠梗阻的诊断过程，实际上是一系列鉴别诊断的组合。以下六个方面的问题必须顺序一一辨明：

1.是否有肠梗阻：根据腹痛、呕吐、腹胀、停止自肛门排气排便这四大症状，腹部肠型或蠕动波、肠鸣音亢进等体征，以及腹部 X 线检查结果，一般可做出判断。临床的难题在于上述临床表现可因梗阻的原因、部位、是否为绞窄性、发病的急缓等而有相当程度的不同。发病急骤、症状剧烈的绞窄性肠梗阻有时就难于与其他急腹症鉴别。

2.机械性与动力性肠梗阻的鉴别：机械性肠梗阻除典型的临床症状外，X 线检查表现为梗阻肠段上方积气积液；梗阻以下肠襻，特别是结肠，即便至晚期亦不至于出现明显气液平面。麻痹性肠梗阻腹胀较显著，但多无阵发性腹部绞痛且肠鸣音减弱甚至消失；X 线检查显示大、小肠普遍胀气并伴有许多大、小不等的液平。痉挛性肠梗阻系由神经反射导致暂时性肠痉挛，应用解痉剂多可缓解。

3.单纯性与绞窄性肠梗阻的鉴别：绞窄性肠梗阻有肠襻和肠系膜血循环障碍，下列征象提示绞窄性肠梗阻：

（1）发病急骤、持续性剧烈腹痛且阵发性加剧；呕吐出现早、剧烈且频繁。

（2）早期出现腹膜刺激征，并有发热、脉率增快、WBC 计数升高等毒血症表现。

（3）病情迅速恶化，早期出现休克并对抗休克治疗反应不显著。

（4）腹胀不对称，腹部有局限性隆起或可触及有压痛的包块。

（5）呕吐物、引流物或腹腔穿刺液为血性或有血便。

（6）腹部 X 线片见局限性肠腔扩张，且不随时间而改变位置，形成"咖啡豆"征、"马蹄"形或"C"形肠襻等。

（7）腹部 B 超可探及局限性积液积气肠襻及腹腔积液。

（8）对积极的非手术疗法无反应，且症状体征进行性加重。

4.梗阻部位的高低：高位小肠梗阻的特点为呕吐出现早而频繁，但腹胀不明显；低位小肠梗阻(远端回肠)则以腹胀为主而呕吐较晚、次数少，可吐出粪样物。X 线片上，充气肠襻位置高，液平少，肠黏膜皱襞显著者提示高位小肠梗阻；液平多，呈"阶梯状"排列，遍及全腹而结肠无充气者，多为低位小肠梗阻；结肠梗阻腹胀极为显著，呕吐很晚才出现，X 线片示充气肠襻位于腹部外围，以盲肠胀气最显著，并可见结肠袋影。

5.梗阻程度是否完全：完全梗阻则完全停止排便排气，症状明显且典型。不完全性肠梗阻则多有慢性致梗阻因素存在，症状不明显，可反复发作，可有排气排便，X 线片见肠襻充气、扩张均不明显,结肠内往往有气体存在。

6.肠梗阻病因鉴别:病因判断应以年龄、病史、体检、X 线检查等多方面分析。临床上粘连性肠梗阻最为常见,以往有腹部手术、创伤、炎症病史者应多考虑。绞窄性肠梗阻以肠扭转居多;小儿要想到肠蛔虫、肠套叠;青少年患者常见原因是肠粘连、嵌顿疝;而老年人要想到结肠肿瘤、乙状结肠扭转或粪块阻塞等。有风湿性心脏病史患者应考虑肠系膜血管栓塞;结核病患者,应考虑到肠粘连或结核性腹膜炎引起肠梗阻。

## 四、治疗

### (一)基本治疗

1、禁食、胃肠减压:一般使用较粗口径的鼻胃管,若采用 M 桝管并能放置至梗阻部位则效果更好。有效的胃肠减压能减少肠腔内积液积气,降低肠腔内压,从而改善肠壁血循环,减轻腹胀,减少肠腔内细菌和毒素量。

2、纠正水、电解质和酸碱平衡紊乱:输液的种类和容量应根据呕吐情况、缺水类型及程度、血液浓缩程度、尿量及尿比重、血电解质测定、血气分析及中心静脉压监测情况综合分析计算。不但要补充呕吐、胃肠减压等外丢失量,还要充分考虑到渗出至肠腔、腹腔等所谓"第三间隙"的内丢失量。要注重酸中毒的纠正及钾的补充。病程后期尚应注意血浆或全血的补给。

3、防治感染和中毒:适时合理应用抗生素可防止因梗阻时间过长而继发的多种细菌感染(如大肠杆菌、芽孢杆菌、链球菌等)及细菌毒素的产生。一般选用以抗革兰阴性杆菌为主的广谱抗生素。

4、对症处理:适当应用镇静剂、解痉剂;麻醉性止痛剂只能在确定手术治疗后使用。

### (二)手术治疗

对各种类型的绞窄性肠梗阻(如嵌顿疝、肠扭转、肠系膜血管阻塞等)、肿瘤、先天性肠道畸形等所致的肠梗阻以及非手术治疗无效者应手术治疗。具体手术方法要根据梗阻的病因、性质、部位及病人的全身情况而定。总的原则是在最短的时间内,以最简单的方法解除梗阻或恢复肠道通畅。

1.解除梗阻因素:如粘连松解术,肠套叠、肠扭转复位术,肠切开异物取除术等。

2.肠切除肠吻合术:肿瘤、坏死肠襻、炎性狭窄等应予切除。小肠肠段切除应同时吻合再建。

肠襻坏死的判断:

(1)肠壁已呈黑色。

(2)肠管塌陷,已失去张力和蠕动能力;或肠管麻痹扩张,对刺激无收缩反应。

(3)相应的肠系膜终末小动脉无搏动。

(4)可疑坏死肠襻经肠系膜根部普鲁卡因封闭、热敷等处理或回纳腹腔观察 10~30 分钟后无好转征象。

3.旁路手术:对梗阻病因病变既不能简单解除,又不能切除者,如已浸润固定的晚期肿瘤、黏结成团的肠襻等,可做梗阻近、远端肠襻的侧侧吻合术。

4.肠造口或肠外置术:全身情况极差的急性结肠梗阻,特别是左半结肠梗阻,宜分期手术处理。一期手术先行梗阻近侧肠造口(盲肠、横结肠、乙状结肠造口);病变若能简单切除,则可切除,远侧断端可予封闭(需确认其远侧无梗阻因素),也可同时提出做双造口。全身情况一般尚可,或经过适当准备者,一期右半结肠切除可以考虑。

(三)非手术解除梗阻疗法

对单纯性、不全性、粘连性肠梗阻,可试行非手术疗法解除梗阻。

1.中医药治疗,如峻泻剂、大承气汤、针灸疗法等。

2.经胃管注人生植物油脂。

3.低压空气灌肠复位肠套叠。

4.经乙状结肠镜插管复位乙状结肠扭转。

5.腹部按摩或颠簸疗法等。

非手术疗法治疗期间,应密切观察,若症状体征无好转甚而加重,应中转手术治疗。

# 第二节 肠结核

结核杆菌在肠道所引起的慢性特异性感染称肠结核。多见于青壮年,女性患病略多于男性。肠结核所致的肠管狭窄、炎性肿块以及肠穿孔需外科治疗。

## 一、病理

肠结核多继发于肺结核,不少病例与腹腔结核、肠系膜淋巴结结核并存。

肠结核好发部位为回肠末段和回盲部。

肠结核在病理形态上可分为溃疡型和增生型两类,混合型则为这两型病变相互掺杂。

1.溃疡型肠结核:多发于回肠末段。病理特点为肠壁淋巴小结的干酪性坏死、脱落而形成沿肠管横轴发展的深浅不一、大小不等的溃疡。易引起局部粘连、狭窄、内外瘘等并发症。

2.增生型肠结核:多局限于回盲部。病理特点为黏膜下大量结核性肉芽肿和纤维组织增生而致肠管壁增厚及变硬。易形成局部包块。

## 二、诊断

(一)临床表现

1.症状:

(1)全身症状:食欲缺乏、体弱、消瘦、午后低热、盗汗等。增生型者全身症状较轻。

(2)腹部症状:①以右下腹和脐周为著的慢性腹部隐痛,常于进食后加重而排便后减轻。②腹泻或腹泻与便秘交替。③病变侵及结肠后大便含黏液及脓血。④发展至肠梗阻时,有阵发性绞痛。⑤肠穿孔时有相应的急性腹膜炎症状。

2,腹部体征:右下腹轻度压痛,肠鸣音活跃;增生型者多可在右下腹扪及固定的有轻度压痛的包块;合并肠梗阻时右下腹可有肠型、肠鸣音音高亢等体征。

(二)辅助检查

1.血常规示贫血,红细胞沉降率增大,痰及粪便的结核杆菌检查。

2.胸部 X 线片是否有肺结核。

3.钡餐小肠造影及钡剂灌肠见相应肠腔狭窄变形、黏膜紊乱、充盈缺损等征象。

4.结肠镜检查可明确回盲部或结肠结核的诊断。

### 三、治疗

(一)内科抗结核治疗

常用药物有异烟肼(isoniazid),日剂量 0.3~0.4g;利福平(rifampicin),日剂量 0.45~0.6g;乙胺丁醇(ethambutol),日剂量 0.75~1.0g;对氨水杨酸(para-amino-salicylid acid,PAS),日剂量 8~12g;链霉素(streptomycin),日剂量 0.75~1.0g。采用二联或三联用药,除PAS 宜分次口服外,其余口服药均可一次顿服。疗程 6 个月至 1 年。同时注意支持疗法及护肝治疗。

(二)外科治疗

1.适应证:

(1)回盲部增生型结核包块。

(2)肠梗阻。

(3)急性穿孔。

(4)保守治疗无效的大出血。

(5)肠外瘘。

2.术前准备:对有活动性肺结核或其他肠外结核者应进行一定疗程的抗结核治疗;加强支持治疗,改善全身情况。

3.手术原则:视病变部位及局部病理改变做相应的肠段切除、右半结肠切除或引流术等。术后继续抗结核治疗。

# 第三节　伤寒肠穿孔

肠穿孔是伤寒病的严重并发症,发生率约为 2%~3%,病死率较高。

### 一、病理

肠伤寒病变最显著部位为末段回肠。肠壁的淋巴结发生坏死,黏膜脱落形成与肠纵轴相平行的溃疡。穿孔与溃疡形成的期间一致,多在伤寒病程的 2~3 周。80%的穿孔发生在距回盲瓣 50cm 以内;多为单发,多发穿孔约占 10%~20%。

## 二、诊断

(一)临床表现

1.伤寒病的临床表现:

(1)持续性高热。

(2)表情淡漠。

(3)相对缓脉。

(4)脾大。

(5)皮肤玫瑰疹。

2.肠穿孔症状及体征:

(1)病程 2~3 周后,突发右下腹痛,迅速弥散至全腹。

(2)右下腹及全腹明显压痛。(3)肠鸣音消失。

(4)部分病例穿孔前有腹泻或便血史。

(二)辅助检查

1.实验室检查:WBC 计数迅速升高;血清肥达反应阳性;大便培养阳性。

2.X 线检查:腹部平片或透视约 2/3 病例可发现气腹。

## 三、治疗

伤寒肠穿孔确诊后应及时剖腹手术。手术原则为穿孔修补缝合术,并应对术中发现的其他肠壁菲薄接近穿孔病变处——做浆肌层缝合,以防术后新的穿孔。对病变严重或多发穿孔,可考虑缝合穿孔后加做病变近侧回肠插口术。肠切除应严格限制于穿孔过多、并发肠道大出血、病人全身情况允许等少数病例。术后均应放置引流。术后继续伤寒病的治疗。

# 第四节 阿米巴病肠穿孔

严重的肠阿米巴病可发生较深的溃疡而引致肠穿孔,发生率约为 1%~4%,病死率较高。

## 一、病理

肠阿米巴病的溃疡一般较浅,但有急剧痢疾症状者溃疡较深,易于穿孔。穿孔多位于盲肠、阑尾及升结肠,其次为直肠乙状结肠交界处。穿孔常很大,可为单发或多发,常伴有成片肠壁坏死;但也有的穿孔很小,或为慢性穿孔,以局限性腹腔感染和脓肿为病理表现。

## 二、诊断

（一）临床表现

1.肠阿米巴病表现：易发生肠穿孔的肠阿米巴病多为急重型（暴发型）。恶寒、高热；腹泻每日达 10 次以上，粪便为水样、奇臭；里急后重和腹部压痛明显；常伴有失水、脉速等毒血症症状。直肠指诊可扪及直肠黏膜溃疡病变及指套有脓血便附着。

2.肠穿孔表现：

（1）突发右下或左下腹痛，迅速弥散至全腹。

（2）全腹明显压痛。

（3）肠鸣音消失。

（二）辅助检查

1.实验室检查：WBC 计数迅速升高；大便或直肠指诊指套附着物涂片找阿米巴滋养体阳性。

2.X 线检查：腹部平片或透视约 1/2 病例可发现气腹。

## 三、治疗

急性阿米巴病肠穿孔应及时手术处理。若全身情沪允许，应将病变明显的肠段切除，近、远两断端均做造口，不宜做一期吻合。若全身情况极差或局部病变不易切除，可将穿孔处结肠外置造口。腹腔均应放置引流。术后继续抗阿米巴及抗感染治疗。

## 四、护理

伤寒肠穿孔确诊后应及时手术治疗。一般采用右下腹部切口，原则是施行穿孔缝合术。如穿孔过大，其周围肠壁水肿严重，可作近端回肠插管造口，以保证穿孔缝合处愈合。但，对术中发现肠壁很薄接近穿孔的其他病变处，也应作浆肌层缝合，以防术后发生新的穿孔。腹腔内应置放烟卷引流。伤寒肠穿孔病人一般都很虚弱.难以耐受大手术打击，故一般不应做肠切除术，除非肠穿孔过多，以及并发不易控制的大量肠道出血，而病人全身状况尚许，在这种情况下，才考虑采用。

术后对伤寒病和腹膜炎应采用抗菌药物及加强支持疗法等积极治疗。

# 第五节　急性出血坏死性小肠炎

急性出血坏死性小肠炎（acute haemorrhagic necrotizing enteritis）是一种好发于小肠的局限性急性出血性炎症，以急性腹泻、便血、发热、呕吐及腹胀为主要临床表现，重症者出现败血症、中毒性休克或肠穿孔等并发症。

## 一、病因和发病机制

病因尚未完全清楚,有关因素有:

1.感染:C 型厌气性 Welch 梭状芽苞杆菌能产生一种蛋白质外毒素称 β 毒素,现认为与本病发病有关。该菌为一专性厌氧菌,其产生的 β 毒素影响肠壁微循环,使肠黏膜充血、水肿、坏死,甚至穿孔。

2.胰蛋白酶减少或活性减低:胰蛋白酶能降解 Welch 梭状芽孢杆菌产生的 β 毒素,对防止本病的发生起到重要的作用。长期低蛋白饮食,进食大量甘薯、大豆等含有耐热性胰垂白酶抑制因子的食物,可使胰蛋白酶活性和浓度降低。

3.饮食不当使肠道生态学发生改变,有利于 Welch 梭状芽孢杆菌大量繁殖,并有利于 β 毒素致病。

4.变态反应:由于本病起病迅速发生肠出血、坏死,病变肠组织血管壁内纤维素样坏死及嗜酸性粒细胞浸润,有学者认为,本病的发生与变态反应有关。

## 二、病理

病变主要在空肠和回肠,有时可累及结肠。肠道病变范围可局限,亦可多发性,主要为坏死性炎性病变。肠黏膜广泛出血、斑片状或大片坏死、溃疡形成、表面坏死覆盖灰绿色假膜、病灶周围有大量嗜酸粒细胞、中性粒细胞及单核细胞的浸润,自黏膜下层开始,随病变的扩大,可向肌层及浆膜层发展,甚至溃疡穿孔引起腹膜炎。肠外器官有时亦发生病变,如腹腔血性浑浊渗液、肺水肿、肺出血和颅内出血等。

## 三、诊断

(一)临床表现

1.发病以夏秋季多见,儿童青少年发病多于成年人。

2.症状:

(1)骤起发病。

(2)急性腹痛,多呈持续性隐痛伴阵发性加剧,以上中腹和脐周为甚。

(3)腹泻和便血,腹泻每日数次至 10 余次,黄色水样便或血水便,甚至有鲜血便或暗红色血块;便中可混有糜烂组织,有腥臭味。

(4)恶心、呕吐,呕吐物可为胆汁、咖啡样或血水样。

(5)全身中毒症状:起病时可有寒战、发热,一般 38~39℃,少数可更高。全身虚弱无力、面色苍白,重者神志不清、抽搐、昏迷,并有酸中毒和中毒性休克等症状。

3.腹部体征:腹胀显著,压痛明显,可有反跳痛。肠鸣音一般减弱;有腹水时可叩出移动性浊音。

(二)实验室检查

1.白细胞升高可达$(12\sim20)\times10^9$/L,中性粒细胞增多伴核左移,甚至出现中毒颗粒。

2.粪便检查有血便或潜血强阳性,有脓细胞。

（三）X 线检查

腹部平片可见肠腔明显充气、扩张及液平。动态观察可发现,肠壁积气、门静脉积气及向肝内呈树枝状影像,以及腹腔积液或积气征象等。

（四）鉴别诊断

1.中毒性细菌性痢疾:流行季节,突然发热、腹痛、腹泻及脓血黏液便,大便涂片和细菌培养有助于确诊。

2.急性克罗恩病:亚急性起病,高热、寒战、右下腹痛、腹泻,常无脓血黏液便,约 1/3 病例可出现右下腹或脐周腹块。诊断依靠胃肠钡餐、钡剂灌肠和内镜检查。

3.肠套叠:一般情况较好,无频繁腹泻,常可触及腊肠样包块。

## 四、治疗

（一）内科治疗

内科治疗主要是支持疗法,纠正水和电解质紊乱,控制感染和防治休克。

1.一般治疗:卧床休息、禁食,腹胀明显者可做胃肠减压。

2.纠正水电解质紊乱及肠外营养治疗:补液应以葡萄糖溶液为主,约占 2/3~3/4,生理盐水占 1/4~1/3;肠外营养治疗可使胃肠分泌减少;大量便血者应补给全血。

3.首先应用广谱抗生素、甲硝唑;再根据细菌培养结果选择相应抗生素。

4.抗休克:有休克发生则应及时按休克治疗,迅速扩容,保持有效循环血量,改善微循环,并适当应用血管活性药物,酌情使用肾上腺皮质激素。

5.抗血清治疗:采用 Welch 杆菌抗血清 42 000~85 000U 静脉注射,有较好疗效。

（二）手术治疗

1.适应证:

（1）有明显腹膜炎表现,或腹腔穿刺有脓性或血性渗液,怀疑有肠坏死或肠穿孔。

（2）反复大量肠出血,保守治疗无效。

（3）肠梗阻及腹膜炎表现经非手术治疗不能缓解,反而加重。

（4）不能排除其他需手术解决的急腹症。

2.手术方式:

（1）肠坏死、穿孔、大出血:若病变较集中或局限,可做病变肠段切除术;若病变过于广泛或全身情况太差,应避免做过多小肠切除,可将病变最严重部分切除并做肠造口,留待二期手术处理。

（2）术中若无肠坏死、穿孔、大出血等病变发现,可用 0.5%普鲁卡因做肠系膜根部封闭。

3.术后应继续进行积极的内科治疗。

# 第六节　溃疡性结肠炎

溃疡性结肠炎(ulcerative colitis)是直肠和结肠的非特异性炎性疾病,原因不明。发病年龄以 20~40 岁居多。临床上以腹泻、黏液脓血便、腹痛和里急后重为主要症状,病情轻重不等,活动期与缓解期反复交替。

## 一、病因

1.感染因素:病毒感染或某些细菌感染,如溶血性大肠杆菌、变形杆菌及肠道厌氧菌感染可能与本病有关。

2.免疫异常:血液中可检测到结肠抗体、循环免疫复合物;已发现一些细胞因子和炎症介质与本病发病有关。

3.遗传因素:本病发病率在种族之间有较大差异,常有家族性,但国人遗传因素不突出。

4.精神因素:部分患者有焦虑、紧张及自主神经功能紊乱。可能为本病反复发作的诱因或继发表现。

## 二、病理

病变主要位于直肠和乙状结肠,亦可上升累及降结肠乃至整个结肠。炎症主要集中在黏膜层,也可累及黏膜下层。病灶呈连续的非节段分布。早期病变为黏膜弥漫性炎症,广泛充血、水肿、出血、糜烂,可形成隐窝脓肿,细小脓肿融合产生溃疡,纵行发展则溃疡面呈大片融合。因而溃疡常较深较大,甚至发生穿孔。在结肠炎症反复发作、修复过程中,肉芽组织增生,常出现炎性息肉,由于纤维瘢痕形成,可导致结肠缩短、结肠袋消失和肠腔狭窄。少数患者有腺上皮癌变。

## 三、诊断

(一)临床表现

1.症状:多数起病缓慢,少数急骤,发作诱因常为精神刺激、疲劳、饮食失调、继发感染。

(1)腹泻:为主要症状,腹泻轻重不一,轻者每日 2~3 次,重者 1~2 小时一次,多为糊状便,混有黏液、脓血,常有里急后重。

(2)腹痛:腹痛一般不太剧烈,部位多局限在左下腹或下腹部;常为阵发性痉挛性疼痛,有腹痛一便意一便后缓解规律。

(3)全身症状:病程较长者,常有乏力、食欲缺乏、消瘦、贫血等;急性发作期常有低热或中等发热,重症可有高热、心率加速等全身毒血症状及水、电解质平衡紊乱等。

(4)肠外表现:主要为关节疼痛,皮肤病变(结节性红斑、坏疽性脓皮症)、肝损害和眼病(急性眼色素层炎、虹膜炎、巩膜炎)等,其发生率较 Crohn 病为低。

2.体征:部分病例可触及肠壁增厚或痉挛如硬管状的降结肠或乙状结肠;结肠扩张者有腹胀、腹肌紧张、腹部压痛或反跳痛。

3.中毒性巨结肠:发生率约 2%。全部或一段结肠显著扩张,表现为持续性腹痛、腹部压痛、肌紧张及严重的全身性中毒症状,如发热、神志改变等。

(二)辅助检查

1.血液检查:贫血常见,急性发作期有中性粒细胞增多,红细胞沉降率加速。病程长者血浆总蛋白及白蛋白降低。

2.粪便检查:黏液脓血便,镜检见大量红、白细胞和脓细胞。

3.免疫学检查:活动期 IgG、IgM 常升高,部分患者抗大肠黏液抗体阳性;淋巴细胞毒试验阳性。

4.结肠镜检查:发作期可见黏膜呈细颗粒状,弥漫性充血、水肿,脆性增加易出血;常见肠壁有糜烂和溃疡,附有黏液和脓性渗出物;晚期有肠壁增厚、肠腔狭窄、假性息肉形成。

5.X 线检查:钡剂灌肠可见结肠黏膜粗糙不平、皱襞紊乱、边缘不规则、呈锯齿状,晚期可见结肠袋消失、肠壁变硬僵直、肠管缩短失去张力如"铅管"状;炎性息肉者可见充盈缺损。

(三)诊断标准

1993 年,全国慢性非感染性肠道疾病学术研讨会制定的本病诊断标准如下:

1.临床方面:具有慢性腹泻、黏液血便、腹痛,呈慢性反复发作性或持续性,伴有不同程度的全身症状。少数患者仅有便秘或不出现血便,亦应加以重视。既往史及体检中要注意关节口腔、眼、浆膜、皮肤、肝、脾等肠道外的临床表现。

2.纤维结肠镜检查所见:

(1)受累结肠黏膜呈现多发性浅表溃疡,伴有充血、水肿;病变多由直肠起始,往往累及其他结肠,为弥漫性分布。

(2)肠黏膜外观粗糙不平,呈现细颗粒状,组织脆弱易于出血,或可覆盖有脓性分泌物,似一层薄苔附着。

(3)结肠扭袋往往变平或变钝,以至扭袋消失,有时可见到多个大小不等的假性息肉。

3、结肠黏膜活检病理变化呈现炎症性反应,同时常见到黏膜糜烂、隐窝脓肿、结肠腺体排列异常及上皮改变。

4.钡剂灌肠所见:

(1)结肠肠管缩短,结肠袋消失,或结肠呈管状外观。

(2)多发性溃疡或多发性假性息肉表现。

(3)结肠黏膜粗糙、紊乱或可见细颗粒样变化。

在排除细菌性痢疾、阿米巴痢疾、血吸虫病、肠结核等特异性感染性结肠炎与肉芽肿结肠炎、放射性结肠炎的前提下,可参照以下标准予以诊断:

(1)根据临床方面和乙状结肠镜或纤维结肠镜检查之(1)~(3)三项中之一项和(或)黏膜活检可以诊断为本病。

(2)根据临床方面和钡剂灌肠有(1)~(3)三项中之一者可以诊断为本病。

(3)临床表现不典型,但有典型的肠镜检查或钡剂灌肠典型改变者可以诊断为本病。

(4)临床方面有典型症状或有典型既往史,而此次乙状结肠镜、纤维结肠镜或钡剂灌肠检查无典型变化者,应列为"疑诊",予以追踪检查。

(四)鉴别诊断

本病应与下列疾病鉴别:

1.慢性细菌性痢疾:常有急性细菌性痢疾史,粪便或内镜检查所取得黏液脓血培养,可分离出痢疾杆菌,抗菌治疗有效。

2.慢性阿米巴肠病:该病主要以近端结肠为主,粪便中可找到溶组织阿米巴滋养体或包囊,抗阿米巴治疗有效。

3.大肠癌:钡剂灌肠及结肠镜检可以鉴别。

## 四、治疗

(一)内科治疗

1、一般治疗:病变活动期卧床休息,高营养低渣食物。纠正水、电解质平衡紊乱。补充各种维生素及微量元素。贫血严重或低蛋白血症者可输血或白蛋白。对腹痛患者可酌情用抗胆碱能药物,但不宜多用,以免促发急性结肠扩张。腹泻严重者可谨慎试用地芬诺酯(苯乙哌啶)或洛哌丁胺。

2、柳氮磺吡啶(SASP)和5-氨基水杨酸(5-ASA):SASP在肠内经细菌分解为5-ASA与磺胺吡啶,前者为有较成分。治疗剂量SASP每日4~6g,分4次口服,症状改善后渐减为每日1~2g,维持1~2年。病变限于直肠、乙状结肠者,可用SASP或5-ASA灌肠,每日2g。也可使用栓剂。

3、肾上腺皮质激素:适用于重型、暴发型或SASP治疗无效的轻、中型患者。泼尼松30~40mg/d,分3~4次口服,病情控制后渐减至10~15mg/d,维持半年左右停药。重型患者常用氢化可的松每日200~300mg静脉滴注,1周后改为泼尼松口服,病情控制后再逐渐减量。也可用琥珀酸氢化可的松50~100mg/d,分1~2次保留灌肠,病情好转后改为每周2~3次,疗程1~3周。长期应用激素应注意不良反应。

4、免疫抑制剂:硫唑嘌呤,1.5mg/(kg?d),分次口服,疗程约1年。但应定期复查白细胞和血小板。

5、肠外营养治疗:近年来,肠外营养对炎症性肠病的治疗作用越来越引人注意。全肠外营养治疗可使肠道完全处于静止状态,从而抑制肠道炎症反应,使症状缓解,病变修复。一般每日补充非蛋白热量7531kJ(1800kcal),糖与脂肪供能比为1:1.氮10g/d;疗程3~4周以上。

(二)手术治疗

1.适应证:

（1）急性肠穿孔。

（2）急性中毒性结肠扩张。

（3）严重肠道出血不能控制者。

（4）重症病例在严格内科治疗下病情继续迅速恶化者。

（5）内科长期治疗无效,难以维持近正常生活者。

（6）癌变或可疑癌变者。

（7）脓肿或瘘管形成。

2.手术方式:以切除全部病变肠段为原则。视病变肠段范围可选用结肠段切除、右半结肠切除、直肠和左半结肠切除、全结肠切除、全大肠切除等术式。是否采用一期手术,应视患者全身情况、术前准备及局部病理情况而定。急性中毒性结肠扩张者,除回肠造口外,还应加做横结肠或乙状结肠造口减压术。

# 第七节　肠息肉

肠息肉系指从肠黏膜表面突出至肠腔内的息肉状病变。

## 一、病理

肠道的任何部位均可发生息肉,但大肠息肉发病率明显高于小肠。就大肠而言,则越接近肛端,发生率越高。息肉可为单个或多个;息肉大小可自数毫米至数厘米;息肉可有长达数厘米的蒂,也可广基无蒂地贴附于黏膜表面。肠息肉从病理组织学上大致分为四类:

1.腺瘤性息肉:为最常见的一类。息肉由腺上皮增生形成,故又称为真性息肉。乳头状腺瘤、绒毛状腺瘤等亦包括在此类之中。

2.炎性息肉:肠黏膜长期受炎症刺激而增生形成,如溃疡性结肠炎、Crohn病、血吸虫病等疾病中发生的息肉样病变。

3.错构瘤息肉:幼年型息肉、黑斑息肉病的息肉等属于此类。

4.其他:如黏膜肥厚增生所形成的增生性息肉,黏膜下淋巴滤泡增生而致的息肉,某些源于类癌的息肉等。

肠息肉的常见并发症为出血、感染、癌变(一般认为,达2cm左右的息肉应警惕恶变),较大的息肉因导致蠕动异常可诱发肠套叠。

## 二、诊断

（一）临床表现

无并发症的小息肉常毫无症状。息肉渐大后,常可出现反复发作的腹部隐痛、黑便或血便;诱发肠套叠者出现相应症状。大肠息肉特别是直肠息肉较早出现大便黏液增多、黏液便、黏液血便、血便等症状。炎性息肉的临床则与其原发病有关。

（二）辅助检查

1.X线检查：较大的小肠息肉可被小肠X线钡餐造影发现；结肠钡剂灌肠可显示大部分的结肠息肉。

2.内镜检查：直肠镜、乙状结肠镜及纤维结肠镜检查是大肠息肉大体观察及组织学活检的最佳手段。

### 三、治疗

1.无症状的小息肉可密切随诊观察。

2.炎性息肉以治疗原发病为主。

3.距肛缘30cm以内的息肉可经乙状结肠镜切除。有蒂者可用圈套器套扎蒂部后切除；基底部较宽者则需使用电灼。较高部位的结肠息肉可经纤维结肠镜切除。

4.有症状的小肠息肉、可疑恶变的结肠息肉以及难于经内镜处理的结肠息肉应剖腹手术，做息肉单纯切除或肠段切除。

## 第八节　小肠肿瘤

小肠肿瘤的发病率远较消化管其他部位低，约占胃肠道肿瘤的1.4%~5%。据国内资料统计，小肠肿瘤以恶性肿瘤居多，约占3/4，良性肿瘤约占1/4。男女发病率约1.64:1，发病年龄多在40岁以上。

### 一、分类与病理

（一）小肠良性肿瘤

按发病率的高低，依次为腺瘤>平滑肌瘤>脂肪瘤>血管瘤，纤维瘤、神经纤维瘤、淋巴管瘤等均罕见。按发生部位则依次为回肠>空肠>十二指肠。

1.小肠腺瘤：较多见于十二指肠，可为大小不一的单发息肉样病变，亦可成串并累及全部小肠。绒毛乳头状腺瘤容易癌变。

2.小肠平滑肌瘤：好发于回肠，多单发。可分腔内、壁间及腔外三种生长方式，以前者多见。肿瘤呈扩张性生长，常因血供不足发生溃疡、糜烂、出血，少数可有囊性变或穿孔。约15%~20%的平滑肌瘤发生恶变。

3.小肠脂肪瘤：好发于回肠末端，为起源于黏膜下的界限明显的脂肪组织肿块。常为单发，血管丰富的脂肪瘤称为血管脂肪瘤。

4.小肠血管瘤和血管畸形：血管瘤源自黏膜下血管丛和淋巴组织，亦可来自浆膜下血管，以空肠居多，可分为毛细血管瘤、海绵状血管瘤、混合性毛细血管瘤，单发时形如息肉突入肠腔，弥漫浸润血管瘤则形态多样化且累及范围广。血管畸形由于肠壁黏膜下层小动脉、小静脉扩张、扭曲变形、毛细血管呈簇状增生并形成沟通。血管瘤和血管畸形的临床表现特点为反复无痛性间歇性出血,常为自限性。

(二)小肠恶性肿瘤

以腺癌、类癌、平滑肌肉瘤及恶性淋巴瘤为多,脂肪肉瘤、纤维肉瘤少见。约半数发生在回肠,其中以类癌最多见,十二指肠与空肠均以腺癌为主。

1.小肠腺癌:约占小肠恶性肿瘤半数,发病部位以十二指肠最多,尤以降部为著。组织学分为腺癌、黏液腺癌及未分化癌,以分化较好的腺癌为多见。淋巴结转移较早。

2.小肠类癌:见本章类癌节。

3.小肠平滑肌肉瘤:可为原发,亦可继发于平滑肌瘤的恶变。主要经血行转移至肝;其次,通过淋巴或腹膜种植转移。

4.小肠淋巴肉瘤:原发性小肠恶性淋巴瘤中以淋巴细胞肉瘤最常见,其次是网状细胞肉瘤和霍奇金病。发病部位以回肠为多。

## 二、诊断

(一)临床表现

1.腹痛:为最常见的症状。多为隐痛、胀痛,并发肠梗阻时则为阵发性剧烈绞痛。

2.肠道出血:一般为间断发生的柏油便或血便;长期小量反复出血常不易被察觉;但急性大出血也并不多见。

3.肠梗阻:因肿瘤诱发的肠套叠为最多见的梗阻原因,有时还可诱发肠扭转。肠套叠往往为慢性复发性。另外,肿瘤引起的肠腔狭窄及对邻近肠管的压迫也是肠梗阻的原因。

4.腹内肿块:多见于来源于间叶组织的肿瘤。一般肿块活动度较大。

5.肠穿孔:多发生于小肠恶性肿瘤。急性穿孔表现为急性弥漫性腹膜炎,慢性穿孔则可形成内瘘或肠外瘘。

6.类癌综合征:多见于肠道类癌并肝转移者。主要表现为阵发性面、颈部和上躯体皮肤潮红,腹泻,哮喘;常因进食、饮酒、情绪激动、按压肿瘤等而诱发。

(二)辅助检查

1.X 线钡餐小肠造影可发现较大的向腔内生长的肿块. 小肠气钡双重造影可提高小肿瘤的诊断率。

2.选择性腹腔动脉造影对多血管性肿瘤,如平滑肌瘤、血管瘤、血管畸形有定性和定位诊断价值。

3.纤维小肠镜已逐步进入临床。

4.放射性核素扫描(ECT)可发现处于急性出血状态的肿瘤,但定位性诊断价值较小,可作为血管造影的先期检查。

5.怀疑类癌可做尿中 5-羟吲哚乙酸测定。

6.B 超、CT 可明确腹部肿块的性质及与肠管的关系。

7.必要时可剖腹探查。

### 三、治疗

1.小的或带蒂的良性肿瘤可做肠壁楔形切除术。

2.较大的或局部性多发肿瘤做肠段切除术。

3.恶性肿瘤应做连同肠系膜及区域淋巴结在内的根治性切除术。术后辅助化疗或放疗。

4.对无法切除又已导致或将要导致肠梗阻的肿瘤,做短路性小肠侧侧吻合术。

# 第九节 结肠癌

结肠癌为消化道常见的恶性肿瘤。在我国,发病率次于胃癌和食管癌,居第 3 位,年死亡率 10/10 万左右。近年来,发病率有上升趋势。发病年龄以 4l~50 岁为高峰期。

### 一、病因

结肠癌的病因迄今尚未十分明确,以下因素可能与发病有关:

1.高脂低纤维饮食:高脂饮食可增加大肠内与致癌的多环芳香烃结构类似的胆酸、中性胆固醇及其代谢产物的滞留量;另外,高脂低纤维饮食可使大肠中的厌氧菌(含有 1 种多环芳香烃形成的关键酶)量增多。

2.环境因素:结肠癌具有明显的地区分布性,地区发病率差别可达 20 倍。

3.约 10%的大肠癌与遗传有关,均为常染色体显性遗传。

4.家族性结肠息肉病为公认的癌前疾病。

5.其他高危因素,如腺瘤状息肉、结肠血吸虫病、溃疡性结肠炎及盆腔接受过放射治疗等。

### 二、病理

(一)结肠癌大体形态分型

1.肿块型:瘤体较大,突向肠腔内,易发生溃烂、出血、继发感染;但此型一般生长较慢,向周围浸润程度较小,转移也较晚。此型较多见于右半结肠。

2.浸润型:肿瘤在肠壁内浸润扩展,癌肿内纤维组织反应显著,质地较硬,转移发生较早,易于引起肠腔狭窄及肠梗阻;此型多见于左半结肠。

3.溃疡型:肿瘤向肠壁深层生长并向周围浸润,早期即可有溃疡,边缘隆起,底部深凹,易发生出血、感染、穿透。此型为结肠癌最常见类型。

(二)组织学分类

1.腺癌(包括乳头状腺癌及管状腺癌),最常见,约占 80%左右。

2.黏液癌及印戒细胞癌。

3.未分化癌。

4.其他,如腺棘癌、腺鳞癌等。

(三)临床病理分期

我国对 Dukes 分期法的补充为:

A 期:癌局限于肠壁内。

A0 期:癌局限于黏膜内。

A1 期:穿透黏膜肌层达黏膜下层。

A2 期:累及肠壁肌层但未穿透浆膜层。

B 期:穿透肠壁但无淋巴结转移。

C 期:穿透肠壁且有淋巴结转移。

C1 期:淋巴结转移仅限于结肠壁或结肠旁。

C2 期:转移至系膜及系膜根部淋巴结。

D 期:已有远处转移或腹腔转移,或肿瘤已广泛侵及邻近脏器无法切除。

## 三、诊断

(一)临床表现

结肠癌进展较慢,早期多无症状;当癌肿体积增大至一定程度或有继发性病变时才出现症状,且其症状与癌肿部位有关。

1.排便习惯与大便性状改变:常为较早出现的症状,表现为排便次数增加、腹泻、便秘,粪便带血、黏液或为脓血便。

2.腹痛:也是较早出现的症状,常为隐痛或胀痛,疼痛部位亦多不恒定。

3.腹部肿块。

4.肠梗阻:晚期并发梗阻时表现为慢性低位不全梗阻症状。左半结肠癌有时以此为首发症状。

5.全身症状:贫血、消瘦、乏力、低热等肿瘤中毒症状。

右半结肠癌常以全身症状、贫血、右侧腹部肿块为主要表现,其血便为血与粪便混合呈红褐色,较少发生肠梗阻;左半结肠癌则由于肠腔相对狭小,易出现腹痛及肠梗阻,血便常附于粪便表面呈鲜红色。

(二)辅助检查

1.实验室检查:

(1)大便潜血检查:仍是目前筛选大肠癌的常用方法。近年来,用人血红蛋白制备抗血清做免疫潜血试验,能提高诊断率。

(2)血常规检查常示贫血。

(3)癌胚抗原(CEA):特异性不高。对监测术后复发有一定的参考价值。

2.乙状结肠镜及纤维结肠镜检查:是结肠癌最好的确诊方法,能直视病变以及同时做活组织检查。

3.结肠 X 线气钡双重对比造影:可清晰显示肠道的肿物、溃疡及狭窄等病变。漏诊率与肠道准备满意与否以及操作者的技术水平有关。与结肠镜检查互补可提高诊断率。

(三)结肠癌早期诊断要点

凡中年以上有下列表现而又原因不明者,应疑为结肠癌:

1.近期内出现排便习惯改变或持续性腹部不适。

2.粪便带血、黏液。

3.进行性贫血及体重减轻。

4.腹部肿块。

### 四、治疗

(一)手术治疗

基本原则是进行肿瘤所在肠段及其相应的肠系膜和所属区域性淋巴结的切除。手术方法和范围取决于肿瘤的部位和浸润范围。

1.结肠癌根治性切除术:见小肠结肠手术。

2.结肠癌并发急性肠梗阻的手术原则:

(1)右半结肠癌:①一般可做右半结肠切除一期回肠横结肠吻合术。②若病人全身情况不允许,先做盲肠造口,病变留待二期手术切除。③若病变已不能切除,可将回肠末段切断,近切端与横结肠端侧吻合,远切端做回肠断端造口。

(2)左半结肠癌:①一般应分期手术,先做横结肠襻式造口,再二期手术根治性切除。②若肿瘤切除无困难且病人全身情况允许,可将病变切除。切除后可按三种方式处理:部分经严格选择的病例可做一期吻合;吻合再建后将吻合口段外置,二期手术还纳;两断端并做双造口,或近切端造口、远切端缝闭,二期手术重建。

(二)其他治疗

1.经结肠镜治疗:有蒂的结肠腺瘤癌变可经结肠镜用高频电凝切除。但若切除标本病理检查证实癌组织累及腺瘤根部则应剖腹根治性切除。

2.化学药物治疗:常用的为 5—氟尿嘧啶,0.75g/d(12mg/kg),连续 5 天静脉滴注;后剂量减半,隔天一次;每疗程总剂量 8~10g。丝裂霉素 6~10mg/周,一次静脉滴注,40~60mg 为一疗程。术后亦可参考此方案进行辅助化疗,但剂量宜酌减。

3.免疫及其他疗法:近年来,有许多免疫调理及免疫增强药物进入临床,疗效尚难肯定。此外,配合中医药治疗可增强机体免疫力和抗病能力。

### 五、护理

结肠癌是世界死因顺位中列第 3 位的肿瘤,尽管结肠癌的治疗手段有很大进展,但多年来晚期结肠癌的 5 年生存率并无多大改观,因此,结肠癌预防的意义愈显重要。

根据癌变过程的多阶段理论,结肠癌的发生也经过启动(initiation),促癌(promotion)和进展 (progression)3 个阶段, 在形态上则表现为正常黏膜→增生→腺瘤形成→腺瘤癌变→浸润转移, 如以家族性腺瘤性息肉病的癌变为模型,结肠癌的自然史可长达 10~35 年,这就为结肠癌的预防提供了极有利的机会,根据结肠癌自然史的各个不同阶段采取不同的干预措施,我国制定出以下预防策略(图12)。

1.一级预防:在肿瘤发生之前,消除或减少大肠黏膜对致癌剂的暴露,抑制或阻断上皮细胞的癌变过程,从而防止肿瘤的发生,这些措施包括饮食干预,化学预防和治疗癌前病变。

(1)饮食干预:英国学者 Burkitt 早就指出结肠癌是一种"现代病",与现代生活方式和饮食类型有关,大量流行病学研究,特别是移民流行病学研究显示,结肠癌的发病与能量摄入过多,肥胖,过多饱和脂肪酸摄入,体力活动减少,膳食纤维和微营养素(维生素 A,E,C,微量元素硒和钙)摄入不足有关。

在饮食干预方面,对膳食纤维的研究最多,早在 20 世纪六,七十年代 Burkitt 发现结肠癌在非洲黑人中十分罕见,而非洲原住民的饮食中含有大量食物纤维,于是他提出高纤维饮食是结肠癌保护因子的假设,其后大量研究认为膳食纤维可以稀释或吸收粪便中的致癌物,加快食物残渣在肠道的通过时间,从而减少了肠黏膜对食物中致癌物的暴露,同时膳食纤维还可通过改变胆酸的代谢,降低结肠的 pH 值,并增加短链脂肪酸的产生,从而起到对结肠癌的保护作用。

早期的观察性流行病学研究和病例对照研究均显示,随着摄入量的增加,膳食纤维对结肠癌的保护作用也相应增强,如 Howe 汇集了总数为 5287 例患者和 10470 名对照的13 个病例对照研究的资料,发现其中 12 个研究均支持膳食纤维摄入与结肠癌发病的负相关;同时还发现经调整混杂因素后维生素 C 和 β 胡萝卜素的摄入与结肠癌发病只有很小的负相关性。

鉴于前瞻性临床干预试验中,如以结肠癌的发生作为"终点指标"(end-point)则需长期随访才能得出明确结论,故有人主张用癌前病变-腺瘤的发生(或复发)作为结肠癌危险度的评价指标,而近年来更提倡用一些"中间指标"(intermediate markers)来评价干预的效果,以期大大缩短干预试验所需的时间。

最常用的中期指标为直肠黏膜隐窝氚标记胸腺嘧啶核苷(HTdR)掺入指数(LI),该指数反映了细胞的增殖状态,研究证实 LI 与结肠癌危险性相关,已广泛用于饮食干预试验的评价,近年来又建立了检测溴化脱氧尿嘧啶核苷(Br-UdR)掺入率和增殖细胞核抗原(PCNA)的免疫组化试验,这些试验无需用放射性核素同样可反映细胞的增殖状况,其他一些用于评价的中间指标包括镜检发现异常隐窝和微腺瘤以及蛋白激酶C(PKC)和鸟氨酸脱羧酶(ODC)活性等。

如 Alberts 等对 1 组 17 名结肠癌手术后无瘤患者在饮食中添加 13.5g/d 麦麸纤维,以直肠隐窝 LI 为指标,观察到 LI 高的 8 例中有 6 例 LI 明显下降,全组总下降率为 22%(P<0.001)。

# 第十节　肠外瘘

各种原因所致的肠道与肠道、其他空腔脏器、体表之间的病理性通道称为肠瘘。临床依其有否通向体表的外口而分为内瘘和外瘘,若有内、外瘘交杂则称为混合瘘。本节仅述及肠外瘘。

## 一、分类

1.高位、低位肠瘘:距 Treitz 韧带 100cm 以内者为高位肠瘘,余者为低位肠瘘。

2.端瘘、侧瘘:肠道连续性完全中断,肠内容全部由瘘口外溢者称为端瘘(完全瘘);肠壁部分缺损,肠道连续性仍然保持,肠内容部分或大部分仍可从近侧进入远侧肠道者称为侧瘘。若侧瘘远侧有梗阻,肠内容全部由瘘口外排者称为功能性端瘘。

3.高排出量、低排出量瘘:日排出量超过 500ml 者为高排出量瘘,反之为低排出量瘘。

4.管状瘘、唇状瘘:肠壁缺损与体表瘘口之间有完整瘘管形成者为管状瘘;肠壁缺损直接开口于体表,肠黏膜外翻如唇状者称唇状瘘。

## 二、病理生理

肠瘘对机体的病理生理性干扰主要为以下四个方面:

1. 消化液的丢失导致机体水、电解质和酸碱平衡失调。全消化道每日外分泌量达8000ml 之多,经肠外瘘的水、电解质丢失量是相当惊人的。高位小肠端瘘可每日丢失 4~5L。肠瘘的部位不同,所造成的电解质紊乱也有所不同。瘘的部位越高,丢失的肠液中 CV一越多,故易导致低钠、低钾、低氯及代谢性碱中毒;而低位小肠瘘则多致低钠、低钾代谢性酸中毒。

2.营养不良:

(1)富含营养素的肠液大量丢失。

(2)机体处于高代谢状态。

(3)摄入不足。

3.局部及全身性感染:弥漫性腹膜炎、局限性腹腔脓肿、腹壁深部感染以及全身性感染。

4.消化液的腐蚀作用:

(1)瘘口周围组织、皮肤糜烂及继发感染。

(2)腐蚀血管导致腹内或消化道出血。

这四个方面的损害程度与肠瘘的部位、类型、大小等因素有关。高位、高排出量瘘为害尤烈。这四个方面的紊乱且可互为因果,形成恶性循环。

### 三、诊断

(一)临床表现

结合肠瘘的病理过程,各期临床表现特点如下:

1.腹膜炎期:肠管破裂肠内容物外溢后,腹腔腹膜的炎症反应程度与肠内容物的性质与量有关,即与瘘的部位与瘘口的大小有关。高位高排出量瘘易导致弥漫性腹膜炎,低位低排出量瘘则往往表现为局限性腹膜炎。此期多出现在术后 3~5 天,如十二指肠残端破裂、胃肠吻合口漏、肠吻合漏、肠修补处破裂等均多于此时段内发生。临床可表现为突然剧烈腹痛或持续性钝痛加重,全腹或局限性压痛,腹肌紧张,肠鸣音减弱,体温升高等。若手术野放置有引流,可见有肠内容物自引流管或引流物旁溢出。

2.局限性腹内脓肿期:腹膜炎症反应激起腹腔纤维素性渗出及网膜和周围器官粘连,从而使漏液局限、包裹形成局限性脓肿。此期可持续 1~2 周。腹膜炎症状体征持续存在,但渐减轻,腹部压痛亦渐趋局限,并可出现位置深在、边缘不清的腹部包块。

3.瘘管形成期:腹内脓肿经引流或自行经切口等处破溃后,可渐在肠壁缺损处与体表瘘口之间形成一瘘管。瘘管周围组织的坚实化视机体的全身情况,约需时 2~4 周。此期临床表现以水、电解质及酸碱平衡失调和营养不良为主。

4.瘘管闭合期:瘘管周围组织炎症渐消退,纤维组织增生,瘘管渐闭合。此期全身情况渐改善,瘘排出量渐减少。

(二)辅助检查

口服活性炭、亚甲蓝,瘘管造影,钡餐检查等对确定肠瘘的部位,瘘管的走行、大小,以及远侧肠道情况等有益。腹部 B 超检查有助于证实腹腔积液以及局限性腹腔脓肿的定位。

(三)诊断要点

1.消化道漏的早期线索:

(1)术后恢复期中持续性发热。

(2)术后恢复期中突发腹痛或腹痛转剧。

(3)腹部恒定存在的压痛,且渐扩散。

(4)引流管或引流物旁有肠液或口服染料等外溢。

(5)切口异常渗液。

(6)术后恢复不顺利,腹痛、腹胀、肠鸣音持续低弱。

(7)B 超示腹腔异常积液。

2.高位与低位小肠瘘的鉴别:

(1)漏出液胆汁样着色多为高位瘘。

(2)流量大的瘘多为高位瘘。

(3)外溢带粪臭气味液者多为低位瘘。

(4)对皮肤腐蚀性大者为高位瘘。

### 四、治疗

肠瘘的治疗原则可概括为"引-堵-补"三字诀,即早期积极地充分引流、控制感染;中期适当封堵,减少肠液丢失,并积极进行营养治疗;后期对不能自行闭合者手术修补。

(一)早期治疗

早期治疗包括腹膜炎期、局限性腹内脓肿期及瘘管形成早期的治疗。

1.建立通畅的引流:

(1)若漏出液能经前次手术放置的引流管或经切口顺畅流出,全身及局部情况有终止恶化趋势,则加强对此引流的管理,必要时可更换双套管持续负压吸引。

(2)无引流物或引流效果不佳者,应尽快剖腹。手术以清除腹腔积液、安置足够及有效的引流为原则。任何企图缝闭瘘口的做法都是徒劳的。引流管(一般宜采用双套管)顶端应尽量靠近瘘口,管径要足够粗,以最短路径引出。

(3)引流管要经常冲洗(1~2次/d)以保持通畅。

(4)十二指肠残端漏应做十二指肠插管造口,还可考虑同时做胃造口。

(5)根据瘘口的部位及医疗条件,可考虑同时做营养性空肠造口以备下一步做肠内营养治疗。

2.控制感染:首先针对肠道内常见菌种,如革兰阴性杆菌及厌氧菌,选择第二、三代头孢菌素及甲硝唑等,强调足量及广谱;后再根据腹腔脓液或血培养及药敏结果选择合适抗生素。

3.纠治水、电解质及酸碱平衡的失调:

(1)减少消化液及消化酶的分泌量,以减少丢失量及减轻腐蚀作用:瘘的初期,此点极为重要。具体措施为:①禁食,经鼻胃管或胃造口持续胃液引流。禁食及胃引流的时间长短视病人全身情况及瘘局部情况而定。②应用生长抑素,如奥曲肽(somatostatin)0.1mg,每日4次静脉或皮下注射,1周后可结合瘘的流量渐减至每日3次或2次,直至停药。③应用 $H_2$ 受体抑制剂以减少胃酸及胃液的分泌。④全肠外营养。

(2)纠正缺水及电解质紊乱:每日补液量应包括生理需要量、前日丢失量及累积丢失量三部分。具体补多少、补什么应根据每日出入量记录、脉率、血压、血生化测定及血气分析结果综合分析计算。重症者尚应随时根据中心静脉压、血生化及血气分析监测结果调整输液量、成分及速率。

4、营养治疗:此阶段的营养应以全肠外营养为主。初期以代谢支持为原则,总热量以146kJ/(kg·d)为度,蛋白质量以2.0~3.0g/(kg·d),非蛋白质热量(NPC)与氮的比例以418:1为宜,脂肪乳剂占NPC的比例可达50%~70%。待全身应激反应及高分解代谢状态消退后,改以营养支持为中心。总热量126kJ/(kg·d),蛋白质量以1.0~1.5g/(kg·d),非蛋白质热量(NPC)与氮的比例以628:1为宜,脂肪乳剂占NPC的比例为30%~50%。

5.瘘口周围皮肤保护:

(1)氧化锌软膏、Karaya树胶等涂敷。

(2)加强护理,及时更换敷料,或用一次性人工肛门袋收集肠液及保护瘘口周围皮肤。

（二）中期治疗

瘘管形成期的治疗。

1.根据病人全身及瘘的局部情况,继续进行抗感染、补液、引流管及瘘口管理等治疗。

2.营养治疗:此期营养治疗应从全肠外营养逐步过渡到部分肠外营养加部分肠内营养,最后实现全肠内营养。一旦患者从腹膜炎期解脱出来,全身情况有所改善,肠道消化吸收功能有所恢复,即应开始此一营养治疗方式的转换。

（1）对高位肠瘘,已安置了营养性空肠造口导管者,应适时经导管灌注肠内营养制剂。未留置此种导管者,若瘘管很短、瘘口又够大,可试行经瘘口向远侧肠道插入头端带气囊的导管（可自制）,借肠蠕动将气囊渐向肛端推进,达到一定深度后（最少20cm）。即可用以灌注。

（2）对低位小肠瘘,可早于高位瘘恢复管饲饮食及经口进食;结肠瘘应鼓励及早恢复经口进食。

（3）管饲饮食应注意灌注的"三度",即营养液的浓度、温度及灌注速度,避免腹泻的发生。

3.瘘管封堵:

（1）目的与指征:为减少肠液外流,促进瘘管、口的自然封闭愈合,可在全身及局部感染已控制,患者体质有所恢复,瘘管周围组织已较坚实,并确认远侧肠道通畅的条件下对瘘管、瘘口进行适当的封堵。

（2）封堵方法:①较深的管状瘘（肠黏膜不能窥见者）可采用细长凡士林纱条填塞,对管径细小者也可用医用黏合胶直接封堵。②较浅或瘘口较大的管状瘘可采用医用黏合胶敷贴式法或乳胶片内堵外封法。唇状瘘可用乳胶片内堵外压法。

（三）后期治疗

近半数的肠瘘经上述治疗可在1个月内自然闭合,另有10%可在2~3个月内愈合,剩下约40%可能需再次补救性手术才能治愈。

手术时机及适应证一定要严格掌握:

1.全身情况明显改善。

2.经2~3个月治疗,腹内感染已完全消退,肠瘘周围组织水肿、渗出、粘连等已吸收松解。

3.已做过适当的封堵治疗无效。

4.确认远侧肠道通畅,或远侧肠道不通畅的原因已经影像学检查证实为需手术矫治。

5.结肠瘘应做结肠准备。

常需手术矫治的肠瘘:

1.端瘘及功能性端瘘,原则上应尽早手术,但最早也应在6周以后。

2.唇状瘘,瘘口过大、瘘管很短的管状瘘。

3.瘘管内壁已上皮化。

4.与腹内较大的未充分引流的脓腔相通或相邻。

5.合并复杂性内瘘。

6.内口肠壁有病理因素(结核、Crohn 病、肿瘤等)。

手术方法:

1.肠瘘内口肠壁楔形切除术。

2.肠段切除吻合术。

3.肠瘘旷置术,适用于肠瘘与周围肠襻粘连成团难于分离者,待瘘愈合后 3 个月再手术切除旷置肠襻。

(韩建峰 薛崇飞　邓康支良韩瑞)

# 第四章　阑尾疾病

## 第一节　急性阑尾炎

自 1886 年 Fitz 首先予阑尾炎(appendicitis)命名,1889 年 McBurney 提出外科治疗本病的观点以来,急性阑尾炎一直是外科最常见的急腹症。

### 一、病因

阑尾为一细长而管腔狭小的盲管,阑尾腔的机械性梗阻是诱发阑尾急性炎症的主要病因。阑尾腔阻塞后,黏液分泌增多,腔内压力升高血运发生障碍,阑尾壁充血、水肿,甚至坏死、穿孔。此外,胃肠道疾病(急性胃肠炎、炎性肠病、血吸虫病等),直接蔓延至阑尾,或引起阑尾管壁肌肉痉挛,使血运障碍引起炎症。同时,在机体或局部抵抗力降低时,阑尾也可因细菌入侵而引起炎症。

### 二、病理

1.急性单纯性阑尾炎:表现为黏膜充血、水肿、中性粒细胞浸润、黏膜面可能出现小的出血点和溃疡。浆膜面也可充血水肿。

2.急性化脓性阑尾炎:亦称蜂窝织炎阑尾炎,此时炎症加重。阑尾肿胀显著,浆膜面高度充血,有脓性渗出物附着,壁内可有小脓肿形成,腔内亦有积脓,阑尾周围肠腔内有稀薄脓液,形成局限性腹膜炎。

3.坏疽及穿孔性阑尾炎:病变进一步加重,阑尾壁坏死或部分坏死,呈暗紫色、灰黑色。穿孔的部位多在阑尾近端,若在穿孔前已被大网膜包裹,便形成阑尾周围脓肿,否则穿破至腹腔引起急性弥漫性腹膜炎。

### 三、诊断

(一)临床表现

1.症状:

(1)腹痛:多起于上腹部或脐周,多为持续性钝痛,可有阵发性加重;数小时乃至 24 小时后,腹痛转移并固定在右下腹部。这种转移性右下腹痛是急性阑尾炎的典型症状。阑尾位置不同,其腹痛部位也有区别,如盲肠后位在侧腰部、盆腔位阑尾炎痛在耻骨上区、高位阑尾炎在右上腹部等。在急性腹痛过程中,一旦腹痛突然减轻,常为阑尾穿孔(阑尾腔内压力锐减所致），但全身症状和局部体征并不减轻，并且疼痛减轻后不久又逐渐加剧。

（2）胃肠道症状：恶心、呕吐常出现在病程早期，盆腔位阑尾炎可刺激直肠、膀胱引起腹泻、尿痛症状。弥漫性腹膜炎时可致麻痹性肠梗阻。

（3）全身反应：早期可有乏力、头痛等。急性单纯性阑尾炎，体温一般在 37.5~38℃，化脓性常伴寒战、高热、体温在 38.5~39℃ 以上。如并发门静脉炎可出现黄疸。老年人反应性低，体温可不太高，小儿体温多在 38℃ 以上。体温升高一般发生在腹痛以后。

2.腹部体征：

（1）右下腹压痛：炎症仅局限于阑尾本身时，压痛点通常位于麦氏点（McBurney 点，髂前上棘与脐连线中外 1/3 交界处）或兰氏点（Lanz 点，两侧髂前上棘右 1/3 点），一旦炎症扩散至阑尾以外部分，压痛范围随之扩大，但仍以阑尾部位压痛点为最剧。相应部位可有反跳痛。

（2）腹肌紧张：早期检查时有右下腹肌肉抵抗感，若有穿孔和腹膜炎，则出现右下腹肌强直，范围扩大。

3.其他体征：

（1）间接压痛（Rovsing 征）：左下腹部加压时，结肠内气体被挤入盲肠，刺激发炎的阑尾而引起右下腹痛。

（2）腰大肌试验：病人取左侧卧位，右腿伸直或过度后伸，在盲肠后位的急性阑尾炎时，腰大肌因受刺激而致痛。

（3）直腿抬高试验：用手按压在右腰部压痛点，病人的右腿伸直抬高时，若为盲肠后位阑尾，感疼痛加剧。

（4）闭孔内肌试验：患者平卧，右腿屈曲，转动髋关节，可引起下腹痛，见于阑尾盆腔位靠近闭孔内肌。

（5）右下腹三角形皮肤感觉过敏区（Sherren 三角区）：急性阑尾炎早期，阑尾腔梗阻时，右下腹的胸 10~12 神经分布点范围内有皮肤过敏现象，通常在髂骨最高点，右耻骨结节和脐孔构成的三角形内，称 Sherren 三角。在阑尾已穿孔或坏死后，皮肤过敏现象可随即消失。

（6）Deaver 征：深呼吸或咳嗽时引起右下腹痛。

（7）直肠指诊：盆腔位阑尾时，直肠右前壁有触痛；如有盆腔脓肿时，可触及痛性肿块。

（二）辅助检查

1.实验室检查：白细胞总数及中性粒细胞升高。单纯急性阑尾炎白细胞计数在 $12 \times 10^9/L$ 左右，中性粒细胞在 0.8 以上；化脓坏疽性阑尾炎白细胞计数在 $(15~20) \times 10^9/L$ 左右，中性粒细胞在 0.95 以上。

2.X 线检查：对不典型急性阑尾炎有一定帮助，可表现为：

（1）回肠末端反射性肠腔积气积液。

（2）阑尾区条索状气影。

（3）部分病人可发现阑尾结石。

(4)阑尾穿孔后部分病人可产生腹、肠管扩张、积气、积液明显。

3.B超检查:用加压超声探头检查,可发现急性阑尾炎阑尾呈低回声的管状结构,压之形态不改变、僵硬,横切面呈同心圆似的靶样结构图像,并以此特征作为急性阑尾炎的超声诊断标准。B超对坏疽及穿孔阑尾炎显示困难,但作为一种特异的、安全的辅助手段,尤其适用于可疑急性阑尾炎或诊断困难的病人,特别是儿童、妇女及老年病人。

(三)鉴别诊断

如果阑尾在正常解剖位置,依靠转移性腹痛、右下腹压痛、反跳痛即是诊断急性阑尾炎的可靠依据。但仍有一部分病例,临床症状及体征不典型,诊断有困难,极易误诊。在鉴别诊断时应注意与下述情况区别。

1.妇科疾病:

(1)卵巢滤泡破裂:多发生在青年妇女。右侧卵巢滤泡破裂出血刺激腹膜可引起右侧腹痛,但无转移性右下腹痛,腹痛为突然发生伴阴道流血,疼痛部位先开始于一侧,很快扩散到整个下腹部,出血量大时,发展至全腹痛。腹腔穿刺可抽出新鲜血液。症状多发生在两次月经之间,即前次月经后 12~14 天。

(2)黄体破裂:症状和体征同滤泡破裂,腹痛发生在月经中期以后,即下次月经前 14 天以内。

(3)卵巢囊肿蒂扭转:为突然发生上腹部及脐周痛,伴恶心、呕吐。压痛部位较阑尾位置低,多在耻骨上偏右或偏左。妇科检查,包块与子宫相连,宫颈触痛剧烈。

(4)右侧输卵管妊娠破裂:可突然发生剧烈腹痛,大出血可出现休克症状,病人有肛门下坠感,全腹压痛,近期有停经及阴道流血史。腹腔穿刺及阴道后穹隆穿刺抽出新鲜血液,尿 HCG 等妊娠试验阳性。

(5)急性输卵管炎(输卵管积脓或积液破裂):多发生于已婚妇女,疼痛位于左、右下腹部,位置偏低,无转移性腹痛。发病多在月经前,白带过多,阴道内有脓性分泌物。

2.右下肺肺炎、胸膜炎:早期体温升高,常有上呼吸道感染病史,病人咳嗽、胸痛、呼吸急促,听诊有哕音、胸膜摩擦音,右下腹压痛轻微,全身症状明显。胸片具有鉴别价值。

3.急性肠系膜淋巴结炎:多见于儿童,常伴有上呼吸道感染症状或病史,先发生高热后有腰痛,右下腹压痛广泛,稍偏内侧,无转移性腹痛。

4.急性胃肠炎:主要表现为腹痛、腹泻、恶心、呕吐、便后腹痛减轻。压痛范围广泛无肌紧张。大便常规有红细胞、脓球。

5.胃、十二指肠溃疡穿孔:可有溃疡病史,急腹痛一开始就剧烈且持续存在,主要位于上腹部及右上腹部,右下腹虽有压痛但不如穿孔部位压痛明显,肝浊音界消失,腹部 X 线片可见膈下游离气体。

6.急性胆囊炎:当胆囊位置较低或阑尾位置较高时,急性阑尾炎与急性胆囊炎相混淆。发病前有高脂餐史,无转移性右下腹痛,疼痛向肩部放射,如伴有胆石,可伴有阵发性绞痛,黄疸,尿中胆红素阳性。

7.肠蛔虫症:小儿多见,腹痛位于脐周,部位不固定,为阵发性。腹软无固定压痛点,无肌紧张,可扪到蛔虫团,不固定。

8.腹型紫癜:腹痛的发生是由于腹膜或肠系膜广泛点状出血所致。为阵发性剧烈绞痛,多在脐周或下腹部,无转移性腹痛、肌紧张。有药物过敏史,皮肤、口腔黏膜同时有出血点。

9.先天性回肠憩室(Meckel 憩室)炎或穿孔:因憩室位于回肠末端,发炎时与急性阑尾炎难以鉴别。主要症状有下腹中部及右下腹部疼痛、压痛,腹肌紧张,白细胞升高。无转移性右下腹痛。

10.克罗恩病:多发生在回肠末端,症状、体征与急性阑尾炎相似,但无转移性右下腹痛。过去有反复发作病史,有腹泻和便中带血症状,全身中毒症状较阑尾炎重。

11.右侧输尿管结石:为阵发性绞痛,并向会阴部放射,肾区有明显叩痛,尿中有红细胞,腹部 X 线片可见结石影。

## 四、治疗

(一)手术治疗

急性阑尾炎诊断一经明确,应及早手术治疗。

1.急性单纯性阑尾炎:阑尾切除术。

2.急性化脓性或坏疽性阑尾炎:阑尾切除术。视术中情况可在腹腔或切口内留置引流物。

3.阑尾周围脓肿:脓肿无局限趋势应做脓肿引流术;阑尾切除与否视局部病理状况而定。

(二)非手术治疗

1.适应证:

(1)急性单纯性阑尾炎,有其他手术禁忌者。

(2)阑尾周围脓肿已有局限趋势,并中毒症状不重者。待脓肿消散后 3 个月,再考虑阑尾切除。

2.治疗方法:

(1)卧床休息,流质饮食或禁食、补液。

(2)应用有效抗生素(庆大霉素、氨苄西林)及甲硝唑联合用药。

(3)右下腹热敷或局部理疗,促进炎症消散和吸收。

(4)可辅以中医药、针灸等治疗。

## 五、护理

1.非手术治疗及术前护理

(1)一般护理:急性阑尾炎发作期应卧床休息,取半卧位;禁食,以减少肠蠕动,有利于炎症局限,禁食期间静脉补液维持体液平衡。应用有效抗生素控制感染。禁用吗啡或哌替啶,禁服泻药及灌肠。

(2)观察病情:观察生命体征、腹部症状和体征的变化如病人腹痛加重,高热、出现腹膜刺激征,应及早通知医生并协助处理。

(3)手术常规准备,老年病人应检查心、肺等重要脏器功能。

# 第二节　几种特殊的急性阑尾炎

## 【老年人急性阑尾炎】

### 一、特点

1.老年人反应低下,发病时症状不典型,腹痛、压痛、肌紧张、体温等症状、体征均较轻。

2.老年人防御能力弱,急性炎症易扩散,病情发展快,以急性炎症表现至阑尾化脓、坏疽、穿孔、阑尾脓肿形成,在数天内可发生。

3.老年人常伴发动脉硬化、糖尿病、肾功能不全等,使病情更趋复杂、严重。

### 二、治疗

急性阑尾炎一般治疗原则也适用于老年人,力争早期诊断、早期手术,注意老年人伴发内科疾病的处理。术后防止肺部并发症及静脉内血栓形成。

## 【妊娠期急性阑尾炎】

### 一、特点

1.妊娠期阑尾和盲肠被胀大子宫推向外上方,妊娠3个月时阑尾基底部位于髂嵴下2横指,5个月时达髂嵴水平,8个月时达髂嵴上2横指,分娩10天后回到原处。阑尾因移位受压、发炎机会增多,发病多在妊娠后6个月内。

2.妊娠早期急性阑尾炎:在妊娠最初3个月,急性阑尾炎的临床表现与一般急性阑尾炎相同。

3.妊娠中晚期急性阑尾炎:随着子宫逐渐增大,盲肠与阑尾位置发生改变,触痛点也随之升高。妊娠晚期,阑尾被增大子宫覆盖,压痛常位于右侧腰部,腹前壁压痛不明显。当阑尾穿孔并发腹膜炎时,腹肌紧张也可不明显。由于阑尾刺激引起子宫收缩,可致早产,同时,妊娠子宫把大网膜、小肠推向一侧,大网膜难以包裹阑尾,阑尾穿孔后,引起弥漫性腹膜炎的危险增加。因此,早期诊断非常重要。

### 二、治疗

1.妊娠早期(1~3个月)急性阑尾炎:与一般阑尾炎一样,症状轻可采用非手术治疗。症状重时在加强保胎基础上手术治疗,理由是手术可致流产。

2.妊娠中期(4~7个月)急性阑尾炎:同上。症状轻非手术治疗,症状重手术治疗,理由是手术牵拉子宫可引起早产。

3.妊娠晚期(8个月以上)阑尾炎:多数人主张一经确诊立即手术。

4.尽量不用腹腔引流,加强术后护理,运用广谱抗生素,加强保胎以防流产、早产。

【异位急性阑尾炎】

1.高位阑尾炎(肝下阑尾炎):阑尾发炎时,患者感右侧脐旁及右上腹痛,腹部压痛与肌紧张也以右上腹最明显。临床上需与急性胆囊炎、十二指肠壶腹部溃疡相鉴别。

2.盲肠后(腹膜外)急性阑尾炎:腹痛开始在上腹部或脐周,继而转移到右下腹或右腰部。右侧腰部明显压痛,前腹壁检查只有轻微压痛,但反跳痛明显。腰大肌试验阳性,右输尿管受累,尿中有少量红、白细胞,髂腹股沟神经受累,在股前方阴囊部疼痛。

3.盆腔急性阑尾炎:开始亦为上腹部、脐周痛,转移至腹下部及两侧,往往局限于髂窝部,压痛点、肌紧张位于耻骨上方或腹膜间韧带以上。如阑尾靠近膀胱、直肠可引起尿痛、尿频、大便次数增加,直肠指诊及阴道指诊盆腔右壁有触痛。

4.右侧腹部、腹中部阑尾炎:少见,症状类似典型阑尾炎,但转移性痛位于右侧腹部或中腹部,压痛、反跳痛、肌紧张亦以右下腹明显。

# 第三节 慢性阑尾炎

## 一、病因病理

大多数慢性阑尾炎是急性阑尾炎消退后留下来的病变, 或由于阑尾腔内有粪石、虫卵等异物或扭曲、粘连等致管腔狭窄,发生慢性炎性变化。病理表现为在黏膜和浆膜层可见到小淋巴细胞、嗜酸粒细胞为主的慢性炎性细胞浸润及纤维组织增生,阑尾管腔狭窄或闭锁周围有粘连形成。

## 二、临床表现

1.腹痛:常为慢性右下腹痛,腹痛可为间歇性发作或持续性隐痛或不适。间歇性腹痛,多见且常有典型的急性阑尾炎发作史,以后有多次右下腹痛发作。剧烈活动、饮食不节可诱发之。

2.胃肠道功能障碍:上腹部不适、食欲缺乏、腹痛、便秘、大便次数增加等。

3.体征:右下腹局限性压痛,位置固定,经常存在。

4.X线钡餐:具有意义的表现为:透视下显示阑尾有明显压痛;或阑尾未显示,但在盲肠一方有局限性压痛,且压痛点随盲肠位置的改变而移动。

## 三、诊断

应认识到慢性阑尾炎的诊断相当困难。诊断上应从以下四点分析:

1.有过典型急性发作史。

2.右下腹有一经常存在和位置固定的压痛点。

3.有上述 X 线钡餐的有意义发现。

4.排除其他疾病可能。

### 四、治疗

慢性阑尾炎的治疗是行阑尾切除术。但术前必须确诊,否则就不能保证疗效,甚至会加重病情,而使病情复杂化。术中发现阑尾外观正常,应探查邻近脏器,以明确诊断。

## 第四节　阑尾类癌

阑尾类癌是阑尾中最常见肿瘤,约占阑尾肿瘤的 88%。因其起源于 Lieberkuhn 腺底部的嗜银细胞,故又称嗜银细胞瘤、嗜银细胞癌或 Kulschitzsky 癌。

### 一、病理

典型的病变位于阑尾黏膜下,小而硬的灰黄色结节样肿块,可单发或多发,直径多小于 2cm,可浸润肌层或浆膜。其一般累及阑尾远侧部分,并可直接侵入邻近脂肪、淋巴组织,并可转移至肝脏、肺、脑和骨。

### 二、诊断

阑尾类癌很难在术前诊断,多在阑尾炎手术中偶然发现。临床表现有三种类型:

1.急性阑尾炎:多因肿瘤增大发生机械性阻塞而表现出急性阑尾炎的症状、体征。

2.慢性右下腹痛。

3.类癌综合征:面部潮红、慢性水样泻、哮喘、呼吸困难。面部潮红通常表现在颊部、前额及颈部暴露区。这些症状与癌分泌血管活性物质 5-HT、组胺、缓激肽有关。

### 三、治疗

一般行阑尾切除术即可。如有下述适应证可行右半结肠切除术:

1.类癌直径大于 2cm。

2.术中发现淋巴结转移。

3.阑尾切除残端仍有瘤细胞。如出现转移灶则做相应治疗。

## 第五节　阑尾腺癌

阑尾壁与结肠壁相似,故其腺癌在组织学、生物学行为上均与之相似,又称阑尾结肠型腺癌。腺癌可有区域淋巴结转移,但血行转移少。

## 一、病理

大体上依肿瘤生长方式可分为息肉型、浸润型、溃疡型。临床上可仿照 Dukes 分期法分为四期:

A 期:癌组织局限于阑尾壁内。

B 期:癌组织浸出阑尾壁。

C 期:阑尾周围淋巴结转移。

D 期:远隔脏器或组织转移。

腺癌以淋巴转移为主,其次是血行转移。

## 二、诊断

无特异临床表现。可无症状,也可因阑尾腔梗阻而引发急性阑尾炎、阑尾脓肿、慢性阑尾炎等感染症状或为右下腹包块、急性肠梗阻表现。也可因广泛转移才被发现,甚至在剖腹手术时才发现。

## 三、治疗

主要是手术治疗。手术方式有单纯阑尾切除术、右半结肠切除术、姑息性肿瘤切除术三种。右半结肠切除术手术适应证是:

1.病变已超过黏膜下层。

2.阑尾切缘有癌组织残留。

3.肠系膜有淋巴结转移。

本病预后与癌细胞分化程度、浸润深度及有无淋巴结转移有关,但总的预后不良。

(薛崇飞　邓康　支良　韩瑞　韩建峰)

# 第五章　直肠肛管疾病

## 第一节　肛门、肛管、直肠和结肠镜检查

### 一、受检体位

肛门、肛管、直肠和结肠镜检查常取以下体位,它们各有优点和不足之处。原则是应按病人身体状况、疾病的要求和医疗设施选择合适的体位。

1.左侧卧位:病人左侧卧位着床,臀部靠近床边,两腿屈曲向前靠近腹部,左下肢微伸。是常用的检查体位,病人舒适。

2.膝胸位:患者双膝屈跪着床,腰部放松、臀部抬起,胸部尽量接近检查床面(台面)。若以肘部着床,两肘关节屈曲抵于检查床,则谓之肘膝位。此种体位不太舒适,但局部显露较好,适用于一般检查和肛镜检查、直肠、乙状结肠镜检查。对于年老体弱及病重的患者,此体位则不适宜。

3.截石位:仰卧两腿向前屈曲,置于腿架。臀部移至检查台或检查床边缘。是肛门直肠手术最常用的体位。此体位显露良好,尤其适用于肥胖者及女性患者。但此体位需要相应的检查床。

4.蹲位:病人下蹲排便姿势,增加腹压向下用力,充分显露内痔、息肉和直肠黏膜脱出。也可自己从肛门下方照镜子观察病变,是自我检查的理想体位。

### 二、检查方法

(一)视诊

1.肛门部位:患者所取体位应根据其身体状况、病变的情况选择。要求显露良好、光线充足,且患者易于接受。

2.观察记录方法:先外后内。先观察肛周及肛缘,再以两手拇指或食指、中指将肛缘轻轻分开,同时嘱患者做轻度排便动作,观察肛管。然后按胸膝位或截石位钟表计位法记录各部位之病变。

3.观察内容:观察肛门有无肛裂、溃疡、脱出物、脓血;肛缘有无肛瘘外口、外痔、湿疹、肿块和脓血黏液;对蹲位脱出的内痔要观察其部位、色泽、其大小和有无出血等。

(二)触(指)诊

肛周触诊和肛内指诊,是一项极其重要的检查手段。其简便易行、准确可靠且又经

济。临床上有视指诊为"指诊眼",应特别引以重视。尤其是对尽早发现直肠癌有重要价值。

1.触诊、指诊方法:

(1)食指检查法:一般用右手戴手套,食指涂以液状石蜡、甘油或肥皂液。先触肛管缘皮肤有无肿块、瘘管索状物和外痔,并令患者深呼吸放松腹部和肛门肌肉以减轻腹压和肌肉紧张。然后将手指轻柔地进入肛管直肠内,依次检查肛门括约肌的松紧程度和触摸肛管直肠环。正常肛管有收缩和弹性,仅能伸入一指。括约肌松弛,则失去弹性,可伸2~3指,并有排便失禁。触诊直肠应由前壁、两侧至后壁,特别是直肠后壁是直肠癌多发区,要尽量将食指伸入肛内,向后、向上触摸。注意肛管直肠有无狭窄、肿物、溃疡和脓血。指诊切忌突然插入和用力过猛,以免引起括约肌痉挛和疼痛,或以致造成肛裂。食指能触及的直肠深度约为7~8cm。

(2)双合诊法:将一手食指触伸入直肠,另一手四指置于下腹部或阴道内即可进行直肠与腹部或阴道的双合诊检查;也可用一手进行肛门拇、食双合诊。双合诊的优点是可触清直肠与前列腺(或子宫、阴道)的关系,对瘘管、癌肿和肌瘤等侵犯范围提供有诊值的资料。

2.检查准备及注意问题:

(1)检查前患者排空大便。

(2)给患者安排一合适的检查体位。

(3)术者应戴上消毒手套,并要食指套上涂擦润滑剂。

(4)指诊前先触诊肛缘,指诊时动作轻柔仔细,由前壁到两侧壁至后壁,由下到上,然后由上至下,反复触摸肠壁,注意有无结节肿块、触痛、压痛、肠黏膜松弛、内脱垂,以及肿块与肠壁邻近的前列腺或阴道、子宫颈等关系。还应注意直肠膀胱陷凹或直肠子宫间陷凹处有无触痛、是否饱满、被肿块填充等。

(5)注意观察直肠黏液的颜色,是否有血,粪便与血性黏液是否混合。

(三)肛镜检查

1.肛镜类型:肛镜是检查和治疗肛管直肠疾病的重要工具。临床上常用肛镜有圆口镜、斜口镜、喇叭镜和二叶、三叶镜。

2.肛镜操作:

(1)检查前病人排空大便。

(2)术者应先视诊和指诊,如发现肛裂和严重肛管狭窄或肛周脓肿等,则应缓期检查或检查应在麻醉下进行。

(3)检查时肛镜体涂以润滑剂。进镜方向先对向脐孔,通过肛管后改为对向骶尾部以至到达直肠壶腹。然后取出芯子,照入灯光,边退镜边观察直肠肛管情况。应注意从不同角度反复进入,观察不同方位的病变。

(4)主要观察有无充血、出血、溃疡、肿瘤、息肉、异物、黏膜水肿、肛乳头肥大、肛隐窝炎以及瘘管内口等。

(四)直肠乙状结肠检查

大约70%的直肠结肠癌可以用直肠乙状结肠镜直接看到,它可以弥补指诊检查部位受限和X线检查时小病灶易漏诊的不足之处。操作简便易行。

1.指征：

(1)明显便血、黑便、脓血便者。

(2)慢性腹泻、大便形状改变、腹胀、腹痛。

(3)X线钡剂灌肠检查或气钡双重造影检查疑有病变或发现病变而不能定性者。

(4)肛管直肠息肉、肿块者。

(5)直肠、乙状结肠保留肛门的根治性切除术后,应定期检查了解有无肿瘤复发。

(6)观察直肠乙状结肠疾病的发展和好转。

2.禁忌证：

(1)肛管直肠狭窄,镜管无法插入者。

(2)有腹膜炎或有腹膜刺激症状疑有肠穿孔者。

(3)肛管直肠急性感染期。

(4)妇女经期、孕期。

(5)严重高血压、贫血、冠心病或心肺功能不全者。

(6)腹部大动脉瘤、肝硬化腹水、晚期癌性腹膜炎。

(7)精神病或检查不合作的病人。

3.检查前准备：

(1)对患者讲明此检查的必要性,目的和检查中可能引起的不适,以消除其思想顾虑而主动配合检查。

(2)检查直肠镜、乙状结肠镜是否完好,镜管长度、口径大小。闭孔器、充气皮球、目镜、光源、活检钳等应备齐全。

(3)镜检前应常规灌肠2次。

(4)镜检操作：①取膝胸位或截石卧位。②镜检前先做指诊了解肛管直肠有无狭窄。③将带有芯子的直肠或乙状结肠镜涂以润滑剂,其后缓缓插入肛内以旋转动作逐渐进入直肠。开始时镜尾端向脐部,在距肛缘5cm深度时则将镜尾端指向骶部,取出芯子,打开光源,装上目镜,然后边看边进镜至直肠中段,距肛8cm处此处可见到直肠瓣。当镜进入肛内15cm达直肠的狭窄部,此即为直肠乙状结肠交界部。此时,应在直视下小心继续伸入。可适当注入空气使肠管扩张开以利镜管前进,最后直到镜管全部伸入到肛内。最后缓慢向外边退镜边观察。注意黏膜的色泽、充血程度、有无出血点、溃疡、糜烂、黏液颜色、息肉、结节肿块以及肠黏膜内脱垂等。如见可疑病变,则应取组织病理检查。创面用于棉球填压止血。④检查后及时将观察的结果记录在病历上。记录时应描述病变部位、范围、局部形态病理改变、是否取活组织病检。⑤如检查中取组织病检,术后嘱患者检查当天进食无渣饮食。应注意若有血便即来复诊。⑥镜检后患者发生剧烈腹痛疑有肠穿孔者则应及时做腹部X线平片检查,或留院观察。如确诊肠穿孔则应立即手术。

(五)纤维结肠镜检查

纤维结肠镜检查可直接检查直肠、各部结肠、直肠、回盲部和回肠末端。可看到X线检查不能发现的病变。并可取组织活检,息肉切除和电灼以及电凝止血还可帮助早期诊断结肠疾病;避免一些开腹探查手术。

1.指征：

(1)急性、慢性下消化道出血，原因不明的贫血。

(2)鉴别慢性结肠炎、憩室炎、息肉和癌，并可确定病变部位、范围。

(3)随诊检查结肠癌或结肠息肉切除的复发、慢性结肠炎药物治疗的效果。

(4)X线检查不能诊断的病变可用纤维结肠镜确诊。

(5)切除息肉、活组织检查以及对某些原因不明的结肠出血(血管畸形)行电凝止血。

2.禁忌证：

(1)急腹症病人。

(2)肛门肛管和直肠有急性炎症。

(3)患脑血管疾病、心肌梗死、心肺功能不全和精神患者，应十分慎重做这种检查。

3.检查前准备：

(1)同乙状结肠镜检查。

(2)肠道准备：检查前2天流质饮食；术前1天下午先服50%硫酸镁30ml，番泻叶10g泡饮，然后服饮灌洗液2000ml(限于2小时内)。

(3)检查前1小时皮下注意山莨菪碱10mg、安定10mg。

(4)检查纤维镜、光源及各部件是否完备齐全，证实光源良好，透镜清晰，焦距满意，活检孔通畅，活检钳、电凝器、电圈套器等效能满意，方能使用。

4.操作方法：

(1)检查体位一般取仰卧位或左侧卧位，屈曲双腿。

(2)操作一般由术者、助手两人进行。术者掌握操作部，助手握住镜末端和镜管部。先应做肛管直肠指诊，后将涂擦润滑剂的镜尾端轻缓插入直肠内。术者左手握镜头操作部，左食指操作吸引，打气和喷水开关；右手调节调整方向装置，在直视下沿肠腔中心徐徐推进。通过直肠瓣、直肠乙状结肠连接处、乙状结肠降结肠接连部、脾曲和肝曲，进入升结肠。在进镜时常需注入少量空气，使肠管扩张，看到肠腔后而再推镜前进。如果未看到前方肠腔，且不可贸然推镜前进。如结肠壁出现苍白或病人感觉疼痛，则应停止进镜，以免造成结肠损伤。

镜管通过乙状结肠时是沿肠腔的外缘前进，不能充分检查全部肠腔；向外拉回时沿肠腔内缘可看到全部肠腔。乙状结肠黏膜皱褶的大小和形状不同，有竖褶和横褶，乙状结肠的长度也不一致。如有畸形、炎症、粘连和固定推进结肠镜困难，需转动镜身，弯曲尾端，推进和拉回，手压腹壁，再向前推进，有时需X线透视帮助。

乙状结肠与降结肠接连部可见肠腔缩窄和黏膜正常的窄环，乙状结肠与降结肠成角，有时镜进困难。可将镜弯曲成角，固定乙状结肠上端，(或在X线透视下)将镜身回拉一定距离，使乙状结肠变直变短，则镜端可顺利通过此连接部。或将镜管由肛门拉出25cm，镜尾端向病人的左侧逆时针旋转180°，镜尾则向病人的右侧，再向前推进人降结肠。降结肠是三角形肠腔。黏膜皱褶呈环形，分布比较一致。镜达脾曲时，体瘦者在腹壁左侧可看到亮光。脾曲可见一特殊黏膜皱褶，形似鸡爪；悬于肠腔，将肠腔分为2个短道，1个向上向外，成为盲端；一个弯向右，通于横结肠。若进入横结肠后不能前进，常因结肠镜管弯曲,使乙状结肠扩张向上,有时触到膈肌,可引起不适、恶心和腹疼痛,此时可将镜尾端钩在脾曲,拉回结肠镜,使乙状结肠变直,增加镜尾端力量,通过横结肠。横结肠过长和胃结肠韧带松弛,通过困难,可改变患者为左侧卧位或垂头仰卧位,压迫腹前壁、帮助通过。

肝曲有时可见松弛黏膜皱褶,悬于肠腔,表示横结肠与升结肠的界限,由此处到达结肠回盲部并不困难。进入盲肠可见回盲瓣,有时可进入回肠末端。结肠镜到达盲肠后缓慢拉出时尽力弯曲镜尾端,以便较好地察看到各部结肠的全周黏膜。应注意黏膜充血、水肿、糜烂、溃疡、突起物和瘢痕;结肠憩室及其出口排出物;结肠炎的范围、部位;腺瘤和癌的部位、形状、大小、活动度、侵犯肠周径范围,亦可行腺瘤电切,或取组织病理检查。检查完毕时吸出肠内气体,减少肠腔压力,使患者舒适。

(3)详细记录发现病变和异常情况的部位、与肛缘间的距离。

(4)检查完毕后用清水冲洗镜管全部,并用吸引器冲洗各管道,然后用 1/1000 苯扎溴铵液或 75% 乙醇溶液冲洗数次,后将管道吹干,擦干镜管表面,涂蜡保护,悬吊于结肠镜柜中保持伸直位置。

5.并发症:发生率平均为 0.25%~0.4%。

(1)肠穿孔:发病率 0.06%~0.2%,需手术治疗。因结肠空虚,若穿孔较小,腹膜刺激征不明显,也可非手术治疗。

(2)出血:黏膜损伤所致,浆肌层撕裂,肠系膜撕裂损伤或脾损伤所致腹腔出血,少量出血可观察和非手术治疗,严重出血则需要积极处理,必要时也应手术治疗。

(3)腹膜后和纵隔障气肿:可自行消散,腹膜后气肿并有少量腹内积气的患者,可非手术治疗,但要密切观察。

(4)菌血症:发病率高达 21%,常见拟杆菌、梭状芽孢杆菌、甲型溶血性链球菌和葡萄球菌。给予抗生素治疗。

(5)腹胀、低血压、结肠梗阻和扭转:常非手术治疗症状缓解。

(六)X 线检查

此检查是诊断肛肠病的主要方法之一,近年来,其他先进的影像学检查方法虽然逐步采用,但 X 线检查仍有其重要意义,选择检查方法应循适应需要、由简至繁、减少痛苦、减轻负担的原则。

1.X 线胸部摄影:确定有无肺结核和肿瘤转移;腹部平片看有无结肠狭窄、梗阻,并确定病变部位和性质;骨盆摄影了解有无肿瘤骨转移,骶、尾骨侵犯受损。

2.静脉肾盂造影确定肿瘤是否与输尿管粘连、侵犯、压迫,而引起输尿管梗阻,肾盂积水。

3.钡剂灌肠或气钡双重对比结肠造影,可观察直肠结肠形状,有无梗阻、肿瘤及慢性炎症、过敏性结肠炎和结肠憩室、畸形。

一般在 X 线检查前做普通灌肠 2 次,或服缓泻剂。检查之后亦应服泻药或盐水灌肠清除钡剂,以免肠内残留钡剂变成硬块嵌塞造成肠梗阻。

4.血管造影及介入治疗:为经股动脉插管做腹腔动脉、肠系膜上或下动脉选择性或超选择性造影,用于供血区的不明原因出血、血管性病变、肿瘤性病变的诊断和治疗,如药物灌注、栓塞,或栓塞加化疗等。

5.瘘管造影:为用碘剂注入瘘管的造影方法。用于对肛瘘及其他有关瘘管的诊断。可以了解瘘管的位置、数目、大小、形态、深度及走向。

6.排粪造影:是测定肛门括约肌和肛管直肠形态功能及动力学功能的方法,测定肛管直肠角、肛管轴和直肠轴移位,耻骨直肠悬韧带作用和盆底肌肉功能。能指出肛管直肠角的大小,盆底下降程度,直肠排空动力学的障碍,直肠构型的改变,如直肠前突、直肠套叠。指征:

(1)长期便秘、排便困难者。

(2)直肠排空不尽的感觉。

(3)非肿瘤性的肛坠胀感觉。

(4)便秘史有不同程度失禁。

(七)肛肠 CT 检查

CT 扫描是检查肛管、直肠和乙状结肠癌的较灵敏方法。可发现骶前、盆侧壁、盆器官和淋巴结的癌侵犯。确定癌的大小、肠壁内、向直肠周围脂肪、子宫和肌肉内的扩散。如将直肠以空气膨胀,扫描时静脉注射高血糖素和泛影酸盐,可更准确分期早期直肠癌。可早期发现结肠直肠癌手术后局部复发、盆腔肿块范围、远处转移、输尿管移位和梗阻、腹膜后腺病、肝转移和腹膜反折与会阴之间区域侵犯。能鉴别盆腔内复发肿块和手术后组织移位及纤维变性、输尿管癌侵犯和纤维变。但不能指出直肠壁结构,不能区别因癌侵犯肌肉增厚或因纤维变性增厚、放疗后水肿或纤维变性、肛提肌或梨状肌区内肿瘤。手术前、手术后 CT 扫描可帮助制定手术、化疗、放疗合适的治疗措施。

【肛裂】

肛裂(anal fissur)是指齿线以下肛管皮肤裂开性溃疡,多见于青壮年。

一、病因

1.解剖因素:肛管后方系外括约肌浅部形成的尾骨韧带,伸缩性差。肛提肌大部分附着肛管两侧,对肛管两侧有较坚强的支持作用,且肛管与直肠末端相连形成了一定的曲度。排便时肛管后方承受压力最大,故易损伤。

2.慢性炎症:肛门皮炎、慢性湿疹、肛窦炎、乳头炎、直肠炎等,其反复发作,导致肛管皮肤弹性减弱,易于撕裂破损。

3.损伤:干结粪块、分娩、排便过度用力、肛管直肠检查操作不妥均可造成肛管皮肤直接损伤,继发感染则可形成肛裂。

二、病理

急性肛裂,因病期短,裂口新鲜,底浅、整齐,无瘢痕形成。慢性肛裂常见一深达内括约肌的慢性溃疡,上端有肥大的乳头,下端有结缔组织外痔(前哨痔),即称三联征。并存肛周脓肿,即四联征,或有肛瘘,五联征等。

### 三、检查与诊断

肛门视诊、触诊,两手拇指轻轻分开肛门口,即可看到溃疡。一般不做指检、肛镜检查,如有必要,应在局部麻醉下进行。

### 四、鉴别诊断

1.肛管结核性溃疡:曾有结核病史,其溃疡的形状不规则、边缘不整齐、疼痛不明显,无前哨痔。分泌物涂片找结核杆菌,组织病理检查可以明确诊断。

2.克罗恩(Chrohn)病:溃疡不规则、底深、边缘潜行,常并存有瘘,且伴有全身症状,如贫血、腹痛、间歇发热等特征。

3.肛管癌:皮肤形成不规则溃疡、坚硬,表面有特殊臭味的分泌物,持续剧痛。组织病理检查可以确诊。

### 五、诊断标准

1.病史常有肛痛、出血、便秘、肛门瘙痒等症状。

2.肛门视诊。必要时取组织病检鉴别诊断。

### 六、治疗

1.非手术治疗:

(1)保持排便通畅。养成排便的良好习惯;使大便软化,可服缓泻剂,多食含纤维素丰富的食物。

(2)保持肛门局部清洁。每晚或排便后可用 1:5000 高锰酸钾溶液或 3% 温盐水坐浴。

(3)局部麻醉下扩肛,解除肛门括约肌痉挛。

2.手术治疗:

(1)内括约肌切断术:局部麻醉下在肛管侧位的内、外括约肌间沟处做 1.5cm 长纵向切口,用有槽探针或血管钳进入内外括约肌间挑起内括约肌下缘将其切断,断端结扎止血,切口缝合。术后肛门坐浴(1:5000 高锰酸钾溶液),1 周后拆线。

(2)肛裂切除术:局部麻醉或腰麻下全部切除前哨痔、肥大的肛乳头、肛裂,必要时切断部分内括约肌。术后换药、坐浴、保持大便通畅。

### 七、疗效与预后

1.创面愈合,无并发症。

2.症状缓解或消失。

# 第二节　肛窦炎、肛乳头炎

肛窦炎是肛窦和肛瓣发生感染的炎症,肛乳头炎(analpapil litis)则是乳头红肿肥大。前者又称隐窝炎(anal cryptitis)。两者因解剖关系,其病因、症状相似。

## 一、病因

肛腺感染,炎症扩散,可至括约肌间隙或直接蔓延,沿淋巴扩散或沿联合纵肌的纤维扩散,因而可导致肛管直肠周围各部位发生脓肿。

## 二、诊断

1.症状与体征:

(1)肛周脓肿位于肛门旁皮下,局部红、肿、热、痛,可扪及波动感。全身症状较轻。

(2)坐骨直肠窝脓肿:有高热、寒战、乏力、食欲缺乏。肛管直肠疼痛,为跳痛,排便时疼痛加剧。指检患处有触痛,并可触及包块。B超可探及液性包块,穿刺肿块可抽出脓液。

(3)骨盆直肠窝脓肿:患者有高热、寒战、头痛等较重的全身中毒症状,直肠肛管坠胀,排尿不畅致尿潴留。指检有深压痛。B超探及盆腔可发现液性包块。

(4)直肠后窝脓肿:全身中毒症状较重,骶尾部胀痛,尾骨处压痛明显。直肠后壁触压痛,有波动感,穿刺可抽出脓液。

(5)直肠黏膜下脓肿:全身症状较轻,直肠局部刺激症状明显。有便频、里急后重、肛坠、黏液便等。指检可触及肿块,有波动感。穿刺可抽吸出脓液。

2.实验检查:X线检查及B超检查结果均为确诊的主要依据。

3.诊断性穿刺检查:简而易行,但不适用于结核性感染和恶性肿瘤继发脓肿。

## 三、鉴别诊断

1.肛周毛囊炎、疖肿:多发生于尾骨及肛周皮下,局部肿胀,略隆起,有脓溢出,可见脓栓。

2.骶骨前畸胎瘤合并感染:肛内指检,直肠后肿块光滑,有囊性感,无明显压痛。X线检查可见肿块位于骶前,将直肠推向前方,X线片上还可见散在钙化阴影。术后病理可确诊。

3.克罗恩病并发肛周脓肿:发病率为20%,局部红肿,多自溃破,常伴有肛瘘,疼痛不明显。结肠镜检查和病理检查可明确诊断。

## 四、诊断标准

1.病史有全身发热、畏寒、乏力或头痛。局部有肛痛、肛坠胀。排便刺激症状,如便频、里急后重等,有的可发生尿潴留。

2.肛诊、直肠指诊、肛镜检查可了解病灶部位、大小、范围。

3.实验室检查、X线及B超检查有助于诊断和鉴别诊断。

4.诊断性穿刺检查简易可行。

## 五、治疗

1.非手术治疗：

(1)全身应用抗生素,如青霉素、庆大霉素、喹诺酮类药氟哌利多,或磺胺类、甲硝唑等。

(2)局部理疗;温水坐浴可促进炎症吸收。

2.手术治疗:原则是尽早手术,切开引流。

(1)深部脓肿:穿刺定位,切开脓肿,放置引流条。引流要通畅。术后坐浴,换药。保持大便通畅。

(2)肛旁皮下脓肿:应做放射状切口,切口敞开,以利引流。

(3)坐骨直肠窝脓肿:一般在距肛门 3cm 处做一前后纵向切口,手指分离纤维直达脓腔。切口应宽大,防止过早闭合影响引流。

(4)直肠后窝脓肿:切口应距肛缘 1.5cm,在后正中稍偏波动明显的一侧,做前后纵行的切口,不会损伤尾骨韧带。

(5)直肠黏膜下脓肿:在双叶肛门镜下显露黏膜下脓肿,纵行切开黏膜,并切除部分黏膜,引流管由肛门引出。

(6)脓肿切开一期挂线:适于肛提肌以下但有内口在肛管直肠环之上的脓肿。切开脓肿后,按肛瘘挂线操作进行挂线术。术后坐浴、换药。此法避免了二次手术。

## 六、疗效与预后

1.治愈率达 85%~90%。

2.慢性期可并发肛瘘。

## 【肛窦】

肛窦是肛瓣与直肠之间形成的一个底在下、口向上的小袋。深约 3~5mm,袋内有肛腺的开口。干结粪块可直接损伤,稀粪便可存留其中,均能引起炎症。肛窦炎常并发肛乳头炎,肛裂、肛瘘也最易并发肛乳头炎。

## 一、病理

急性肛窦炎肛窦肿胀,有大量分泌物。慢性肛窦炎肛窦深,纤维增生,肛瓣、乳头受刺激水肿,窦内分泌物受阻不能排出,炎症重可继发形成脓肿和肛瘘。肛乳头慢性炎症,纤维组织增生,即形成乳头肥大。

## 二、检查与诊断

肛管指诊可检查乳头的硬度、大小、数目及部位,是否有触痛;肛窦边缘的肿胀范围,炎症时有敏感性触痛。镜检可见肛瓣红肿、水肿、撕裂、糜烂、溃疡、脓肿等病理改变。取分泌物进行细菌学检查、培养药敏试验,或局部取活组织病理检查。肛镜下用钩状探针探查隐窝深度,有无脓肿或肛瘘形成。

### 三、鉴别诊断

1.与肛瘘内口鉴别:肛瘘内口多在肛窦处。在齿线处可触摸及索状物。可用探针由外口探及内口,按压时有脓液流出。

2.与直肠息肉鉴别:直肠息肉多发生于幼儿,常生长于直肠中下段。蒂细长,顶大,呈球形,覆盖黏膜,呈鲜红或紫红,质软不痛,易出血。肛乳头炎发于齿线附近,呈锥形,覆盖上皮,乳头为乳白色或淡黄、质硬、光滑、有压痛、不出血。慢性则为乳头状纤维瘤,病理检查可鉴别。

### 四、诊断标准

1、肛门有"烧灼"感,排便时为重,便后缓解。粪便带黏液,含有血或脓水,肛门潮湿不洁、瘙痒。乳头炎慢性期,肛门常有异物感及排便不净感。急性时,肛门灼热刺痛,肿胀脱出肛外。如不还入肛内则胀痛重,常有便意。

2、直肠指诊及肛镜检查:取分泌物做细菌学检查和组织病理检查确诊。

### 五、治疗

1.非手术治疗:

(1)定时排便,避免大便秘结或腹泻。大便秘结者可适量服用缓泻剂,如麻仁丸、便乃通等。腹泻者可服用小檗碱、诺氟沙星等。

(2)1:5000 高锰酸钾溶液或温盐水坐浴。

(3)肛管内局部涂用马应龙软膏或痔安素软膏。

2.手术治疗:经非手术治疗无效,反复发作,可行肛窦切开引流和乳头切除术,术后坐浴。

### 六、疗效标准与预后

1.痊愈者症状缓解,体征消失。

2.慢性肛窦炎后复感染发作可形成脓肿或肛瘘。

3.治愈率达 80%~90%。

# 第三节 肛管直肠周围脓肿

发生于肛管直肠周围软组织及其间隙的急性化脓性感染,称为肛管直肠周围脓肿(perianal and perirectal adscesses),亦简称肛周脓肿。

## 一、病因

因肛管直肠周围为丰富的蜂窝组织,容易感染形成脓肿。其病因如下:

1.感染因素:

(1)肛腺感染。

(2)肛门周围皮肤损伤,如肛裂、直肠异物、肛管直肠手术不恰当操作、内痔注射等损伤后的继发感染。

2.全身因素:糖尿病、白血病、再生障碍性贫血等,致使患者全身虚弱,抗感染力下降,易诱发肛周感染、脓肿的发生。

## 二、诊断

1.临床症状:肛周持续性剧痛,受压或咳嗽时加重;可有全身乏力,发热等感染表现。

2.体征:肛旁皮肤有明显红斑,伴硬结和触痛,可以波动感,为肛周脓肿;直肠指诊,患侧有压痛性肿块为坐骨直肠窝脓肿;直肠上部的前侧壁外有压痛,隆起为骨盆直肠脓肿;直肠指诊在直肠后壁有压痛,隆起和波动感,为直肠后壁脓肿,高位肌间脓肿,肛周外观无特殊,直肠指诊在肛管上端或下端扪及表面光滑,卵圆形,边缘整齐,质硬,压痛的肿块,或有波动者为高位肌间脓肿。

3.肛门镜检:有时可看到开口,若在周围加压,还可见到脓液自开口流出。

## 三、护理

1.积极防治便秘与腹泻:便秘时积存在直肠内的粪块易堵塞肛隐窝致急性肛隐窝炎,最终将形成肛周脓肿,此外,大便干燥硬结,在排便时易擦伤肛隐窝引起肛周感染,腹泻日久,也可刺激肛隐窝发炎,稀便也易进入肛隐窝,诱发肛周感染,因此防治便秘和腹泻对预防肛周脓肿和肛瘘形成有重要意义。

2.及时治疗肛隐窝炎和肛乳头炎,以防止肛周脓肿及肛瘘的形成。

3.及时治疗可引起肛周脓肿的全身性疾病,如克罗恩病,溃疡性结肠炎及肠结核等。

4.坚持每次排便后坐浴,洗净肛门,保持肛门部清洁,对预防肛周感染有重要意义。

5.如感肛门不适或灼热感,应立即行肛门坐浴并及时就医诊治。

# 第四节　肛瘘

肛管直肠与肛门周围皮肤相通的感染管道,称之为肛瘘(anal fistula)。亦多发生于青壮年。

## 一、病因

多系肛管直肠周围脓肿转变为慢性感染的结果。此外,少数可由结核感染、溃疡性结肠炎、克罗恩病等引起。

## 二、病理

肛瘘有原发内口、瘘管、支管和继发性外口。内 lzl 是感染源的入口,90%为原发性,多位于肛窦内及其附近。其中 80%左右又处在肛管后正中线的两侧。继发性内口多为医源性,如探针检查或手术操作不当造成。也有少数因为脓肿向直肠肛管内破溃所引起的。瘘管有直有曲;有时有主管道,也有分支。外口即为脓肿破溃处或是引流部位。多位于肛管周围的皮肤。因感染、粪便不断地流入管道引起炎性反应,管壁组织增生,管内填充炎性肉芽组织,可使其经久不愈。瘘管引流不畅,可再发生脓肿向周围扩散,又形成新的脓肿。脓肿破溃产生另一个新的外口,故外口可有多个。

根据瘘管的病理变化,瘘内口的位置、瘘管的行经途径,按 Parkes 分为四类。

1.括约肌间肛瘘(低位肛瘘)。

2.经括约肌肛瘘(低位或高位肛瘘)。

3.括约肌上肛瘘(高位肛瘘)。

4.括约肌外肛瘘(高位肛瘘)。

## 三、检查与诊断

1.肛缘周围皮肤可见一个或几个外口,呈乳头状突起或肉芽组织隆起,按压有脓液溢出。低位肛瘘皮下可触及一索状物,自外口通向肛管。高位肛瘘外口有时可有多个,如肛管左右侧均有外口,应考虑为"马蹄铁"形肛瘘。将肛门正中横行画一直线,外口在此线前方多为直型瘘;若外口在此线后方,则多为弯型瘘,且内口多在肛管后正中处。

2.肛镜检查:内口充血、水肿、凹陷或有脓液流出。指检内口处压痛,为硬结。探针由外口探入内口,另一手食指在肛内以助确定内口部位。此法多用于单纯瘘管。

3.染色法检查:肛内置 1 块白纱布,从外口注入亚甲蓝,取出纱布看染色,以确定内口的大致部位。

4.X 线造影:自外口注入造影剂后摄片,可了解瘘管行经途径及内口数目、位置。

## 四、鉴别诊断

1.化脓性汗腺炎:其病变在皮肤、皮下组织。窦道与肛管不相通。

2.骶尾部囊肿:病程较长或为先天性疾病。常有尾部胀痛,瘘口多在尾骨附近,距肛缘远。瘘口内陷,不易闭合。探针可探及骶前一较大囊腔,不与直肠肛管相通。X 线肠道和囊肿造影、组织病理检查以助鉴别诊断。

3.肛管直肠癌:癌肿晚期,可溃烂形成瘘管。其特点是肿块坚硬,呈菜花状,溃疡深大,分泌物恶臭,局部持续剧痛。组织病理检查可鉴别。

## 五、诊断标准

1.有肛周感染、脓肿病史。肛门周围皮肤伤口反复流脓或红肿、破溃、经久不愈。

2.肛门周围皮肤有外口,经探针检查或染色法可发现内口,必要时做 X 线瘘管造影。

3.组织病理检查确诊瘘管性质。

## 六、治疗

肛瘘必须手术治疗,能否治愈,关键是准确找到内口,并将其完全切开或切除。

1.挂线疗法:是一种简单而易行的慢行切割法。方法是在局部麻醉下,探针由外口探入内口穿出。将橡皮筋系在探针头上,然后退回探针,橡皮筋则由内口经瘘管被牵至外口。切开内外口间的皮肤层,收紧橡皮筋结扎。术后坐浴、换药。

2.瘘管切开术:若对于低位肛瘘,原则是将瘘管全部切开,并切除部分皮肤,刮除管壁内肉芽组织。若内口在肛管直肠环上方(括约肌上瘘或括约肌外瘘),则瘘管不可全部切开。应切除瘘管肛缘外的部分,经肛管直肠环部采用挂线疗法。术后坐浴、换药。

3."马蹄铁"形肛瘘的治疗:亦多用切开加挂线疗法。先用有槽探针由两侧外口探人,分别切开两侧瘘管至后中线出汇合。然后根据探查内口与肛管直肠环关系,来决定是否加挂线疗法。如果内口在肛管直肠环以上,则应加挂线疗法;如果内口在肛管直肠环以下,则可一次性全部切开瘘管、括约肌浅部和皮下部,不会导致肛门排便节制功能受到影响。术后坐浴、换药。

# 第五节　痔

痔(hemorrhoids)是直肠下端黏膜和肛管皮肤下静脉丛扩张、迂曲形成的柔软静脉团,是一种常见病。男女皆可得病,女性发病率高,且 20~40 岁较多见,俗称"十人九痔"。

## 一、病因

痔的病因并不完全明了,常与多种因素有关。目前认为主要与下列几种因素有关:

1.肛垫滑脱学说:肛垫是肛管血管垫的简称,位于直肠肛管上的组织垫。为解剖学的正常组织。它由静脉或静脉窦、结缔组织、平滑肌(又称 Trietz 肌)所组成。Trietz 肌一部分附着肛管黏膜下肌肉壁上,还有部分包绕痔静脉丛和放射到肛周皮肤,起着坚强的固定和支撑作用。当某些原因使这种结构受到破坏,就失去其支撑作用和效能,则血管膨胀、静脉曲张,肛垫下移到肛管则成为痔。如便秘、妊娠,还有体位、饮食等均可使肛垫充血,易诱发痔的发生。

2.静脉回流受阻:直肠上静脉属门静脉系,无静脉瓣。痔静脉丛及小静脉壁很薄弱,对静脉内增高的压力抵抗力较低,且直肠下端黏膜下组织疏松,故易于使血液淤积、静脉扩张。若某因素使静脉回流受阻,则痔静脉迂曲、扩张为痔。如引起腹腔压力增高的便秘、妊娠、腹水、盆腔巨大肿瘤、前列腺肥大等均可并发痔的出现。

3.炎症:肛周感染、肛腺炎引起静脉周围炎,静脉壁纤维化,失去弹性而扩张成痔。

## 二、病理

一般讲,痔组织和正常的痔区组织在显微镜结构上无明显差异。主要成分有:黏膜和肛管上皮;大量的血管和平滑肌纤维;丰富的结缔组织。据此,临床上可分为外痔、内痔、混合痔。因痔发生的病理过程中表现不同的症状,内痔可分为四期:

Ⅰ期:痔静脉瘀血,痔区黏膜呈结节隆起,痔块不脱出,排便时带血,有时滴血、喷鲜血。

Ⅱ期:静脉瘀血加重,痔块变大,排便时痔块脱出。但便后痔块可自行还纳入肛内,便时可伴较多的出血。

Ⅲ期:由于支撑肛垫的组织纤维化,失去弹性,排便后痔块脱出不能自行还纳入肛内,需借助手托送或平卧休息后回纳肛内。稍有咳嗽、剧烈运动等腹压增大时,痔块就脱出来,便血却较少。

Ⅳ期:痔块因长期脱出肛外,即使复回便时又脱出,此已是内外痔相通,表面覆盖黏膜和肛管上皮。肛门常有分泌物、瘙痒。

内痔脱出,肛门括约肌收缩致使痔块不能还纳,可发生内痔嵌顿,表面水肿疼痛。有时发生循环障碍,痔块坏死,称绞窄性痔,剧痛。

## 三、护理

1.按肛肠科一般护理常规。

2.外痔伴发感染,或嵌顿,或突发血栓外痔应卧床休息;严重感染的内痔或术后患者应取侧卧位,以免创面受压,加重病情。

3.保持肛门部清洁,便后坐浴;急性外痔于发病24小时内宜冷敷,24小时后改为热敷。

## 【外痔】

1.血栓性外痔:多发于排便后或剧烈活动之后,肛门突然疼痛,出现肿块。检查肛缘有一界限分明的紫色或暗红色结节,触痛明显。

2.结缔组织性外痔:简称皮垂,内无静脉,肛门有异物感、瘙痒。

3.静脉曲张性外痔:肛管皮下的静脉丛曲张,排便、下蹲时明显。肛门有时瘙痒,压之柔软。

## 一、检查与诊断

肛门视诊:可见肛门有无外痔、混合痔、痔脱出等。双手拇指牵开肛门,还可见内痔的病理表现。直肠指诊,可扪及内痔有血栓形成或纤维化。同时,还可了解肛管直肠中下段的其他疾病。肛门镜检查:观察痔块的部位、数目、大小,有无糜烂、溃疡、出血等。必要时可取组织病理检查。

## 二、鉴别诊断

1.肛裂:肛裂便血伴疼痛,呈周期性。检查可能发现肛门后正中或前正中肛管皮肤有全层纵行裂口、溃疡形成、乳头肥大。

2.低位直肠息肉:息肉多发于幼儿。单发息肉有细长蒂,呈乳头状,紫色或暗红色,易出血,质柔软,指诊可扪及。多发性息肉,个小呈颗粒状突起,散在分布,易出血。

3.直肠脱垂:除病史外,多发于儿童、老年。脱出的直肠黏膜呈圆形、红色、表面光滑为"放射性"的皱襞。若直肠全层脱出,则呈圆柱状,有同心圆似的环行沟,表面光滑柔软,为正常黏膜,可回纳。

4.肛乳头肥大:较大的肛乳头有时脱出,擦破出血。位于齿线,呈三角形,覆盖上皮,色灰白或黄白,质硬有触痛。

5.肛管直肠癌:肛管低位直肠癌可能有出血及齿线上下方肿块,但出血呈暗红色或果酱色。肿块质硬,表面不光滑,常有溃疡或呈菜花状。直肠指诊、肛门镜检查及取组织病理检查可资鉴别诊断。

## 三、诊断标准

1.病史:内痔常有间断性排便后出血、脱出或肛门有分泌物、瘙痒不适。有时肛门坠胀感。劳累或食刺激性食物可诱发。若排便后突然感到肛门剧痛,影响行走,可想到血栓性外痔发作,即内痔脱出嵌顿。

2.肛门视诊:直肠指诊、肛门镜检查可以对各类痔做出明确诊断。

3.内镜检查及取组织病理检查:可以了解肛管、直肠疾病,有助于鉴别。

## 四、治疗

1.一般疗法:

(1)调理粪便:服用缓泻剂,如麻仁丸、便乃通等,使大便通畅,但不可服剧烈泻剂,造成腹泻。

(2)饮食:食物应容易消化,少含渣滓。应注意粗粮、细粮搭配,肉类、水果都要有。要少食或不食浓茶、咖啡、酒以及辛辣食物,减少对肛管的刺激。

(3)局部处理:避免刺激肛门,减少摩擦。不宜久坐,便后热水坐浴。局部涂擦痔疮膏。

2.注射疗法:适用于无并发症的内痔I、II期。常用5%的苯酚植物油液1~2ml,注入痔顶端的黏膜下。切忌注入齿线以下的皮肤内,每次注射内痔块1~3个。每两个注射点有一定间隔,否则,注射处组织纤维化连成一片,可导致肛门狭窄。每隔5~7天注射一次。一般注射后无不良反应,仅感肛门坠胀。如操作时局部消毒不严,或注射过深,可引起肛周感染,形成脓肿。注射治愈率为90%以上。

3.胶圈套扎法:适用于各期内痔,但以II期为主。方法可用吸入套扎器将痔块用胶圈套扎在其根部;亦可用血管钳套扎法将胶圈套扎在痔块根部。每次套扎1~3个,术后用高锰酸钾溶液坐浴。但术后24小时内不宜排便,以防痔脱出、水肿或嵌顿出血。

4.冷冻疗法:此疗法适用于Ⅰ~Ⅱ期内痔。应用液态氮(—196℃),并通过特别探头接触到痔。每次1~2分钟,痔组织变为白色冰球。术后分泌物较多,疼痛剧烈,且持续时间长。伤口愈合缓慢,易复发。

5.红外线照射疗法:适用于Ⅰ~Ⅱ期小型内痔,产生黏膜下纤维化,固定肛垫,减轻脱垂。探头对准痔基部黏膜,照射15秒。每个痔块照射4个点。方法简单,疗效快,无痛,但复发率高。

6.肛管扩张法:肛管扩张可解除肛门括约肌痉挛,改善局部血流供应与静脉回流,降低直肠内压力,对痔出血疗效较好。适用于肛门括约肌紧张,肛管高压[静息压> 9.8kPa (100mmH20)]。老人、经产妇及腹泻者忌用。方法:1%普鲁卡因局部浸润麻醉。两手食指中指缓慢伸入肛内,向左右牵拉5分钟。术后定期用扩肛器扩肛数月。

7.手术治疗:适用于Ⅱ、Ⅲ、Ⅳ期内痔,特别是外痔为主的混合痔。

(1)外剥内扎法:在局部麻醉或骶管麻醉下,肛管扩张后,经肛门在肛缘做"V"形切口,行外痔剥离。剥到内痔根部,拉起痔块,在痔根部予以缝扎,然后切除痔组织,创面敞开。术后坐浴、换药。

(2)痔环形切除术:适用于严重的环行痔或伴有直肠黏膜脱垂。缺点创面大,术后若感染,易引起肛门狭窄,但疗效可靠。方法是在齿线下做一环行切口,细致分离肛管下端所有曲张静脉团,并予以切除。然后将直肠黏膜与肛缘皮肤间断缝合。术后第2天坐浴、换药。

# 第六节　直肠脱垂

直肠脱垂(rectal prolapse)是指肛管、直肠和乙状结肠向下移位。仅是黏膜下脱的是不完全脱垂;直肠全层下脱的为完全性脱垂。脱垂部分在直肠内是内脱垂;脱出肛门外是外脱垂。按脱垂程度分为三级。

## 一、病因

1.解剖因素:小儿骶骨发育不完全,弯曲度尚未形成,直肠呈垂直状;或直肠前凹处腹膜反折较正常人低。当腹压增高,肠襻可直接压于直肠前壁,并将其向下推出而致脱垂。

2.盆骶组织薄弱:老年人肌肉松弛、萎缩,女性生育过多或分娩损伤会阴部,幼儿发育不全均可致使盆底筋膜发育不全、萎缩,不能支持直肠于正常位置。

3.长期腹内压增高:如慢性腹泻、长期便秘、前列腺肥大排尿困难、慢性咳嗽病等都可为直肠脱垂的诱因。

## 二、病理

不完全脱垂是直肠下部黏膜与肌层分离,向下移位,形成皱褶。有时为部分黏膜,有时为全周黏膜。临床称为 1 级脱垂。脱出肛外的黏膜呈"放射性"皱襞。表面黏膜有光泽，可有散在出血点或糜烂。

完全脱垂可因括约肌收缩导致静脉回流受阻,黏膜红肿糜烂。后期,直肠由骨盆后壁分离,乙状结肠下脱,括约肌和肛提肌松弛,肛管增大,有时小肠脱垂于直肠内。如长期不能回复,可发生绞窄性肠梗阻。

### 三、检查与诊断

1.体检:可发现脱出肛外的直肠黏膜或直肠的全层脱出。不完全脱出的黏膜为红色球形肿块,突出肛外 2~5cm,由肿块中心呈"放射状"的皱襞。直肠全层脱出肛外,可见一圆柱形肿物,表面为环行皱褶的黏膜。内脱垂时,侧卧位或蹲位指诊,在直肠壶腹部可触及套叠的黏膜,柔软、光滑、上下可移动,脱垂部与肠壁间可触及一环行沟。

2.内镜检查:见脱垂黏膜,肠壁塞满肠腔,黏膜充血、水肿、肥厚,或有散在的小溃疡、出血。

3.排便造影:是有诊断价值的检查,且能与其他排便障碍综合征鉴别。

### 四、鉴别诊断

1.环状内痔:除病史外,环状内痔脱出,可见到充血肥大的痔块,呈梅花状,易出血。直肠指检括约肌收缩有力,而直肠脱垂肛门松弛。

2.直肠内黏膜脱垂应与排便障碍综合征相鉴别。经内镜检查及 X 线造影检查可以确诊。

### 五、诊断标准

1.多见于儿童、老年。病史有便秘、排便不规律,直肠胀满、排便不尽。排便时有肿物脱出,便后缩回,久站、咳嗽及剧烈活动又脱出。有时伴有排尿困难,腰部、尾部不适等症状。

2.体格检查:肛门视诊可见肛门外有脱出的黏膜或脱出的全层直肠管壁。直肠指诊可触及套入肛管、直肠内拥塞的黏膜或肠管壁。

3.内镜检查及 X 线造影可以对各类直肠脱垂确诊,同时还可以对其他排便障碍综合征鉴别诊断。

### 六、治疗

1.改善病人全身情况,去除引起腹内压增高的因素。

2.儿童直肠脱垂多可自愈。发病时手法复位,用纱布卷堵住肛门,再将两臀部用胶布固定,暂时封住肛门。

3.注射疗法:用 5%苯酚植物油注射于直肠黏膜下或直肠周围一圈。分 4~5 处注射,每处 2ml,总量 10ml。注射途径:

(1)经肛镜在直肠内将药液注射到黏膜下层,使黏膜与肌层粘连。

(2)经肛周皮肤在直肠指诊下做直肠周围注射,使直肠与周围粘连固定,7~10 天一次,共 2~3 次。此法适用于老年、体弱者。

4.手术治疗:适用重度的直肠脱垂。

(1)直肠悬吊固定术:经腹将直肠后壁游离到尾骨尖再把直肠向上牵拉,用两条阔筋膜带或人造织品带子(尼龙或丝绸带),一端缝合在直肠前壁侧面,另一端固定于骶骨岬前筋膜上。术中注意防止损伤骶前静脉和神经。手术简单,复发率及死亡率低。

(2)肛门圈缩术:该法用银丝环置入肛管周围皮下组织,使松弛的括约肌紧缩。2~3 个月后取出。适用于老年和体弱者。方法简单,复发率较高。

(3)脱垂肠管切除术:经腹游离直肠,提高直肠,固定直肠于骶骨岬前筋膜,并切除冗长的乙状结肠。复发率低。

# 第七节 直肠癌

直肠癌(rectal carinoma)系发生在直肠的上皮组织恶性肿宫,是消化道最常见的恶性肿瘤之一,发病率仅次于胃癌、食管宦,且有增加的趋势。男性较常见,多见于 40 岁以后。国内青壮年直肠癌发生率高于国外。

## 一、病因

确切病因仍不甚清楚。目前大家公认的首列因素,如直肠泉瘤,特别是绒毛状腺瘤与家族性腺瘤病,血吸虫病肠炎和肉芽中,直肠慢性炎症等均可发生癌变。高脂肪、高蛋白、低纤维素欠食及维生素缺乏与直肠癌的发生也有一定的关系。

## 二、病理

直肠癌的病理包括其形态分型、组织分型、恶性程度分级、病理分期和传播扩散方式等。

形态分型与组织分型:

(1)隆起型或息肉样癌:其为组织分化程度高的腺癌。常局限于较小的范围肠壁,与周围组织分界较清楚。转移较晚,预后好。

(2)溃疡型:最为常见,约占 50%,低分化腺癌。表现为恶性溃疡,边缘硬面整齐、向外翻转,外观似火山口状。表面易出血、坏死和感染。向肠壁深层浸润,以致穿透浆膜,侵犯邻近器官,转移较早。

(3)狭窄型和环型:组织分型多呈低分化腺癌或未分化癌。肿瘤在黏膜面并不形成明显或较大的肿块,而是由黏膜面向黏膜下及肠壁深层环绕肠腔浸润生长,常累及肠管全周,使局部肠壁增厚,周径明显缩小形成环状狭窄。

(4)胶样癌:肿块外形不一,或隆起或伴溃疡形成,有大量凝胶表现。组织学类型多为印戒细胞癌或黏液细胞癌。生长较慢,转移较晚,局部侵犯广泛,不易彻底切除,常伴局部

77

复发。此外,直肠腺棘细胞癌和鳞状细胞癌均为少见。多发生于肛管和肛周皮肤。前者为腺癌与鳞状细胞癌两种成分混合存在。多为浸润性生长,预后较差。

依癌细胞分化程度,腺癌可分为Ⅰ、Ⅱ、Ⅲ、Ⅳ级,即低恶性(高分化)、中等恶性、高恶性(低分化)和未分化性癌四级。黏液腺癌和印戒细胞癌恶性度较高,未分化癌恶性度最高,预后差。

### 三、检查与诊断

1、肛管直肠指诊,可触及肿块的位置、形态、大小、活动度、侵犯范围以及与邻近脏器的关系。低位直肠癌晚期腹股沟区有时可触及转移的淋巴结。

2、直肠镜检:可直接观察肿瘤的病理变化,并可取活组织病理检查确诊。

3、如无明显的肠梗阻,应行钡剂灌肠和纤维结肠镜检查。可明确结肠有无多发性癌灶。

4、直肠内B超、盆腔CT检查等,可了解肿瘤局部侵犯的范围,腹盆腔脏器,如卵巢、肝脏和淋巴结有无转移及腹水。

5、胸部X线拍片可了解肺部有无转移。

6、CEA检查对临床术前诊断无特异性。但对术后复发的临床监测有重要价值。

7、SPECT检查对于肿瘤的骨转移诊断很有临床意义。

### 四、鉴别诊断

1、痔:内痔出血鲜红,轻者便后滴血,重者为喷血,且排便后自行停止。直肠癌早期,便血可鲜红或暗红,量不多,且间歇发作,主要为脓血便。直肠指诊、镜检以资鉴别。

2、直肠息肉:直肠镜检取活组织病理检查确诊。

3、肠炎、痢疾:出现腹泻、脓血便、里急后重等症状。需做肠道细胞学检查,直肠镜、纤维结肠镜检查有助于明确诊断。

### 五、诊断标准

1.临床症状:排便习惯改变,便血或为血性黏液便,粪便变形、变细,便次增多,有里急后重感,或排便困难等。

2.肛管直肠指检可扪及直肠内肿块,或肠壁变硬,肠腔变狭窄,指套有血性黏液。

3.直肠镜检查可发现肠内有新生物,取组织病检确诊有癌细胞。

4.B超:腹、盆腔B超可发现卵巢、肝脏等有转移癌灶。

### 六、治疗

直肠癌以手术治疗为主,辅以化疗、放疗等综合治疗。

1.手术治疗:

(1)腹会阴联合切除术(Miles术)适用于直肠下段癌。切除肿瘤后行左下腹永久性乙状结肠造口术;或会阴部原位结肠造口,一期股薄肌或臀大肌再造括约肌术;或行结肠人工套叠式肛门直肠重建术。

（2）非晚期的直肠中上段癌均考虑经腹直肠癌切除吻合术。吻合口位置较低，手法吻合困难时可用吻合器吻合，或因在腹腔内吻合困难而改为经肛拉下式肛外吻合。

（3）如癌肿已侵犯阴道后壁、子宫，就行子宫全切除或子宫、附件、阴道后壁切除术。

（4）直肠癌肝转移者，尽量争取切除原发病灶而保留肛门，然后行肝动脉插管化疗。如肝脏为单个或局限于肝脏，f 的转移灶，可行择期肝叶切除术。如局部病灶切除不彻底，则行姑息性肠段切除，直肠残端缝闭，左下腹乙状结肠造口术。如原发在齿线附近，则只能行姑息性腹会阴联合切除术。

（5）直肠癌并发肠梗阻：手术方式应据肿瘤的局部情况、患者耐受手术条件决定。

1）Ⅰ期根治性切除：适用于一般情况尚好、原发肿瘤尚能根治性切除、无明显Ⅰ期肠吻合不利因素者。

2）Ⅱ期治愈性切除术：力求肿瘤Ⅰ期切除，Ⅱ期行肠道连续性重建术。适用于一般情况尚好，原发肿瘤有根治性切除机会，但存在着明显的Ⅰ期肠吻合的不利因素。

3）减轻肿瘤负荷：原发瘤灶尚可切除，但无根治性时机者。可行姑息性切除原发灶，酌情行Ⅰ期肠吻合或肠造口术，以延长患者生命，改善术后的生活质量。

4）对原发瘤灶无法切除对抗者，行结肠造口，可缓解梗阻症状。

2.非手术治疗：

（1）放射治疗：对原发瘤灶较大、固定，局部手术切除有困难者，行术前放疗可提高肿瘤的手术切除率及术后的 5 年生存率。

（2）化疗：仅适应与非 Dukes A 期病例。直肠放疗加化疗可提高放射治疗的效果。常用化疗药物有 5-FU、丝裂霉素、环甲基亚硝脲、替加氟、顺铂、卡铂等。方法很不一致，还有待大量的前瞻性研究的病例，以期提高综合治疗的疗效。

### 七、疗效与预后

根治性切除的病例 5 年生存率为 50%~70%。

# 第八节　肛管、肛周恶性肿瘤

肛管癌发生在肛管上，即自齿线到肛门开口。以肛门为中心，直径 5~6cm 圆形区域的癌称为肛周癌。比较少见，占大肠癌的 1%~4%。前者较后者多见，且前者又多见于女性。鳞状细胞癌为主，约占 80%。其他还有基底细胞癌、恶性黑色素瘤等。

### 一、病因

1.病毒：乳头状病毒、单纯疱疹病毒感染可引起细胞基因改变，在肿瘤促进因子作用下导致肿瘤形成。

2.放射线:具有致基因突变的作用。

3.慢性炎症:肛瘘、痔疮等癌前疾病均有可能发生癌变。

## 二、病理

肛管、肛周鳞状细胞癌常发生有尖锐湿疣、慢性肛瘘及黏膜白斑,呈结节状肿块或菜花状,有溃疡。瘤体增大可堵塞肛门。向深部浸润,直接侵犯括约肌及邻近器官,如尿道、阴道、前列腺。晚期淋巴转移主要在髂外及腹股沟淋巴结。源于肛管部的肿瘤分化程度低,恶性程度高,预后差。而源于肛缘处的肿瘤,分化程度较高,预后较好。

恶性黑色素瘤好发于皮肤、眼睛,肛管为第3位,由黑色素瘤细胞恶变而致。通常发生在肛管齿线处或肛缘部,由鳞状上皮覆盖。恶性黑色素瘤呈斑块状或息肉状、痔样改变脱出肛门外。表面有浅表溃疡,易出血。倾向于沿黏膜组织从肛管向直肠壁蔓延扩张,较少向管壁浸润,常见髂外、腹股沟淋巴结转移,晚期发生血行转移,恶性度高,预后差。

基底细胞癌系基底细胞恶性增殖,极少见。病灶在齿线或近齿线。扁平肥厚状,少数呈环行。由于富核,癌巢染色较深,胞质少,很像皮肤的基底细胞癌,恶性程度较高。

## 三、检查与诊断

1.肛门视诊:可见肛周皮肤存有肿块、结节或溃疡。直肠指诊可直接触及肿瘤的位置、大小、浸润深度及范围。还可触及腹股沟的淋巴结有无肿大、融合现象。

2.B超:可以了解盆腔、腹腔有无转移病灶。盆腔CT扫描对肿瘤有无侵犯邻近器官很有帮助。

## 四、鉴别诊断

1.肛管癌早期症状与肛裂、肛瘘以及痔很相似,常有便血、便痛、排便习惯改变等。临床医生切不可以这些良性疾病而贻误对肛管癌的及时诊断与处理。体检时若发现疑点应做组织病理检查。

2.恶性黑色素瘤:为黑色或褐色肿块。脱出肛外酷似血栓痔,但其为硬性结节,偶有压痛。较大的肿块呈结节状,外形似蕈伞,有短而宽的蒂,似菜花状。无色素恶性黑色素瘤虽很少见,但更易误诊,必须做组织病理检查确诊。取活组织时一定切除整个瘤体,以防医源性扩散。

3.肛周癌需与肛周的湿疣、克罗恩病、非特异性溃疡鉴别。肛门湿疣可环绕肛门发生,多块状出现,可延伸入肛管下段。有散在的小突起,也有带蒂的大肿块,形状不规则,表面有颗粒,但无溃疡,也无恶性浸润表现。克罗恩病主要表现是肛周存在无痛性溃疡,周围水肿。内镜检查可发现有直肠炎。非特异性溃疡,溃疡表浅,边缘高,基底部覆以清洁的肉芽组织,组织病理检查可证实不是肿瘤。

## 五、诊断标准

1.肛管癌:肛周癌的临床表现为肛痛、出血、肿块以及肛门有分泌物、瘙痒等。

2.因其无特异性表现,必须做组织病理检查以助确诊。

3.B超可了解腹腔肝脏等远处转移。直肠内 B 超和盆腔 CT 扫描可了解肿瘤有无侵犯周围组织和器官以及盆腔淋巴结的转移。

## 六、治疗

1.局部切除:肿瘤较早期,直径≤2cm,仅限于 Boman 和 Richards 临床分期 A 者,局部切除可以获愈。

2.腹会阴联合切除:用于肿瘤≥2cm,肿瘤浸润肛管壁全层或周围组织。手术切除的范围比直肠癌的腹会阴切除术更广泛。它包括肛门周围较广泛的皮肤,肛门内外括约肌,坐骨直肠窝的脂肪组织、肛提肌以及盆底腹膜以下的所有淋巴引流区,如女性患者的阴道后壁。如果腹股沟内淋巴结有转移时,则应加做腹股沟淋巴结清除术。

3.肛管癌:肛周癌对放射线有较高的敏感性,疗效较好。

Papillon 照射法:此法采用两野照射,会阴野和骶后野,应用 60Co 或 4~6MVX 线照射。会阴野照射 30Gy,分 10 次进行,隔日一次;骶野照射 18Gy,分 6 次进行,每周一次,最后一周照射 3 次,疗程共 4 周。休息 4~8 周后再组织间插植放疗,追加 20Gy/24 小时或用直接会阴野追加 10~20Gy/1~2 周。总的原发灶剂量达 58~68Gy。此法适用于瘤体较小,<5cm,无明显的盆腔淋巴结转移者。

术前放疗,多采用三野照射术,照射量 40~45Gy/4~4.5 周,休息 4~6 周后行手术治疗。旬提高手术切除率,减少淋巴转移,降低复发率。

（邓康　支良　韩瑞　韩建峰　薛崇飞）

# 第六章　周围血管疾病

## 第一节　下肢动脉硬化闭塞症

动脉粥样硬化 60 岁以上人群发病率高达 79.9%，当其发生于下肢动脉，并导致动脉管腔狭窄、继发血栓形成、动脉闭塞、远端组织缺血，则称为动脉硬化闭塞症（arteriosclerotic occlusive disease，ASO）。好发于腹主动脉下端、髂动脉、股动脉、腘动脉。患者多为男性，发病年龄在 50 岁以上。

### 一、病因

病因不清，可能与以下因素有关。

1.高血压：大多患者伴高血压。

2.高脂血症：血中胆固醇、三酰甘油、低密度脂蛋白、极低密度脂蛋白升高，高密度脂蛋白降低。

3.肥胖：尤其是合并糖尿病者。

4.吸烟。

5.性别：男性明显多于女性。

6.遗传因素。

### 二、病理

病变好发于动脉分叉处，早期内膜上血脂沉积，进而增生并形成粥样斑块，随着钙质在斑块上的沉着，斑块增大，致管腔狭窄以致完全闭塞。动脉中层弹力纤维退行性变，肌层变薄，在动脉血流的冲击下，可扩张形成动脉瘤。

### 三、临床表现与诊断

1.下肢缺血症状：

(1)患肢易疲劳、酸胀，肢端发凉、麻木，步行时下肢肌肉疼痛致间歇性跛行。

(2)病情严重时，出现下肢静息痛，肢端溃疡不愈、坏疽。

2.下肢缺血体征：股动脉、腘动脉、足背动脉、胫后动脉搏动减弱或消失。

3.辅助检查：

(1)实验室检查：部分病人血脂升高。

（2）无创性血管检查仪：下肢节段性测压踝/肱指数小于0.8。

（3）多普勒超声检查：发现动脉粥样硬化斑块，确定病变部位狭窄程度、血流速度有无血栓形成。

（4）动脉造影：显示病变部位、范围流入道、流出道及侧支循环情况，为金标准。

（5）磁共振血管造影：为无创性检查新技术，临床可大部分代替动脉造影。

（6）多排CT三维血管成像。

### 四、治疗

（一）非手术治疗

1.戒烟：非常重要。

（1）步行锻炼法：促进侧支循环建立，方法是缓步行走，在预计发生间跛性疼痛之前停步休息，每天数次。

（2）Buerger运动：即患者平卧，先抬高患肢45度，1~2分钟后再下垂2~3分钟，再放平2分钟，并做伸屈或旋转运动10次，如此每次重复5次，每日数次。

3.药物治疗：

（1）血管扩张剂：前列腺素E，钙离子通道阻滞剂。

（2）抗血小板聚集药物：阿司匹林、双嘧达莫（潘生丁）等。

（3）中成药：复方丹参、川芎嗪等。

（二）介入治疗

1.经皮血管腔内成形术（PTA）：用于病变局限、狭窄程度较轻者。利用球囊导管扩张，可多次治疗，但远期效果不甚理想。

2.血管内支架成形术：用合金支架置入狭窄动脉段，疗效持久，远期可再闭塞。

3.血管腔内超声消融术：选择性作用于低弹性组织，使斑块和血栓粉碎消融。

（三）手术治疗

1、动脉内膜剥脱术：用于病变局限者，切除粥样硬化斑块及病变内膜，为早期技术。

2、动脉旁路转流术：用于有通畅流出道者，一般采用自体大隐静脉或者PTFE人造血管。

3、静脉动脉化：用于动脉广泛闭塞、无通畅流出道者。

# 第二节　急性动脉栓塞

急性动脉栓塞（acute arterial thromboembolism）是因循环系统内脱险落的血栓或动脉粥样硬化斑块等物堵塞动脉，血流受阻，造成器官或肢体急性缺血。本病起病突然，预后严重，如不及时处理，将致病人于终生残疾甚至危及生命。

## 一、病因

病因主要为栓子堵塞。栓子来源于:

1、心脏病:最常见于风湿性心脏病伴心房纤颤者。

2、血管病:动脉粥样硬化斑块、动脉瘤内积血块脱落。

3、医源性:介入检查或治疗中折断的导管导丝;心脏人工瓣膜置换术后瓣膜上附着的血栓。

4.羊水、脂肪、癌栓等。

## 二、病理

栓塞多位于动脉分叉处,最常见于髂股动脉及其分叉处。早期因管腔内压力升高,神经反射使动脉壁收缩,血管痉挛,组织缺血;继而栓塞近远端内新生血栓形成。栓塞6~12小时,可有组织细胞及器官的坏死。坏死组织中的代谢产物进入血循环,可引起代谢紊乱,肾功能衰竭。大动脉栓塞,影响心功能,可造成病人死亡。

## 三、临床表现

(一)肢体动脉栓塞

肢体动脉栓塞有典型的"5P"征。

1.疼痛(pain):突发剧痛,开始位于动脉栓塞处,以后累及整个患肢。

2、苍白(pallor)患肢皮肤由苍白逐渐转受呈花斑状。皮温降低,皮温改变平面一般较栓塞平面低一横掌。

3、无脉(pulseless):栓塞部位以下动脉搏动消失。

4.感觉障碍(paresthesia):栓塞远端肢体呈袜套状感觉丧失区,其近端有感觉过敏区。感觉减退平面低于栓塞平面。

5.麻痹(paralysis):手足活动困难或足下垂,提示已发生坏死。

(二)肠系膜动脉栓塞

1.早期:主要表现为突发剧烈绞痛、恶心、频繁呕吐、腹泻,但腹部体征不明显为其特征。

2.进展期:继而腹胀加重,持续绞痛,压痛明显,肠鸣音消失,排血便,血性呕吐物。

## 四、诊断

1.有心血管疾病,尤其是风湿性心脏病房纤颤病史。

2.肢体出现典型的"5P"征。

3.急腹症病人,有心血管及外周动脉栓塞史者。

4.肢体动脉栓塞可经彩超明确诊断。

5.血管造影可明确肠系膜动脉栓塞。

### 五、治疗

(一)非手术治疗

1.适应证：

(1)病人伴发严重心脑血管疾病，不能耐受手术。

(2)肢体已经明显坏死，不宜采取取栓手术。

2.药物治疗：

(1)溶栓：发病3天内，尿激酶25万U，每日2次，外周静脉注射或者经导管溶栓。

(2)抗凝：肝素1.0~1.5mg/kg，静脉注射，6小时一次，监测PT、APTT。

(3)解痉扩管：前列腺素E1等静脉注射可扩张血管，解除动脉痉挛，促进侧支循环建立。

(4)祛聚治疗：抑制血小板黏附、聚集，常用阿司匹林、双嘧达莫、低分子右旋糖酐等。

3、一般治疗：患肢减少活动，注意保暖，避免冷、热敷。

(二)手术治疗

1、适应证：除濒危者外，患者一经诊断，全身条件许可，均应及早手术取栓，最好于8小时内手术。在组织未坏死前手术可降低截肢或肠切除平面，提高病人生活质量。

2、手术方式：

(1)Fogarty导管取栓：根据受累动脉的粗细，选用F2~F7等不同管径的导管，取出血栓。

(2)动脉切开取栓：多用于肠系膜动脉栓塞或无Fogarty导管时。

(3)截肢术：肢体远端坏疽，界限分明，行截肢术。

3.术后处理：

(1)栓子多来自心脏病，术中、术后应改善心功能，争取恢复正常心律，防止栓子再脱落。

(2)术后用小剂量肝素50mg，皮下注射，每日2次，5~7天；或用低分子肝素。若有残留血栓，应行溶栓治疗。

(3)严密观察患肢情况，如皮温、皮肤色泽恢复正常后又出现肤色苍白、皮温降低、动脉搏动消失，应考虑又有栓塞，应再行手术取栓。

(4)取栓术后，患肢血运恢复数小时后，患肢出现肿胀、疼痛、浅静脉充盈，应考虑缺血后再灌注综合征的可能，排除动脉再栓塞的可能后，应切开小腿筋膜减压，以防患肢坏死。

# 第三节　多发性大动脉炎

多发性大动脉炎又称Takayasu动脉炎，或无脉症，为主动脉及其主要分支的多发性、非特异性、慢性进行性炎症疾病。较为常见，临床多见于年轻女性。

### 一、病因

本病病因不明，可能是多因素的。多数学者认为是自身免疫性疾病，亦有人认为与先天性遗传因素、性激素水平、感染或营养不良等因素有关。

## 二、病理

本病主要累及主动脉,最多在主动脉弓及邻近的分支。病变由外膜向内膜发展,全层均有重度淋巴细胞和浆细胞浸润,伴结缔组织增生、平滑肌纤维破坏、肉芽组织形成、内膜增后硬化、管腔狭窄以致血管闭塞。平滑肌纤维破坏,管壁在血流冲击下可形成动脉瘤样改变。病变远端出现供血障碍而近端血压明显升高。

## 三、临床分型与临床表现

1.头臂型:病变常在从主动脉弓发出的左锁骨下动脉、左颈总动脉和无名动脉三大主干动脉的起始部,可向远端堡壁。分别致脑缺血及上肢供血不足的表现,锁骨下动脉受累最多见。表现为:

(1)上肢无脉,测不到血压。

(2)缺血表现,如手指麻木、指冷、上肢无力、肌萎缩。

(3)如锁骨下动脉近端闭塞,而侧支循环良好时,可发生锁骨下动脉窃血综合征,表现为脑供血不足。尤其当缺血上肢运动后缺血表现加重。

(4)颈动脉病变可出现一过性脑缺血症状,如一过性黑蒙、眩晕、昏厥等,或偏瘫昏迷;亦有表现为视力下降、耳鸣、头痛、记忆力减退等,体检发现颈动脉、颞浅动脉搏动消失或减弱。

2.胸腹主动脉型:病变在降主动脉与腹主动脉分支处。因胸腹主动脉狭窄、闭塞,出现上肢和脑部血压升高,而下肢供血不足,间歇性跛行。体检见股动脉搏动消失或减弱,下肢血压明显下降。

3.肾动脉型:病变在肾动脉,多为双侧病变,常合并腹主动脉狭窄。表现为持续顽固高血压和腰背痛。

4.混合型:病变含上述两型以上。出现相应闭塞区缺血症状。

## 四、诊断

1.青年女性,有上肢和(或)下肢和(或)脑缺血表现。

2.彩色多普勒超声检查:显示管腔狭窄或闭塞部位、范围,无创检查,对锁骨下动脉及颈动脉病变诊断率高。

3.血管造影:显示病变部位、范围、程度及其主要分支动脉有无受累。用于手术或介入治疗前。

4.可选择磁共振血管造影或者CT血管三维成像。

## 五、治疗

(一)非手术治疗

本病为自身免疫性疾病,病变早期和活动期术后有再狭窄的可能,因此,早期应用药物治疗：

1.糖皮质激素：泼尼松 5~10mg，每日 3 次，病情稳定后减量停药。

2.可用双嘧达莫、肠溶阿司匹林等抗血小板药物及扩管药。

(二)手术治疗

1.适应证：病变后期，有明显脑及肢体供血不足的表现，或不易控制的严重高血压。

2.禁忌证：广泛病变，难以重建血流通道者。

3.手术方式：

(1)根据病变部位选择各种旁路手术。

(2)颈动脉内膜剥脱术，用于短段颈动脉狭窄者。

(3)血管扩张术：于用短段病变者，利用球囊导管扩张狭窄段，手术简便，损伤小，可重复施行，必要时可置入内支架。

## 六、预后

本病发展缓慢，侧支循环常能很好代偿，因此，少见上肢、指端坏死情况。

因常有脑、肾等重要器官供血不足，使脑、肾功能严重障碍，可影响预后。

# 第四节 动脉瘤

## 【动脉瘤】

动脉瘤(aneurysm)为动脉壁局部薄弱或损伤而形成的异常扩张，可发生于动脉系统的任何部位。常见于股动脉、腘动脉锁骨下动脉、腋动脉等处，亦可发生于颈动脉、内脏动脉、胸主动脉、腹主动脉。分为真性动脉瘤(true aneurysm)、假性动脉瘤(false aneurysm)和夹层动脉瘤(dissecting aneurysm)

## 一、病因病理

1. 损伤：好发于四肢、颈部等暴露部位。锐性动脉损伤，管壁破裂，血液进入周围软组织，为纤维组织包裹，形成假性动脉瘤。

2.动脉粥样硬化：动脉内膜及中层退行性变，动脉壁薄弱，在动脉血压的作用下，血管全层膨大扩张，成真性动脉瘤。大动脉炎、梅毒、结核等疾病亦可使动脉壁发生退行性改变，形成真性动脉瘤。

3.病变的内膜或中层在血液的冲击下破裂，血液进入动脉内、外膜之间，形成夹层动脉瘤。

4. 医源性：血管介入性检查、治疗广泛开展，使医源性假性动脉瘤的发生率增加。另外，植入体内的人造血管吻合口处因感染而发生假性动脉瘤。

87

## 二、临床诊断

1.病史:有动脉硬化病史或颈部外伤史。

2.症状

(1)肿瘤压迫周围神经,可致声嘶吞咽困难或 Horner 综合征表现。

(2)瘤内小血栓脱落,可发生一过性脑缺血表现,头晕、头痛黑蒙、复视、耳鸣等。

3.体征:颈部搏动性肿块,位于颈动脉三角,表面光滑、活动度不大,呈膨胀性搏动,有的可触及震颤。听诊可闻及收缩期杂音,压迫肿块近心端搏动减弱或消失。

4.特殊检查:

(1)彩色多普勒检查:可清楚显示瘤体的大小、部位、管腔通畅程度等解剖学图像,且可显示瘤内血流速度、方向等血流动力学情况,为无创检查,可动态观察、重复进行。

(2)动脉造影(DSA):明确肿瘤的部位、大小、范围,病变近、远端通畅情况,有无颈动脉迂曲、侧支循环及 Willis 环情况。

(3)磁共振血管造影、CT 血管三维成像检查对诊断亦有帮助。

## 三、手术治疗

(一)预防脑细胞缺氧

脑细胞对缺氧耐受力差,术中阻断颈动脉 6~8 分钟,即可发生脑细胞损害,术前、术中可用以下方法加以预防:

1、术前 Matas 试验:促侧支循环建立。用手指压迫颈动脉根部,每日 3~4 次,压迫 20--30 分钟无脑缺血症状,可行手术治疗。

2、术中低温麻醉:可延长脑细胞对缺氧的耐受时间。

3、术中颈动脉转流:维持脑血管的灌注,从容手术,最为可靠。

(二)手术方法

1、动脉瘤切除、血管重建术:用于颈内动脉、颈总动脉瘤。

(1)切除瘤体,近远端动脉端端吻合。

(2)如动脉缺损过长,则行自体大隐静脉或人造血管移植术。

(3)如颈外动脉正常,颈内动脉瘤切除后,可结扎切除颈外动脉近心端,将其与颈内动脉远心端行端端吻合。

2.颈外动脉瘤可直接切除瘤体,不需重建血流通道。

3.带膜血管内支架动脉瘤隔绝术:为近年来安全、微创的新手术方法,正逐年兴起。

(三)手术并发症及预防

1、脑缺血:如估计手术中颈内动脉需较长时间阻断,则应先行颈内动脉转流术后在切除肿瘤重建血管。

2、神经损伤:颈动脉旁舌下神经、迷走柙经等在术中应注意保护。

3、吻合口血栓形成:无损伤缝线外翻缝合,避免吻合处狭窄或内膜粗糙,术后如发现有脑缺血表现,应立即手术取栓。

**【颈动脉体瘤】**

颈动脉体瘤(carotidbody tumor)是少见的化学感受器肿瘤,起源于颈动脉球。患者为中青年,无明显性别差异。

颈动脉瘤(carotid aneurysm)不多见,约占动脉瘤的1%~2%,可发生于颈总动脉、颈内动脉颅外段及颈外动脉。最常见于颈总动脉分叉处,其次为颈内动脉颈外段。动脉硬化引起者可双侧发病。

## 一、病理

肿瘤位于颈总动脉分叉处的外鞘内,也可包绕颈总、颈内、颈外动脉生长,有外鞘,一般不侵犯动脉的中层和内膜。大小不一,多为良性,生长缓慢,多无明显包膜,质中等,有恶变可能。

## 二、临床诊断

1.颈部搏动性肿块,位于下颌角前下方,纵向移动度小,搏动呈传导性。

2.压迫肿瘤,可用颈动脉窦受压而出现心跳缓慢、血压下降,重者可晕厥。

3.压迫肿瘤近心端,肿块无变软、缩小。

4.肿块增大,可出现迷走神经、舌下神经或交感神经受压甚至吞咽困难。

5.特殊检查:

(1)彩色多普勒超声检查:表现为边界清晰、内部回声均匀的实质性肿块.瘤体内血流丰富,颈动脉受压、狭窄。

(2)血管造影:可见颈内、外动脉间距增宽,颈动脉受压狭窄,动脉分叉处可见新生小血管呈瘤样改变。

(3)MRI或CT检查,有助于了解病变确切大小以及与周围组织结构的关系。

## 三、手术治疗

(一)术前准备

术前准备同颈动脉瘤。

(二)手术方法

1.肿瘤切除:用于肿块<3cm,造影无"血管瘤样"改变者。术中仔细将瘤体从血管上剥离,必要时,可结扎颈外动脉,一并切除。

2.切除肿瘤,重建血管:如肿瘤包绕颈内、外动脉,难以剥离则切除肿瘤,行自体大隐静脉或人造血管移植术,重建血流通道。

**【腹主动脉瘤】**

腹主动脉瘤(abdominal aortic aneurysm)在动脉瘤中最为常见,多由动脉硬化引起,约80%~90%位于肾动脉水平以下的腹主动脉。

## 一、临床表现及诊断

1.老年男性多见,多有动脉硬化、高血压病史。

2.腹中部搏动性肿块,上腹轻度不适感,部分患者有腰背部疼痛。明显剧烈腹痛常是动脉瘤破裂的前兆。

3.上腹、脐周可及搏动性肿块,有震颤,听诊可闻及血管杂音。

4.腹部 X 线平片可见动脉瘤内椭圆形钙化影(蛋壳征)。

5.B 超、CT、MRI 可明确肿瘤部位、大小及瘤腔内血栓情况。

6.血管造影可了解病变范围,明确肿瘤近、远端情况及其腹腔动脉、肾动脉等内脏血管的关系,为手术治疗提供可靠依据。

## 二、治疗

腹主动脉瘤患者不经手术治疗,约 50%终将死于瘤体破裂,且破裂的发生与瘤体大小无明显关系,因此,腹主动脉瘤均应手术治疗。

1.适应证:

(1).腹主动脉瘤直径>5cm。

(2)动态观察中,肿瘤增大明显者。

(3)瘤内血栓堵塞重要分支或引起下肢动脉栓塞者。

(4)动脉压迫邻近器官,出现临床症状者。

(5)动脉瘤伴疼痛,压痛者常是破裂前兆,应行急诊手术。

2.禁忌证:

(1)有心、脑、肺、肾、肝等重要器官功能严重不良,不能耐受手术者。(2)伴无法治愈的恶性疾病者。

3.术前准备:

(1)积极治疗心、肺、肾、肝等重要器官并发症。

(2)充足备血 1600~2000ml。

(3)肠道准备。

(4)置胃管、尿管。

(5)经上肢静脉或颈内静脉开放 2 条通畅静脉通道。

4.手术方法:

(1)动脉瘤切除并人造血管置换:为传统经典手术,死亡率已经下降到 5%以下。主要并发症为心、肺、肾功能衰竭,心脑血管缺血性病变加重和肺部感染。

(2)腹主动脉瘤带膜血管内支架腔内隔绝术:为腹主动脉瘤治疗的革命性进展,手术指征大大放宽。主要并发症为支架内漏、移位。

## 【内脏动脉瘤】

内脏动脉瘤较少见,可发生于腹主动脉所属的备支内脏动脉,常见于脾动脉、腹腔动脉、肝动脉、肠系膜上动脉等处。多无临床症状，常在体检或因其他疾病检查时偶然发现。

## 一、病因

最常见病因为动脉硬化。此外，感染、先天性动脉发育异常、外伤、动脉管壁中层退行性改变等都可引发动脉瘤。

临床表现及诊断

1.多无明显症状，部分患者有左上腹不适或疼痛（脾动脉瘤），右上腹不适或疼痛（肝动脉瘤）。

2.肝动脉瘤压迫胆管可出现黄疸。

3.脾动脉瘤向胃、结肠穿破致消化道出血。

4.动脉瘤破裂致腹腔内出血征。

5.上腹可能闻及收缩期血管杂音。

6.腹部光平片可见动脉瘤相应部位血管钙化影。

7.B超或动脉造影可确诊。

## 二、治疗

因内脏动脉瘤有自发破裂倾向，原则上应行手术治疗。应根据动脉瘤部位选择不同的手术方法。

1.肝总动脉瘤、脾动脉近心端动脉瘤结扎该动脉瘤即可。

2.肝固有动脉，肝左、右动脉瘤，切除动脉瘤后，行自体静脉移植肝动脉重建术。

3.肝、脾动脉瘤亦可用介入栓塞治疗。

4.脾门处脾动脉瘤可一并切除动脉瘤、脾脏及胰尾部。

5.腹腔动脉瘤需切除动脉瘤行血管重建或结扎动脉瘤两端，行旁路术。

6.肠系膜上动脉瘤可采取动脉瘤切除和血管重建，其分支动脉瘤可行动脉瘤切除，必要时相应缺血肠管切除。

## 【股、腘动脉瘤】

股动脉瘤（femoral aneurysm）和腘动脉瘤在我国主要为外伤所致的假性动脉瘤，其次为动脉粥样硬化引起的真性动脉瘤。

## 一、临床表现

1.大腿内侧腹股沟区或腘窝部搏动性肿块是最主要症状，可触及震颤，听诊可闻血管杂音。压迫肿块近心端，肿块变软、缩小，搏动消失。

2.动脉瘤内血栓形成致管腔闭塞或血栓脱落，可出现远端肢体缺血改变，表现为皮色苍白、肢凉、麻木、疼痛感及间歇性跛行，足背、胫后动脉搏动消失等。

3.如动脉瘤内血栓致血管闭塞，搏动消失，仅表现为腹股沟区或腘窝后部肿块，应注意与肿大淋巴结或脓肿鉴别，必要时可行细针穿刺明确诊断。

## 二、诊断

1.较典型的临床表现。

2.超声检查:清楚显示动脉瘤的形态、结构、部位,动脉瘤的内、外径,腔内血栓情况等。安全、无创。

3.血管造影:可精确了解动脉瘤及其近、远端血管通畅情况和周围血管情况,以指导手术治疗。

4.CT与磁共振显像:显示动脉瘤的部位、大小、范围,腔内血栓及管壁钙化情况,可准确检测各类动脉瘤,指导外科手术方案的制订。

## 三、治疗

手术治疗:

1.手术切除动脉瘤,用自体大隐静脉或人造血管重建血流通道。

2.股深动脉瘤,可结扎股深动脉。

3.为避免腘静脉损伤,腘动脉瘤可结扎动脉瘤两段,切断旷置,行自体大隐静脉或人造血管旁路移植术。

4.如瘤体与周围组织粘连,可控制动脉瘤远端与近端后,切开瘤体前壁,清除血栓,行瘤内血管重建术(如腹主动脉瘤手术)。

5.带膜血管内支架腔内隔绝术,安全、微创,应用逐年增多。

# 第五节　雷诺综合征

雷诺综合征(Raynauds syndrome)是肢体小动脉在寒冷或情绪激动时发生强烈的阵发性痉挛,使手指出现明显的苍白→青紫→潮红→正常的色泽改变(Raynaud现象),同时伴有指凉、麻木及疼痛的一组综合征,多为双侧,很少累及拇指。偶可侵及下肢。青年女性多见。

## 一、病因

1、免疫性疾病:约80%患者最终会出现免疫性疾病,如硬皮病、系统性红斑狼疮、类风湿关节炎、皮肌炎等。

2、寒冷刺激:本病发作有明显的季节性,冬季多见。

3、内分泌因素:女性常见,部分患者月经期加重,妊娠期减轻。

4.遗传因素:部分患者有家族史。

## 二、病理

疾病早期,小动脉强烈痉挛,肢端苍白;继而,组织因缺氧及代谢产物积聚转为青紫;

此后,因大量血液进入扩张毛细血管而出现潮红;动脉痉挛缓解,正常血液流入小动脉,则皮肤恢复正常色泽。病变晚期,因长期血管痉挛,内膜增厚,动脉腔狭窄以至闭塞则指端溃疡、坏死。

### 三、临床表现与诊断

1.中青年女性,遇寒冷或精神刺激时,出现典型的 Raynaud 现象;持续时间 15~60 分钟不等。多为对称性发作。

2.肢端麻木、疼痛感,后期出现指端溃疡、坏死。

3.Ravnaud 现象出现时,桡、尺动脉搏动正常。

4.冷水诱发试验:将患肢浸于 4℃冷水中约 1 分钟,可诱发 Raynaud 现象。

5.皮温恢复试验:于室温 20--25℃屋内,测患指皮温后,将患肢浸于 4℃冷水中 20 秒,然后测患指皮温恢复时间,超过 20 分钟则为阳性。

6.冷刺激前后动脉造影:患指浸入冷水 20 秒前后分别造影。可见指动脉管腔小、内膜粗糙、阻塞,但近心端血管及掌动脉弓正常。

7.免疫功能检查,可能发现病因。

### 四、鉴别诊断

1.手足发绀症:多见于青年女性,遇冷发作,手足皮肤均匀发绀,范围较广,无典型的 Raynaud 现象。

2.网状青斑病:皮肤呈持续性网状或点状发绀,多发生于下肢,可累及上肢、躯干及面部。

### 五、治疗

1.非手术治疗:

(1)禁烟。

(2)保暖:注意全身及局部保暖,避免接触冷水。发作时可将手浸入 40℃左右的温水中。

(3)扩管药:利舍平缓解血管痉挛,促进侧支循环形成,改善血供。口服 0.25mg,每日 3 次。

2.手术治疗:

(1)胸交感神经切除术:降低血管张力,扩张血管。手术经胸切除第 2、3、4 交感神经节。近年来,胸腔镜下胸交感神经切除术取得了较好的效果。

(2)尺动脉、桡动脉及指动脉周围交感神经纤维切除术,近期效果较满意。

# 第六节　胸廓出口综合征

胸廓出口综合征是锁骨下动脉和(或)静脉及臂丛神经在胸廓出口的第 1 肋骨和锁

骨之间,因解剖结构异常受骨质或韧带的压迫所产生的一组综合征,影响上肢功能。依据神经、血管受压后出现的主要症状而分为神经型、动脉型、静脉型及混合型。

## 一、病因

1、颈肋、第 1 颈椎横突过长,第 1 胸肋、锁骨畸形,锁骨骨折。

2、前斜角肌肥大变形或纤维化,压迫锁骨下动脉、静脉及臂丛神经引发临床症状。

3、发生于第 7 颈椎横突,第 1 肋等处的异常韧带等均可压迫锁骨下动脉、静脉及臂丛神经。

## 二、临床表现与诊断

1.多为年轻女性患者,常因上肢疼痛、无力或感觉异常而就诊,前臂尺侧肌肉小鱼际肌萎缩。

2.往往在上肢处于某一特定姿势诱发症状。

3.臂丛神经受压表现:上肢疼痛、麻木、无力、易疲劳。

4.锁骨下动脉受压表现:患肢皮色苍白、肢冷、皮温下降,上肢过度外展时加重,桡动脉搏动减弱,可见 Raynaud 现象。

5.锁骨下静脉受压表现:患肢肿胀青紫,上肢及胸壁浅静脉怒张。

6.上肢疲劳试验:上肢外展 90 度前臂屈曲 90 度,双手指快速握拳、伸指 3 分钟内手无力、下垂为阳性。

7.上肢外展试验:上肢外展外旋 90°时,锁骨下神经、血管压在胸小肌后间隙及喙突下方,患者感肩、颈及患肢疼痛,桡动脉搏动消失或减弱,手指苍白,锁骨下动脉区可闻收缩期血管杂音。

8.Adson 试验:也称斜角肌压迫试验。患者双上肢水平外展,头部转向患侧,挺胸昂头深吸气,桡动脉搏动消失或减弱为阳性。

9.颈及上胸部 X 线拍片,可发现骨性病变。

10.锁骨下动脉、静脉造影可见动脉、静脉受压部位及侧支循环情况。

## 三、治疗

(一)非手术治疗

非手术治疗适用于发病早期、症状轻微者,可锻炼肩部肌肉,改变工作姿势,避免上肢过度外伸。

(二)手术治疗

1.手术适应证:

(1)第 7 颈椎横突过长,颈肋、第 1 胸肋及锁骨异常等骨性异常所致的锁骨下动脉、静脉、神经受压者。

(2)锁骨下动脉、静脉受压,血管造影发现有明显狭窄者。

(3)臂丛神经受压症状明显者。

2.手术方法:扩大胸廓出口,解除对锁骨下动脉、静脉、神经的压迫。方法包括颈肋切除、第7颈椎横突切除、第一肋切除。

# 第七节　先天性静脉畸形骨肥大综合征

先天性静脉畸形骨肥大综合征为比较少见的先天性静脉畸形病变,多发生于下肢,男女发病率基本相等。

## 一、病因病理

本病病因不详,无明确家族史及遗传史。病变约50%发生在腘静脉或胫腓干静脉,30%累及腘静脉和股浅静脉,最常见为纤维束带、异常肌肉或静脉周围鞘膜形成压迫静脉;其次为静脉发育不良及静脉闭塞。下肢深静脉主干回流障碍,畸形侧支血管大量开放,形成明显的浅静脉曲张。

## 二、临床表现

常有典型的 KTS 三联征,即:

1.血管痣或血管瘤:大多出生时即存在。呈点状或片状,可分布于患肢的一部分或整条肢体,甚至患侧臀腰部。

2.浅静脉曲张:极明显广泛的浅静脉曲张,尤以大腿外侧为甚,可延及臀部。

3.患肢增粗、增长:患肢较正常侧肢体明显粗、长,致骨盆倾斜、脊柱侧弯等不良后果。X 线摄片见胫、腓骨骨质增厚。此外,尚有下肢肿胀、小腿溃疡经久不愈等静脉回流障碍表现。

## 三、诊断

1.依据上述典型的临床表现,可初步诊断。

2.深静脉顺行造影:可明确诊断,了解主干静脉病变部位、范围、程度及异常侧支,为治疗提供依据。

## 四、治疗

1.对症治疗:患肢着弹力袜。

2.切断切除异常的纤维束、异常肌肉和静脉周围鞘膜,解除对主干静脉的压迫,恢复静脉通道。

3.短段静脉干发育不良或闭塞时,可用自体大隐静脉行搭桥转流术。

4.患肢明显过长致骨盆倾斜,步态不稳时,成年人可行截骨术,未成年人可行骨骺固定术。

5.禁行大隐静脉高位结扎加抽剥术或分段结扎术。

# 第八节　海绵状血管瘤

海绵状血管瘤(avernpous haemangioma)是最常见的血管源性良性肿瘤,为先天性血管畸形,起源于血管内皮细胞。全身多发海绵状血管瘤,并伴内脏血管瘤,则为海绵状血管瘤病(haemangiomatosis)。

## 一、病理

大量充满血液的囊腔位于皮肤真皮层内、皮下组织或内脏组织(如肝脏)间,深浅、形态、大小不一,囊壁为内皮细胞,极易破裂出血。

## 二、临床表现与诊断

1.肿瘤可发生于身体任何部位,以四肢、躯干、面部多见。

2.表浅肿瘤可见体表蓝色包块,质同海绵、柔软,压之可排空缩小,解除压迫,肿块迅速恢复原状。

3.弥漫性生长者,肿瘤可侵及肌肉、血管、神经间隙,与周围组织无明显界限。巨大者可影响肢体功能。

4.深在肿瘤,细针穿刺吸出血液可帮助诊断。

5.肿瘤直接穿刺造影可明确肿瘤大小、浸润范围。

6.动脉血管造影可了解肿瘤的血供情况,必要时可行栓塞治疗。

## 三、治疗

1.非手术治疗:

(1)硬化治疗:用于表浅小肿瘤。瘤腔内注射硬化剂,引发血栓形成,使瘤腔闭塞。瘤体较大者,可分次硬化治疗。

(2)激光治疗:用于表浅小肿瘤,尤其颜面部肿瘤,损伤小,不影响外观。

2.手术治疗:

(1)尤其适于病变较局限者,完整切除肿瘤。

(2)对病变范围广者,可先行肿瘤供血管栓塞,待肿瘤缩小后,再手术切除。

3.若病变侵入骨骼、关节,则可先行硬化或激光治疗,再根据肿瘤发展情况,考虑进一步治疗措施。

4.供血管栓塞治疗:如肿瘤有明确供血管,则可栓塞该动脉。

# 第九节　血管损伤

血管损伤(vascular injury)较为常见,除刀、剪、枪弹伤外,和平时期最常见的为工伤、交通事故伤。近年来,医源性损伤的发病率呈上升趋势。

## 一、病因与分类

1.锐伤:刀剪伤,枪弹伤,骨折断端或碎片、玻璃碎片刺伤等可致血管锐伤,多为开放性贯通伤及裂伤,伤及血管全层,致管壁穿孔,部分以致完全断裂,并致大出血。如动脉、静脉同时受伤,可形成动静脉瘘。

2.钝伤:交通事故、机器撞击、建筑物倒塌挤压、高空坠落等可致血管钝伤。外作用力的不同大小,可致管壁不同程度的损伤,可仅伤及内膜或内、中膜,也可造成全层挫伤、裂伤,形成壁间血肿,血管内血栓形成或局部大血肿。

3.医源性损伤:介入性诊断、治疗中导管、导丝对管壁、内膜的损伤可致血管内血栓形成或假性动脉瘤栓。最常见于股动脉处。

## 二、临床表现

1.出血:出血量的大小与受伤的部位、受伤血管管径的大小、血管伤的程度有关,鲜红色搏动性出血是动脉血,持续暗红色出血为静脉血,四肢躯体部出血易发现并较易控制,胸腹腔内出血常因无外出血表现,易被忽视或因无救治条件而危及伤者生命。

2.休克:主要是出血引起血容量锐减所致。此外,创伤、疼痛亦可致休克。

3.血肿:受伤部位出现搏动性肿物,可触及震颤,听诊可闻收缩期杂音。颈血管破裂:血肿压迫气管致呼吸困难征象。肢体动脉破裂血肿可致神经、静脉受压征。

4.肢体伤口出血或骨折、关节脱位而引起的畸形、肿胀、血肿。

5.腹腔内出血征象:体表伤口有鲜血渗出或伤后腹部迅速隆起,出现压痛、反跳痛等腹膜刺激征,腹穿可吸出不凝固血液。

6.组织缺血征:肢体血管外伤后,远端肢体出现缺血征象,如肢冷、疼痛、肤色苍白、动脉搏动消失等。颈动脉外伤可致失语、脑缺血,对侧肢体无力偏瘫等。

## 三、诊断

1.外伤史:了解致伤原因、部位、方向、外力作用大小可初步判断受伤程度、失血量等情况。

2.现场止血后病人生命体征稳定时,可行必要的辅助检查:

(1)X线:了解有无骨折、关节脱位等合并伤;有无枪弹异物;有无气管移位、纵隔血肿、胸腔积液等。

(2)超声波检查:了解血管损伤部位、管腔内血栓形成及局部血肿情况。

（3）血管造影用于判断有无血管伤及损伤部位不明确者。非主干血管损伤可于造影时行栓塞治疗，能取得良好的效果。

应避免为明确损伤部位而在病情危重时行过多辅助检查，以免延误治疗，危及伤者生命。

## 四、治疗

血管损伤常为复合伤，抢救治疗中应分清主次，在挽救生命的前提下，尽可能减少伤残。

1.术前准备：

（1）维持生命体征：保持呼吸道通畅，气管插管给氧。

（2）同时开通 2 条以上通畅的静脉通道，快速补液，维持血容量。

（3）伤口止血：现场可用手压、加压包扎及止血带压迫法压迫止血。

（4）准备充足的血液、血浆代用品、血管器械及代血管。

2.手术治疗：

（1）对重要器官及肢体的供血管，原则上应行动脉重建术。如颈总、颈内动脉，锁骨下动脉，腹腔动脉，肝固有动脉，肾动脉，肠系膜上动脉，肾动脉，髂总、髂外动脉，股浅动脉等。

（2）非主干动脉血管，不致影响器官功能及肢体供血的，可考虑结扎。如髂内动脉、股深动脉、肠系膜下动脉、颈外动脉、肝总动脉等。

（支良　韩瑞　韩建峰　薛崇飞　邓康）

# 第七章　乳房疾病

## 第一节　乳腺癌

乳腺癌(carcinoma of breast)是女性常见的恶性肿瘤,近年来,发病率逐渐增高,发病年龄趋于年轻,我国虽非乳腺癌的高发地区,但在某些大城市,乳腺癌的发病率已超过宫颈癌,居女性恶性肿瘤发病率的首位,成为危害妇女健康的主要肿瘤。

### 一、病因

乳腺癌的病因目前尚不清楚。多数学者认为与性激素水平失衡有关。此外,乳腺癌家族史、乳房良性疾病史、对侧乳腺癌病史、长期服用避孕药物史、月经初潮年龄<12岁、绝经期>55岁、免疫功能缺陷等均可能是乳腺癌发病的重要因素。

### 二、病理

按肿瘤细胞的发生部位、组织结构特征将乳腺癌分为小叶癌和导管癌两大类;按其发展过程、形态特点和预后关系分为原位癌和浸润癌。

小叶原位癌(lobular carcinoma in situ)是由小叶内末梢导管或腺泡发展而来,易为多发性和双侧性,可能发展为小叶浸润癌。

浸润性小叶癌(infitrating lobular carcinoma)通常由小叶原位癌发展而来,癌细胞突破基膜,向间质浸润性生长,约占浸润性癌的5%~10%。

导管内癌(intraductal carcinoma)多发生于中小导管,癌细胞充满管腔,基膜完整,无浸润现象,但癌细胞累及导管的范围较广或呈多中心性散在分布。

浸润性导管癌(infiltrating ductal carcinoma)较常见,癌细胞浸润于管壁外的间质中,包括乳腺癌的所有常见类型(单纯癌、硬癌、髓样癌等),约占浸润性癌的75%。

乳腺癌主要经淋巴管转移,也可经血行播散及直接浸润胸壁肌肉、皮肤、肋骨。研究发现,在肿瘤的亚临床期癌细胞即可通过肿瘤内血管直接扩散至全身,早期出现全身血行播散,因此人们认为,乳腺癌早期即是全身性疾病。

乳腺癌分期

国际抗癌协会的TNM分类法:

TX:原发肿瘤不明。

To:原位癌未检出。

Tis：原位癌（非浸润性癌及无肿块的 Paget 病）。

T1：肿块≤2cm。

T2：2cm<肿块≤5cm。

T3：肿块>5cm。

T4：肿块侵及皮肤及胸壁；炎性乳腺癌。

No：无局部淋巴结肿大。

N1：同侧腋淋巴结肿大，可活动。

N2：同侧腋淋巴结肿大，粘连、融合。

N3：同侧胸骨旁淋巴结肿大。

M0：无远处转移。

M1：锁骨上淋巴结转移或远处转移。

TMN 分期：

0 期：TisNoMo。

I 期：T1NoMo。

Ⅱ期：To-lNlMo，T2 No-1Mo，T3NoMo。

Ⅲ期：To-2N2Mo，T3 N1-2Mo，T4 No-2Mo。

Ⅳ期：任何 T 任何 NM1。

常用临床分期：

I 期：T<2cm，与周围组织无粘连；无腋淋巴结转移。

Ⅱ期：T≤5cm，尚能活动，与皮肤可有粘连；同侧腋淋巴结散在，活动。

Ⅲ期：T>5cm，广泛粘连，可有皮肤溃疡；同侧腋淋巴结融合，但尚能活动，胸骨旁淋巴结转移。

Ⅳ期：肿块侵及皮肤或与胸肌、胸壁固定，同侧腋淋巴结固定，对侧腋窝淋巴结转移，锁骨上淋巴结转移、远处转移。

## 三、预后

对预后的估计，目前仍主要以肿瘤的大小、肿瘤生长速度、淋巴结转移及激素受体情况等因素为重点。近年开展的肿瘤细胞分级、DNA 倍体及 S 期细胞百分率、癌基因的检测等，能较好地估计预后。

## 四、诊断

(一)临床表现

1.乳房肿块：最为常见，肿块质硬、表面不光滑、与周围组织界限不清、活动度不大，常为无意中或体检时发现；约 50%发生于外上象限，15%~20%发生于中央区，12%~15%发生于内上象限。

2.乳房皮肤改变：具体如下。

酒窝征：Cooper 韧带受累收缩，致肿瘤表面皮肤凹陷，为乳腺癌较早期征象。

橘皮征:皮下淋巴网受累,淋巴管为癌细胞阻塞,回流障碍,皮肤水肿,毛囊处深陷,皮肤呈点状凹陷,为晚期乳腺癌征象。

皮肤溃疡,胸壁、乳房静脉充盈,乳头乳晕区糜烂、湿疹等。

3.乳头内陷、偏移或抬高:肿瘤侵犯大导管或癌灶发生于乳晕区,大导管收缩向内牵拉乳头致乳头内陷;外上限肿瘤可使乳头偏移、抬高。

4.乳头溢液:血性溢液尤应注意。

5.局部淋巴结:腋下及锁骨上、下淋巴结肿大。

6.远处转移:如股骨转移引起病理性骨折;肺转移及胸膜转移致咳嗽;肝转移时的黄疸等。

(二)特殊检查

1.X线钼靶摄片:可发现部分临床触不到的肿瘤,诊断符合率约90%,表现为形态不规则,密度不均匀,边界不清,边缘有毛刺的块影,病灶内可有微细钙化点。现代乳腺X线摄影由电脑操作,可做肿块放大、定向穿刺或切取活检等技术,显著提高了乳腺癌的早期诊断率。

2.CT:分辨率高,增强可发现约2mm的小癌灶及肿大的区域淋巴结。

3.MRI:也可用于乳腺癌的诊断,可提高小病灶的检出率。

4.超声:近年来,超声检查在乳腺疾病中的应用发展迅速。对X线不能清晰显示的致密乳腺组织有较高的分辨率,彩超可使诊断率达95%,无创,可重复检查,乳房病变时列为首选。表现为:

(1)肿瘤形态不规则,边界不规整。

(2)肿瘤内部可见密度不均的低回声,后方见衰减声影。

(3)可检出较丰富的血流信号,呈高阻力型动脉频谱,少数为点状或短线状。

(4)伴腋淋巴结转移时可见单个或多个类圆形或椭圆形的低回声实质性肿块。

5.细针穿刺细胞学检查(fine-needle aspiration cytology,FNAC):此法可靠性高,经济、迅速、简便、安全,有经验的医师诊断符合率80%~98%,假阳性率低(通常在1%以下),阳性结果多可确诊。但肿块<1cm时易漏诊。大量资料表明,穿刺导致癌细胞扩散的可能性极小,不会影响病人的生存率及存活期,也未发现增加局部扩散的情况。通过乳腺拍片立体定位系统或超声波对乳腺疾病定位细针穿刺检查,可提高早期癌的诊断率。

常用于:

(1)临床高度怀疑乳腺恶性病变时,术前明确诊断,以选择手术方式,减少切除病灶后再次手术对病人心理、身体的影响。

(2)乳腺增生者不能排除恶变时可提供诊断。

(3)区分炎性病变(乳腺导管增生症,结核性乳腺炎等)与肿瘤性病变。

(4)针吸细胞可送FCM或ICM检测,测定DNA含量、DNA异倍体状况及ER、PR含量,使术前诊断准确可靠。但要求穿刺取材准确,应多处反复抽吸。

6.细胞学涂片检查:乳头溢液是乳腺癌的重要体征之一,大多见于导管内乳头状癌。此检查对病人虽无任何痛苦,但假阴性率较高,常需反复多次检查。对临床高度怀疑恶性病变,但无阳性发现者,应进一步检查,以免贻误诊断。乳头溢液涂片找到癌细胞可确诊。

刮片细胞学检查用于乳房皮肤病变,如糜烂、溃疡或瘘管创面,最常用于 Paget 病患者以明确诊断。

7.立体定位穿刺活检(stereotactic core needle biopsy,SCNB):在立体定位系统引导下,用 12 号或 14 号活检针穿刺病变部位,取材料行组织学检查,除组织学结果外,尚可测定样本的激素受体情况和肿瘤标志物,诊断符合率约 97%,可替代大多数乳腺手术活检。

8.乳管内镜检查:可探知导管内病变的准确位置和性状,对临床较小或不可触及的肿块更具优越性。

9.肿块切除活检:对各项检查均为阴性结果,而临床可疑恶性病变者,应切除肿块送组织学检查,以防延误诊断。手术应切除包括肿块及周围约 1cm 左右的正常腺体组织。手术切口应设计在再次手术切除范围内。

## 五、特殊乳腺癌的诊断

经临床、X 线、超声、细胞学检查,乳腺癌的诊断多无困难,但对少见腺癌的确诊需注意。

1.炎性乳腺癌(inflammatory carcinoma):患者多为中青年,常合并妊娠、哺乳,患乳表面皮肤有红、肿、热、痛等急性炎性病变的表现,伴暗红色、弥漫性水肿及橘皮样改变,乳房质硬,早期出现腋淋巴结肿大,白细胞数正常,无明显发热等全身炎性表现,经短期抗生素治疗无效,则应考虑到炎性乳腺癌的可能。

2.隐匿型乳腺癌(occult carcinoma of the thebreats):多以腋淋巴结肿大为第一临床表现或为 X 线体检时偶然发现,经病理或细胞学检查诊断为转移癌,同侧乳房皮肤无异常改变,乳内无明显肿块可及,常用的辅助诊断如 X 线、超声等亦难以发现乳内原发病灶。此类患者如排除其他部位肿瘤可能性,应行改良根治术,将切除标本行连续病理切片,多能找到原发病灶。

3.乳头湿疹样癌(eczematoin cancer):又称为 Paget 病,表现为乳头、乳晕糜烂,湿疹样变,伴有瘙痒,可发生皮肤增厚、粗糙、表面有灰黄色痂皮,痂下可见肉芽创面伴少量渗液,早期乳内无肿块,无乳头溢液,皮肤科治疗无效时,应高度怀疑本病。对临床以乳头、乳晕湿疹就医的患者,应多次涂片做细胞学检查以免漏诊。涂片细胞学检查难以确诊者行乳晕病变部位穿刺细胞学检查。

4.男性乳腺癌(carcinom of male breast):约占全部乳腺癌的 1% 左右,发病年龄高于女性,病程长。因男性乳块易被忽视,或被诊断为男性乳房发育症而延误治疗,预后较差。临床表现为乳晕区肿块,肿块质硬、边界不清,常与皮肤、胸壁粘连,可有乳头破溃、同侧腋窝淋巴结肿大等表现。细胞学检查诊断率很高,男性乳腺癌与女性乳腺癌一样也有激素依赖性和非激素依赖性两种,总的 5 年生存率为 49%,其中淋巴结阴性者达 79%,阳性者为 43%。

## 六、治疗

乳腺癌是全身性疾病,好发血行转移,治疗失败的主要原因是未能有效控制血行转移。初诊乳腺癌,约半数以上已有血行转移,因此,乳腺癌的治疗应是以根治性手术为基础的综合治疗。原则上任何乳腺癌在处理原发灶、转移淋巴结后,均应于近期内行全身治疗,以提高远期疗效。

(一)手术治疗

1.手术目的:切除全部肿瘤组织、所属淋巴结及可能发生转移的周围组织,最大限度减少肿瘤抗原,降低非手术治疗的肿瘤负荷,利于机体自身免疫功能有效地发挥作用,以求最大限度地发挥术后综合治疗的作用,并通过病理检查,获得必要的资料,指导术后综合治疗方案的制订并评估预后。

2.手术适应证:临床Ⅰ、Ⅱ及Ⅲ期早期首选手术治疗,Ⅲ期晚或Ⅳ期患者可先行新辅助化疗,待肿瘤缩小后还可考虑手术治疗。

3.手术种类:

(1)乳腺癌标准根治术(Halsted手术):临床Ⅱ期以上病人多用此术式。手术范围包括乳房(肿块周围3cm皮肤)、乳房周围脂肪组织(内侧至胸骨旁或对侧胸骨中线,外侧至背阔肌前缘,上至锁骨下,下至腹直肌前鞘上段)、胸大肌(保留锁骨头一束肌纤维)、胸小肌及胸肌筋膜、腋窝及锁骨下的淋巴脂肪组织。

(2)乳腺癌改良根治术:保留胸肌的乳腺癌根治术,切除范围基本同经典根治术。有两种方式:①Patey,手术:保留胸大肌,为便于清除腋窝胸小肌后群及胸大肌、胸小肌之间淋巴结而切除胸小肌。②Anchincloss手术:保留胸大肌、胸小肌,清除腋窝淋巴结。此术式应用拉钩将胸肌尽量向内侧牵引,以保证尽可能彻底清除胸小肌后及锁骨下淋巴结。如术中发现此处淋巴结明显肿大,疑有转移时,应改行标准根治术。

(3)乳腺癌扩大根治术:手术分胸膜外切除(Margotini手术)和胸膜内切除(urban手术)两种。在标准根治术的基础上,切除患侧第二至四肋软骨,切除胸廓内动脉、静脉和胸骨旁内乳淋巴链。用于乳房内上象限癌肿。胸膜外的扩大根治术并不增加手术并发症。由于放射治疗的发展,替代了内乳淋巴链的清除术,现已少用此术式。

(4)单纯乳房切除术:切除患侧乳房及胸大肌筋膜。

(5)皮下乳腺切除术:保留乳头的乳腺腺体切除术。

(6)保留乳房的手术:包括乳房肿块切除术(1umpectomy)、乳腺区段切除术(segmentalmastectomy　lumpectomy)、象限切除术等(quadrantectomy)。此类手术需完整切除包括皮肤、肿瘤、肿瘤周围1~2cm正常乳腺组织及其下的胸大肌筋膜,并需加行区域淋巴结清扫术,或于术后行根治性放疗。疗效与根治术相似,但局部复发的可能性增大。

4.手术方式的选择:对已有效定型手术治疗的肿瘤,选择新手术方式时,应考虑新手术方式的疗效,应在保证治疗效果的前提下,考虑乳房外形的保留,不可盲目追求缩小手术范围,本末倒置,丧失治愈机会。

Ⅰ期:根据肿瘤大小、部位、术后有无根治性放疗条件等情况,选择适宜的手术方式。

对瘤体较大、肿块位于乳房中央区、病灶多发、伴乳头溢液、X 线检查发现乳内有广泛钙化影及高龄或小乳房患者,禁行保留乳腺的手术。

Ⅱ、Ⅲ期:原则上行标准根治术或改良根治术,肿块位于内上象限或中心区者,尤其是无术后放疗条件者,可考虑行扩大根治术。

Ⅲ期晚、Ⅳ期:如有手术切除可能,亦应争取切除原发病灶,达到减瘤目的,为后续治疗创造条件,或者先行放疗或新辅助化疗,待肿瘤缩小、局部情况改善、降低分期后再行手术治疗。

Paget 病患者如无乳房肿块,可行单纯乳房切除术或改良根治术;如有乳房肿块,则治疗根据以上原则。鉴于我国乳腺癌初诊病人中约 70%肿块直径≥3cm,淋巴结受累约占1/2 保留乳腺的手术适应证选择应十分谨慎,限于:

(1)位于外上象限的单发病灶,肿块<2cm 者。

(2)乳房够大,保留乳房的手术切除后,乳房无明显变形者。

(3)无腋窝淋巴结转移。

(4)术后有根治性放疗条件。

(5)患者的意愿。

(二)化疗

化疗对提高乳腺癌患者的远期生存率有重要作用。

术后化疗:最为常用。旨在消除体内可能存在的肿瘤细胞、潜在转移灶,延长无痛生存期及总生存期,改善预后,可降低术后复发率约 40%。应争取在手术后 1 个月内进行。

术前化疗:又称新辅助化疗,降低癌细胞活力、缩小肿瘤病灶、杀灭亚临床转移灶。对较晚期肿瘤及炎性乳腺癌病例,可降低临床分期,提高切除率。

区域动脉化疗:能在原发灶及周围淋巴组织中得到较高的抗癌药物浓度,保证局部及全身治疗,选用尺动脉或内乳动脉插管,术中经腋动脉插管达锁骨下动脉或经腹壁上动脉至胸廓内动脉置管。

1.化疗适应证:

(1)绝经前患者,腋淋巴结(+),雌激素受体(ER)(+)或(-)。

(2)绝经后患者,腋淋巴结(+),ER(-)。

(3)原发肿瘤较大。

(4)有乳腺癌家族史者。

(5)晚期乳腺癌不能手术者。

(6)炎性乳腺癌。

2.化疗方案:

(1)CMF、(环磷酰胺、甲氨蝶呤、5-FU)方案:为较为成熟的标准方案,最为常用,疗效肯定,病死率下降 14%~16%。

CTX500~600mg/m$^2$ 第 1、8 天给药;

MTX:30~40mg/m$^2$ 第 1、8 天给药;

5-FU:600mg/m$^2$ 第 1、8 天给药。

28 天一周期,连用 6 次。

(2)CAY、(环磷酰胺、多柔比星、5-FU)方案:用于局部肿块大、复发或区域淋巴结转移 4 个以上者。

CTX:500mg/m²,第 1 天给药;

ADM:50mg/m²,第 1 天给药;

5-FU:500mg/m²,第 1、8 天给药。

28 天为一周期,连用 6 次。

3.化疗不良反应:

(1)骨髓抑制。

(2)肝、肾功能损害。

(3)部分或完全停经。

(4)消化道反应。

(三)内分泌治疗

内分泌治疗包括药物治疗及手术去势两种。

1.药物治疗:用于激素依赖型乳腺癌患者,能抑制癌细胞生长,预防肿瘤复发转移,改善患者一般情况,且无一般化疗的不良反应,反应轻微,使用方便,易为病人所接受。用于术后辅助治疗及晚期乳腺癌或复发转移癌的治疗。(1) 药物治疗适应证:①绝经前,ER(+):PR(+)。②绝经后,ER(+)PR(+),可单独使用,不需辅用放、化疗。③复发癌、转移癌。④急性炎性乳腺癌。⑤晚期乳腺癌不能手术、不宜放疗者。⑥病人一般情况差、血象低、不能耐受化疗者,可试用内分泌治疗 1~2 个月。

(2)药物:①他莫昔芬(tamoxifon,三苯氧胺):强力抗雌激素药物,20 世纪 80 年代以来最为常用。为内分泌治疗的首选药物, 有效率 20%~30%,ER (+) 者有效率达 40%~60%。每日 20mg 分 2 次口服,持续 2~5 年,未见明显不良反应。对闭经后 ER(+)的术后患者,疗效相当于甚至优于化疗。②甲羟孕酮(MPA)、甲地孕酮(MA):为非甾体抗雌激素药物,可替代他莫昔芬,即使 ER(-)者,疗效也可达 30%,但价格昂贵,且易致高血糖及肥胖症,难长期使用。③氨鲁米特(AG,氨苯哌酮)和第二代福美斯坦:芳香酶抑制剂。阻断肾上腺皮质激素合成,作用相当于药物切除肾上腺,需同时加服泼尼松类药物,防止垂体的负反馈作用。用于 ER(+)、软组织及骨转移者,2 周后加大到 1000mg/d,同时加服氢化可的松 100mg/d(维持量 40mg/d)。④雄激素治疗:骨转移者此疗法效果较好。丙酸睾酮 50~100mg 肌内注射, 每周 3 次,2~4 周,有效率 25%。大量使用有发生男性化趋势。⑤雌激素治疗:用于闭经后软组织转移者,显效可使肿瘤消退。己烯雌酚 5mg 每日 3 次,4~8 周,长期用药至恶化后停用,现已少用。

2.手术去势:双侧卵巢全切除或部分切除。见效快,可降低病死率,控制转移灶的发生、发展。用于绝经前患者,对任何器官的转移均可获一定效果,死亡率较对照组减少约 6%。

3.放射去势:与手术效果相同,但生效慢,一般放射 6~8 周。

(四)放射治疗

放射治疗作为术后辅助治疗及姑息治疗已广泛用于临床。可降低局部和区域淋巴结的复发,现代放疗技术已相当精确,直线加速器、多功能近距离遥控后装机等可仅对肿瘤释放射线,而对周围组织损害甚微。术后放疗减少了约 10%~30% 的局部复发率,对总生存率无明显影响。

1.放疗适应证:

(1)根治术后,病检证实区域淋巴结阳性者。

(2)肿块位于中央区或内象限,未行扩大根治术者。

(3)保留乳房的肿块切除,象限切除术后。

(4)多中心性癌。

(5)肿块侵犯胸壁、皮肤者。

(6)复发乳腺癌,放疗可延长生命,且止痛效果明显。

(7)晚期病例,术前放疗可扩大手术指征。

(8)骨转移患者。

2.放疗照射范围:原则上肿瘤区及区域淋巴引流区,如胸骨旁、锁骨上区及腋窝区。

# 第二节  乳腺叶状囊肉瘤

乳腺叶状囊肉瘤临床少见,约占全部乳腺肿瘤的 1%,可发生于各年龄组妇女,1987年,世界卫生组织(WHO)定名为乳腺叶状肿瘤(phyllodes tumor),并将其分为良性、恶性和临界性三类。

## 一、病因、病理

本病病因不清,肿瘤由纤维和上皮两种成分组成,切面呈囊状、分叶状外观,良性肿瘤虽呈膨胀性生长,但不突破包膜。有包膜浸润是恶性的标志。

## 二、诊断

乳房内无痛性肿块,呈分叶状,质韧,结节隆起处有囊性感,边界清,活动度大,病情发展较缓慢,也有在短期内迅速增大占据整个乳房者。乳房皮肤溃疡破溃或呈菜花样变。

主要经血行转移至肺、骨和软组织,少有腋淋巴结肿大转移。

## 三、治疗

手术治疗:恶性者行全乳房切除;良性者行肿块切除即可。如有腋淋巴结转移,行全乳房切除并腋淋巴结清扫术。预后良好。

对放疗、化疗不敏感。

### 四、护理

1、无痛性肿块:多发生在乳房上半部,多为单个肿块,极少数可见同一乳房内多个病灶,肿块形态差异较大,形态不规则,边缘不清,质地偏硬。

2、乳房皮肤改变:乳腺肿瘤表面皮肤改变与肿块部位深浅和侵犯程度有关。肿块小,部位深,皮肤多无改变,肿块大,部位浅,较早于皮肤粘连,使皮肤呈现凹陷,称"酒窝症",如果肿瘤细胞堵塞皮下淋巴管引起皮肤水肿,形成橘皮样变,已属乳腺肿瘤晚期。

3、乳头溢液:乳头溢液有多种原因,以大导管或管内癌多见。

4、乳头和乳晕异常:当病灶侵犯到乳头或乳晕时,乳腺纤维组织和导管系统可因肿瘤侵犯而缩短,牵连乳头,使乳头偏向肿瘤一侧,病变进一步发展可使乳头扁平,回缩凹陷,直至完全缩入乳晕下,看不见乳头,有时因乳房内纤维组织萎缩,使整个乳房抬高,临床可见两侧乳头不在同一水平面上,湿疹样癌则乳头成糜烂状,常有痂皮。

# 第三节   乳腺纤维瘤

乳腺纤维瘤(fibroadenoma of the dreast)为乳腺最常见的良性肿瘤,约占所有乳腺肿瘤的10%,良性肿瘤的3/4。好发于青年女性,多无任何症状,常于无意中发现。

### 一、病因

本病病因不清,可能与雌激素水平过高有关。

### 二、临床表现

乳房肿块,无痛,生长慢,病史可长达数年甚至20年无明显变化。乳房外上象限尾叶部或腋下、腋前副乳腺区亦可发生。

### 三、诊断

乳内单发或多发肿块,多位于外上象限,呈球形或葫芦状,与周围组织界限清楚,质韧,光滑,活动度大,触诊指下有"滚珠感",无压痛。

### 四、预后

良好。

### 五、治疗

手术切除包括肿瘤在内的部分腺体组织,手术标本常规送检。

# 第四节 导管内乳头状瘤

导管内乳头状瘤(intraductal papiloma)为乳腺导管上皮增生性肿瘤,常见于 40~50 岁妇女。多发于乳晕部较大的输乳管内,瘤体很小,外形似小杨梅状,富血管,易出血,有蒂与管壁相连。

## 一、诊断

1.无痛性、间歇性乳头溢液,可为棕色或黄色浆液,最常见血性溢液。

2.部分患者乳晕区可触及直径约 0.5~1cm 的小肿块,挤出积血后,肿块可消失。

3.由乳房外缘向乳晕区挤压,病变导管相应乳头区乳腺导管开口处可见血性溢液。

4.涂片细胞学检查,可见乳头状排列的细胞。

5.乳管造影:导管内可见单发或多发的圆形或椭圆形充盈缺损,近端导管扩张,管壁光滑。

6.管内镜检查,可直接发现肿瘤。

## 二、治疗

手术切除。以溢液导管为中心,切开乳头,显露呈浅蓝色导管,沿扩张导管解剖至根部,楔形切除包括病变导管在内的部分乳腺组织。

年龄较大者,如找不到肿瘤,可行单纯乳房切除术。

# 第五节 急性乳腺炎

急性乳腺炎(acute mastitis)常见于产后哺乳期妇女,初产妇多见。可发生于乳房的任何象限。多为葡萄球菌感染。部分先天性乳头内陷或各种原因致后天性乳头内陷者,可在乳晕周围反复出现急性炎性病变,难以治愈。

## 一、病因

1.婴儿哺乳时乳头破损或皲裂,细菌侵入乳房致感染性炎症。

2.乳管内乳汁残存、淤滞,成为进入乳管致病菌生长繁殖的培养基。

3.乳头内陷,乳管内分泌物排出不畅,淤滞感染。

## 二、临床表现与诊断

1.患乳红、肿、热、痛,局部可触及硬块,压痛明显,不经治疗可发展为乳房脓肿,脓肿穿入乳管可见乳头溢脓。

2.病情严重者伴寒战、高热、白细胞升高等全身感染征象。

3.急性炎症治疗不当或引流不充分可导致慢性乳腺炎,乳腺内形成硬结,边界不清,活动度不大。

### 三、治疗

1.足量有效的抗生素治疗,多用青霉素。

2.局部热敷或理疗,促炎症吸收。

3.未形成脓肿者,可继续哺乳,哺乳后吸尽剩余乳汁。如有乳头破损或皲裂,停止婴儿直接哺乳,可用吸乳器吸出乳汁喂养婴儿。

4.已形成脓肿,应及时切排,如脓肿与大乳管相通,切排术后伤口不愈形成乳瘘则应停止哺乳,药物退奶。

5.乳头内陷者,指导患者经常清洗乳头;严重内陷,乳头难以外翻者,可考虑行矫形术。

初生儿及青春期少年,可能有少量乳头溢液,如强行挤压,可能诱发急性乳腺炎,甚至脓肿形成,应注意避免挤压。

# 第六节 乳腺结核

乳腺结核(tuberculosis of the breast)为少见的乳房疾病,约占乳房病变的1%左右,好发于20~40岁生育期女性。多为结核杆菌血行播散而来,原发灶为肺或肠系膜淋巴结核,也可经胸膜、肋骨等邻近结核病灶直接蔓延而来。部分患者可能无原发灶可寻。

### 一、病理

乳腺组织中有典型的结核结节散布,并有干酪样坏死。

### 二、临床表现

1.乳房内单发或多发肿块,边界不清,无明显疼痛,常与皮肤粘连,但少有橘皮样改变,病程进展缓慢。约1/3病例有炎症反复发作史。

2.脓肿形成:脓肿切开或破溃后形成经久不愈的溃疡或窦道,有的可见干酪样坏死物流出。常伴患侧腋淋巴结肿大。

3.肿块及增生,可致患乳部分硬化、变形、乳头内陷,与乳腺癌难以鉴别。

4.约5%患者伴发乳腺癌。

### 三、诊断

1.脓液涂片,坏死组织中可见成团类上皮细胞,散在的朗格汉斯细胞和淋巴细胞,抗酸细胞染色可找到结核杆菌。

2.脓液培养,结核杆菌阳性可确诊。

3.细胞学检查可协助诊断。

4.乳腺 X 线检查:见片状不均匀的模糊影,外形不整,部分可见弥漫性小钙化点。脓肿形成时常出现大片密度不匀的浸润,内有不规则的无回声区。

### 四、治疗

1.全身抗结核药物治疗。

2.单发肿块,行病灶切除;复发病变,尤其已破溃形成溃疡或瘘管者,行单纯乳房切除,腋淋巴结肿大者加行淋巴结切除。

3.脓肿形成者,可在穿刺排脓同时注入抗结核药,每周一次。

4.结核与乳腺癌同时存在时行乳腺癌根治术。

# 第七节　乳腺增生症

乳腺增生症(hyperplasia of mammary gland)又称为乳腺腺病乳腺结构不良乳房囊肿病纤维囊性乳腺病等。因其病理表现以乳腺组织增生为主,1972 年,全国肿瘤防治办公室定名为"乳腺增生症"。

本病是临床最为常见的乳房良性疾病,本质既非炎症,亦非肿瘤,好发于 25~45 岁中青年妇女,极少数绝经后妇女也有发病。有报道,国内 30 岁以上妇女发病率为 38.8%~49.3%,其中有症状者约占 50%,临床表现复杂多样。

统计发现,乳腺增生者乳腺癌的发生率较预期癌发生率高 2~5 倍,乳腺小叶或导管上皮不典型增生者,癌变率较一般人高 5~18 倍。本病是乳腺癌的高危因素之一,上皮不典型增生多认为是癌前病变。

### 一、病因

本病病因不清,多数患者症状与月经周期有关。一般认为,可能与内分泌调节功能失衡有关。雌激素、孕激素、催乳素、甲状腺素等激素水平的异常,造成乳腺组织结构不良、增生。

### 二、病理

病理表现多样,共同特点是乳腺组织实质部分的细胞数量增多,组织形态变异。

1.小叶增生型:小叶数目增多、增大,小叶内导管增生或上皮呈乳头状增生突入管腔。

2.纤维腺瘤型:此期基本病变是增生与退行现象并存。小叶增生进一步发展,除上述病变外,纤维组织也有不同程度的增生并有胶原纤维出现,可发展为纤维瘤样结节,其包膜不完整,周边为增生改变,此期与癌较难鉴别。若多数导管内上皮乳头样增生则为导管乳头状瘤病(intraductal papillomatosis)。

3.纤维硬化性腺瘤型:表现为导管腺泡各种增生、萎缩等不同形态的变化,间质有明显的纤维化和透明变,小叶内结缔组织增生。此期大体、组织切面像均易与乳腺癌相混淆。

4.乳腺囊肿型:腺小叶导管末梢导管上皮增生,致导管高度扩张形成囊肿。

乳腺增生症的不同类型、不同时期、不同病变可不同比例地存在于同一患者的腺体中。

### 三、临床表现

1.乳痛:常为最早出现的临床症状,25~45岁女性多见,周期性疼痛为主要特征,亦有与月经周期无关的无规律性疼痛者,多为胀痛、隐痛,可向上臂、腋窝、肩背部放射,严重者可有剧烈的疼痛,衣服摩擦、行走都可使疼痛加剧,影响工作、生活。

2.乳房肿块:常见,多以双侧外上象限为主,肿块随月经周期缩小、变软或增大、变硬。部分患者可在乳内出现较大的球形、囊性肿块,表面光滑,活动度好。

3.乳头溢液:乳头间歇性或持续性溢液,清亮或淡黄色,棕绿色、暗红色血性液也可见。

### 四、诊断

1、乳内可触及条索状或散在、成片的小结节,质韧,沙粒样感,与周围组织界限不清,与皮肤、胸肌无粘连,活动度大,压痛。

肿块在经前期变硬、增大,月经来潮后症状大多缓解。囊肿者可在乳内触及较大球形肿块,表面光滑,活动,易与乳腺纤维瘤相混淆。

2.有乳头溢液者取溢液细胞学涂片有助于诊断。

3.细针穿刺细胞学检查,诊断符合率达90%以上,应多处多点穿刺。

4.临床或细胞学检查可疑癌变者,行肿块切除组织学检查。

5.超声波检查可见乳腺组织增厚,腺体层次结构紊乱,可见粗大的线状或带状强回声,回声不均,有囊性病变时可见大小不等的无回声区,其后回声增强。

6.X线钼靶、干板摄片及CT等影像学检查可与乳腺癌进行鉴别。

### 五、鉴别诊断

乳腺增生有时与乳腺癌难以鉴别。临床上可疑为恶性病变时,必须切除组织行病理学检查,乳腺增生的大体标本质地较乳腺癌为软,有韧感,肿块无浸润性生长,瘤体中心无出血坏死。

小叶原位癌与重度不典型增生、硬化型腺病与硬癌在冷冻切片中亦不易鉴别,需经常规切片检查确诊。

电镜、细胞核中DNA含量测定等亦可协助鉴别。

## 六、治疗

1.临床症状轻微者可不用药物治疗,嘱患者 3~6 个月定期随访,并指导病人月经后自查。

2.药物治疗可缓解疼痛,部分病人肿块缩小消散。

(1)软坚散结的中成药,如乳核散结片、逍遥丸、小金丹等。

(2)他莫昔芬(tamoxifen,TAM):雌激素受体拮抗剂。每次 10mg,每日 2 次口服,3 个月一个疗程。

(3)溴隐亭(bromocrip-tree):多巴胺受体长效激活剂,间接调节激素水平。每次 2.5mg,每日 2 次口服,3 个月一个疗程,疗效不确切,不常规用。

(4)丹那唑:(danazol)雄激素衍生物,调节激素水平。每次 100mg,每日 2 次口服,2~6 月为一个疗程。疗效显著,但不良反应大(月经紊乱等),用于其他药物无效时的治疗。

(5)维生素 E:调节黄体酮与雌二醇的比值,每次 100mg,每日 3 次口服,无明显不良反应。

3.手术治疗:

(1)手术方式:①局部肿块+部分腺体切除(肿块周围 1cm 正常腺体)。②肿块区域乳腺区段切除。③皮下全乳腺切除。

(2)手术适应证:①重度增生伴单个或多个瘤样增生者。②乳头溢液,保守治疗无效者。③绝经期前后发现乳腺增生且局限于一侧,病变较硬者。④局部肿块不能排除乳腺癌,应手术切除病检。⑤病变广泛,症状严重,影响病人工作、生活久治无效,病人要求切除者。

# 第八节 男性乳腺增生症

男性乳腺增生症占男性乳腺疾病的 90%以上,可发生于各个年龄组,常见于青春期及老年期,多认为与雌雄激素比例失调有关。

## 一、病因

1.睾丸功能不全,可见于去势以后的患者及雌激素治疗过程中的患者。

2.肝功能不良者因雌激素灭活功能下降也可能发生乳腺肿大。

3.肾上腺疾病、垂体疾病、肿瘤、肺气肿等可引起乳房发育。

4.异烟肼、螺内酯、氯丙嗪、甲基多巴等长期服用可引起男性乳房发育,停药可自愈。

5.部分患者无明显诱因,多为青春期患者。

## 二、诊断

1.男性出现单侧或双侧乳房增大。

2.乳头、乳晕处可触及盘状硬结或增生肥厚的腺体,可有隐痛或压痛。

3.有睾丸疾病、肝脏疾病或雌激素服用史。

## 三、治疗

1.有原发疾病者,行病因治疗。

2.睾酮或雌激素受体阻滞剂他莫昔芬等可缓解病情。

3.手术切除:首选保留乳头的皮下腺体切除术。

# 第九节　乳腺导管扩张症

乳腺导管扩张症(mammary duct ectasia,MDE)又称浆细胞性乳腺炎,为非哺乳期,非细菌感染性疾病,多见于中老年妇女,好发于退化的乳房。发病率占乳房良性病变的5%左右。临床表现复杂多样,易误诊为乳腺癌或导管内乳头状瘤等疾病。

## 一、病因

各种原因致乳腺导管狭窄、阻塞,管内容物排泄不畅、导管扩张,以及脂肪组织增生等均为本病诱因。

1.乳头发育不佳、内陷、不洁等。

2.乳腺炎症使区域导管上皮增生、管腔狭窄阻塞。

3.手术切断乳管。

4.中老年妇女、卵巢功能减退、导管退行性变、脱落细胞阻塞管腔。

## 二、病理

乳头、乳晕下乳腺组织内可见扩张的导管和小囊肿,早期,扩张导管内为黏稠的脂质分泌物,管壁上皮不规则增生,纤维组织增厚;后期,导管周围脂肪组织坏死,腺小叶结构破坏,病变处大量浆细胞浸润。导管扩张和管周大量浆细胞浸润是主要病理表现。

## 三、临床表现

1.乳腺肿块,常伴疼痛。肿块位于乳晕周围,边界不清、质较硬,可有表皮红肿、破溃,反复发生,急性期类似急性乳腺炎表现。

2.乳头溢液,可为浆液性、脓性或血性。

3.乳头内陷,与其下的肿块粘连、固定。

4.乳晕区可触及增粗似静脉曲张的扩张导管。

5.乳晕区脓肿或窦道形成。

6.腋下淋巴结肿大,但多无融合、固定。

### 四、诊断

1.细胞学检查：多次、多部位的细针抽吸细胞学检查，乳头溢液涂片可见大量炎性细胞、浆细胞、组织细胞，偶可见巨核细胞，无癌细胞。

2.溢液导管X线造影：可见导管扩张。

### 五、治疗

手术切除全部扩张导管，有包块者切除包块及扩张导管。病变广泛、乳瘘长期不愈者，可考虑单纯乳房切除。

# 第十节　乳汁淤滞症

乳汁淤滞症(galactocele)为生育后妇女的良性疾病，可发生于哺乳期后10年甚至更长期间。

### 一、病因、病理

因哺乳期炎症、肿瘤等因素致导管堵塞或曾行过乳腺手术，腺管破坏致乳汁不能排空所致。乳汁淤积，导管囊状扩张，早期肿块内容为淤滞的乳汁，后期因乳汁内水分吸收，呈乳酪样物。

### 二、临床表现

1.患者均以乳房肿块就诊，无疼痛，无乳头溢液，无腋淋巴结肿大。

2.肿块质韧，与周围组织界限清楚，易误诊为纤维腺瘤。

3.并发感染者，可有疼痛，经抗感染治疗，肿块可缩小。

4.镜下，导管上皮变扁平，上皮下形成炎性细胞浸润带，含大量单核细胞、多巨核细胞、淋巴细胞、浆细胞等，囊周可见扩张的小导管。

### 三、诊断

细胞学检查，可抽出乳汁样或乳酪样物。

### 四、治疗

手术切除肿块。

# 第十一节 乳房泌乳

乳房泌乳指非哺乳期出现的乳汁分泌,多为疾病或药物引起催乳素大量分泌所致。

## 一、病因

1.垂体肿瘤最为常见,此外下丘脑、松果体的肿瘤也可致乳房泌乳。

2.药物,如氯丙嗪、酚噻嗪、甲氧氯普胺(灭吐灵)及某些避孕药可致泌乳。

3.甲状腺功能低下。

4.近年来,可见某些美容丰乳剂使用后发生乳头溢乳。

## 二、治疗

根据病因选择治疗方案。

1.垂体、下丘脑及松果体肿瘤多为良性肿瘤,手术切除,效果良好。

2.停用致泌乳的药物。

3.甲状腺功能低下者用甲状腺素片治疗效果良好。

4.慎用丰乳制剂。

(韩瑞 韩建峰 薛崇飞 邓康支良)

# 第八章　胆道疾病

## 第一节　胆囊结石

胆囊结石(cholecystolithiasis)是胆道系统最常见的疾病,女多于男。随年龄增长发病率增加,故多见于中老年人。

### 一、病因病理

80%的胆囊结石是胆固醇为主的混合性结石。胆囊的病理改变及临床表现取决于结石对胆囊黏膜刺激及结石是否引起梗阻。结石长期对胆囊黏膜刺激,可导致慢性胆囊炎,临床症状较轻,或无症状。一旦结石嵌顿在胆囊颈或胆囊管时,致胆汁淤积,极易并发细菌感染而发生急性胆囊炎、胆囊积水、胆囊化脓、坏疽、穿孔、内瘘等。若结石梗阻缓解,急性炎症也可迅速好转、消退。转入慢性胆囊炎阶段,如此反复发作,可形成"萎缩性胆囊炎"。如果较小的结石排入胆总管,形成继发性胆总管结石,可导致急性胆管炎、梗阻性黄疸或急性胰腺炎。

部分胆囊结石病人可多年或终身无明显症状,多数病人在不同时期出现程度不等的临床症状。

### 二、诊断

(一)临床表现

1.症状:

(1)慢性结石性胆囊炎时右上腹隐痛,餐后感上腹闷胀不适。

(2)结石嵌顿于胆囊颈部或胆囊管可引起剧烈胆绞痛,常在饱食或吃油腻食物后,部分病人夜间发作。常伴有恶心、呕吐,如嵌顿结石因体位的变动或用解痉药物解除了梗阻,则绞痛即可缓解,发病时间短,无感染,故无发热、寒战。当结石梗阻不解除或伴感染时,则引起急性胆囊炎。

(3)小的结石排至胆总管时,形成继发胆总管结石症,引起皮肤巩膜黄疸、发热及剧烈右上腹疼痛。

2.体征:

(1)一般无阳性体征,许多无症状的胆囊结石只是在体检或因其他疾病做 B 超检查时才被发现。

（2）当结石嵌顿于胆囊颈管时，右上腹胆囊区域有压痛，有时可扪及肿大的胆囊。Murphy 征阳性。

（二）影像学检查

1.B 超：B 超是诊断胆囊结石的首选检查方法，能较深晰显示胆囊大小、壁厚及胆囊结石所特有的高密度强光团回声。

2.口服胆囊造影和静脉胆道造影：对胆结石的诊断准确率仅为 50%，因此阴性结果不能排除结石。口服胆囊造影对了解胆囊的功能有帮助。直接胆道造影仅在判断有无继发胆管结石或 Mirrizi 综合征时有效。

3.CT：对胆囊结石的诊断不如上述几种方法好，但对判断结石成分有帮助。

（三）鉴别诊断

有消化道症状者应与胃十二指肠疾病相鉴别，必要时需做钡餐或胃镜检查。

## 三、治疗

（一）非手术治疗

1.无症状的胆囊结石是否需治疗目前常有争论。

2.药物溶石治疗：口服鹅去氧胆酸（cheno deoXycholic　acid，CDCA 溶解胆固醇结石，13~15mg/kg，每日 3 次，饭后服用，连服 12~24 个月；或用熊去氧胆酸（urso dexycholic acid，UCDCA）8~13mg/kg，服法与 CDCA 同；或 CDCA 与 UDCA 各取半量联合应用。药物溶石适用于肝功能正常，胆囊功能良好，<1cm 的阴性结石。此法疗程长，药费贵，停药后结石复发率高。

3.体外震波碎石（ESWL）：适用于胆囊功能良好，结石数目少于 3 个，直径小于 2cm。碎石后需加药物溶石治疗，方法同上。ESWL 有一定的并发症，胆结石嵌顿于胆囊管或十二指肠乳头引起胆绞痛和黄疸。结石复发率高。

4.中医中药利胆化瘀治疗：可减轻症状，减少发作次数。

（二）手术治疗

1.胆囊造口术：仅适用于病人情况极度不好者。

2.开腹胆囊切除术：对有症状的胆囊结石外科治疗原则是切除含结石的病理胆囊。由于胆囊结石可同时伴有胆总管结石，故有以下情况，行胆囊切除时还需探查胆总管：

（1）有黄疸病史者。

（2）胆囊内细小结石。

（3）胆总管扩大、管壁增粗。

（4）胆总管内摸到结石或蛔虫。

（5）胰腺头部肿大或变硬。

（6）术前行 B 超或 ERCP 证实胆总管有结石者。

（7）有条件行经胆囊管胆道造影有结石负影者。

3.腹腔镜胆囊切除术（Iaparosccopic cholesystectomy，LC）：这种方法除有与手术方法相同的治疗效果外，还有其切口小、痛苦轻、出血少、对腹腔脏器干扰轻、恢复快、住院时间短等优点。亦能行胆总管胆道镜探查。但对胆囊内瘘和胆囊癌的病人视为禁忌证。

# 第二节　急性胆囊炎

急性胆囊炎(acute cholesystitis)是外科急腹症中常见病,它可以是原发的,但90%以上伴发于胆囊或胆管结石。

## 一、病因

1.胆囊管梗阻:90%由结石嵌顿在胆囊颈或胆囊管引起机械性梗阻所致。其他因素还有胆囊管扭曲、粘连或炎性狭窄、蛔虫堵塞等。当胆囊管梗阻后,胆汁浓缩,高浓度的胆盐可刺激胆囊黏膜上皮,引起炎症变化。

2.细菌感染:大多致病菌来自肠道通过胆道逆行而入侵胆囊,也有来自血循入侵者。致病菌主要为革兰阴性杆菌,如大肠杆菌、变形杆菌、产气杆菌、铜绿假单胞菌等。

3.创伤、化学刺激:严重创伤和大手术后胆囊收缩功能低,胆汁淤滞,胆盐浓度升高,刺激胆囊黏膜致病。胰液反流人胆囊损害胆囊黏膜,亦可引起急性非结石性胆囊炎。

## 二、病理

1.单纯性胆囊炎:胆囊壁充血水肿、稍厚,胆汁外观尚正常或略呈混浊,细菌培养多数为阴性。

2.化脓性胆囊炎:胆囊明显增大,表面有脓苔,胆囊壁水肿,充血明显,胆汁混浊,呈脓样胆汁,细菌培养常为阳性。

3.坏疽性胆囊炎:胆囊极度增大,胆囊内压高,压迫囊壁致血循障碍,引起组织坏死。如囊壁坏死穿孔,可导致胆汁性腹膜炎。

## 三、诊断

1.突发右上腹持续性剧烈疼痛:可向右肩部放射,伴胆囊结石嵌顿于胆囊颈管处,可出现阵发性绞痛。伴发热、畏寒、恶心和呕吐。炎症重者可出现轻度黄疸。发病前常有进油脂饮食。

2.体检:右上腹有明显压痛和肌紧张。Mmphy 征阳性并常在右上腹触及肿大胆囊,胆囊穿孔后可出现腹膜炎体征。

3.实验室检查:白细胞计数增加,一般为$(10\sim15)\times109/L$,中性粒细胞升高。尿胆红素、尿胆原一般为阴性。炎症重者,尿胆原增加。

4.影像检查:B 超和 CT 可发现胆囊肿大、壁厚,伴结石时可见胆石团和声影。

5.鉴别诊断:急性胆囊炎应与急性胃炎、胃十二指肠溃疡或溃疡穿孔、右下肺炎、胸膜炎、泌尿系结石、急性阑尾炎鉴别。

### 四、治疗

(一)非手术治疗

适于发病时间短、症状较轻的初次发作的单纯性急性胆囊炎,或症状轻的结石性胆囊炎控制炎症后择期手术。治疗方法包括:

1.禁食、胃肠减压。

2.解痉止痛。

3.纠正水、电解质和酸碱平衡失调。

4.应用广谱有效的抗生素。

(二)手术治疗

1.急诊手术:出现下列情况者应急诊手术。

(1)急性胆囊炎经非手术治疗效果不佳。

(2)胆囊肿大明显,感染症状重,体温升高,脉搏加快,白细胞值升高者。

(3)疑有胆囊坏疽或穿孔,明显腹膜刺激征。

2.择期手术:手术方式同胆囊结石章节。

# 第三节　急性梗阻性化脓性胆管炎

急性梗阻性化脓性胆管炎(acute obstructive suppurative cholangitis,AOST)是以胆管梗阻和感染为主要病因的一种危重胆道疾病,临床上引起胆道梗阻和感染的常见原因是胆管结石、胆囊结石或 Mirriz 综合征。此外,胆道良性狭窄、Oddi 括约肌功能紊乱或成人先天性胆总管囊肿也常可发生 AOSC。

### 一、病因病理

引起胆道感染的细菌可通过门静脉、胆道寄生虫、造影用各种导管以及胆肠吻合口进入肥管,在胆道梗阻或狭窄的条件下细菌可大量繁殖,细菌及其毒素可从肝内小胆管进入肝窦,导致菌血症,毒血症甚至败血症发生,这是二者之间压力梯度的结果。

### 二、诊断

(一)临床表现

1.症状:

(1)右上腹部疼痛,常很剧烈,并伴局部压痛,这与胆管梗阻的速度和程度直接有关。

(2)发热、寒战:常有突然性高热,多为持续性,伴有剧烈寒战,然而随着全身毒血症的加重,寒战反而减轻。

(3)中枢神经系统抑制主要表现为意识障碍和昏睡以至昏迷,是一种危重凶险的先兆,一般表明败血症已来临,随之会导致感染性休克。

(4)此外,还伴有恶心、呕吐、食欲减退、尿液呈茶色等症状。

2.体征:

(1)肝脏肿大或可触及肿大的胆囊,右上腹部压痛或叩击痛,Murphy 征阳性。

(2)黄疸:亦是其常见临床表现之一,与胆管梗阻程度有关,若梗阻仅限于一叶肝胆管,则腹痛较轻,黄疸亦可不明显。

(3)脉快而弱,烦躁不安,血压低,四肢微汗冷凉,若病情未得到有效控制则发展引起休克。

(二)辅助检查

1.血常规检查:白细胞升高,>$20×10^9$/L,可出现毒性颗粒。2.血清 ACT、AST、AKP、GGT 升高,血胆红素明显升高。

3.尿胆红素阳性,病情严重时可出现酸中毒和血钾低。

4.B 超检查:能清晰显示梗阻近侧扩张胆管、梗阻原因(结石、肿瘤)、梗阻部位。

5.ERCP 或 PTC 检查,PTCD 可做 Dddi 括约肌切开或置管引流,一则可以用做诊断,二则可为作为暂时缓解症状的治疗。

6.CT、MRI 可作为进一步明确病因的检查。

## 三、治疗

(一)手术治疗

1.手术治疗的原则:解除梗阻,清除病因,通畅引流。

2.手术时机选择十分重要:

(1)伴有休克的 AOSC 者应积极抗休克、抗感染治疗,补充血容量和调整酸碱平衡,待患者一般情况有所好转就应立即手术。

(2)若经手术准备 2~4 小时后,休克症状未见缓解,血压不稳定,亦应手术,但手术易简单有效,必须保证梗阻近端胆管充分引流。

(3)病情较稳定者可以进一步明确病因和充分的围手术期准备,亦可以手术。

(4)经保守治疗 24~36 小时后仍未见好转者亦应手术治疗。

3.手术方式:

(1)胆总管切开取石+置"T"管减压、引流。如患者一般情况良好,又多次反复发作胆管结石,可行取石后施行胆肠吻合术,如胆总管空肠 ROUX-Y 吻合术。

(2)若患者一般情况差,不能耐受较大且时间长的肝胆管取石手术,在结石上方胆总管或肝管做切开胆管置"T"管减压引流术。

(3)胆囊结石伴有炎症,若病情允许可同时行胆囊切除术。

(4)患者病情稳定,肝内结石限于左外侧叶并合并萎缩,可行胆总管切开引流的同时,行肝左外叶切除。

(二)非手术治疗

1.全身支持治疗:解痉止痛,纠正酸碱平衡失调、水电解质紊乱,补充血容量,常用山莨菪碱 10~20mg,静脉滴注,补充维生素 C3 g、维生素 K 40mg。

2.合理应用抗菌药物:

①对大肠杆菌敏感抗生素:庆大霉素 24~32 万 U,静脉滴注,每天 1 次;阿米卡星(丁胺卡那霉素)2~4g,静脉滴注,每天 1 次;氨苄西林/头孢拉定 4~6g/d。

②对厌氧菌敏感抗菌药物:甲硝唑 100~200mg/d。待细菌培养和药敏试验报告后再调整。

3.抗休克治疗:升压药可选用多巴胺 40~80mg 加入 250~500ml 盐水中滴注。同时,用肾上腺素皮质激素,地塞米松 10mg/次,均静脉给药。

4.引流方法:

(1)经皮肝穿刺插管引流(PTCD)。

(2)内窥引流术(EID):应用十二指肠镜寻找十二指肠乳头,经检查孔插入引流管,引流管的两端带有方向相反的倒钩,可防止引流管上下移位,做内引流时应做乳头切开,至能容纳引流管置人;然后,向胆管内插入金属丝的导管(Teflen 导管)使其穿过梗阻部位,随后再用一推管将内引流管沿导管推入,使导管头端位于梗阻部上端,末端游离在十二指肠腔内 1~2cm,在电视下可见胆汁溢出,方可将导管和内镜撤出。

(3)经鼻外引流术(ENBD):做 ERCP 检查,探查十二指肠乳头,经内镜治疗孔道将导丝插入胆总管内,使其越过胆道梗阻狭窄段,随后再沿导丝放一引流管,其顶端超过梗阻部位放在肝总管内,然后将引流管之末端自鼻孔引出并固定之。

# 第四节　肝外胆管结石

胆管结石包括肝外胆管结石和肝内胆管结石。肝外胆管结石主要是指肝总管结石和胆总管结石,临床上亦将肝外胆管结石统称为胆总管结石。其分为原发于胆管系统的所谓原发性胆总管结石;亦可以是从胆囊移位于胆总管的继发性胆总管结石。

## 一、临床表现

1.结石引起 Oddi 括约肌痉挛或胆总管下段梗阻,常可引起急性发作性胆绞痛,往往伴有黄疸。

2.剑突下方或右上腹部可出现典型的、剧烈的、刀绞样疼痛,痉挛可放射至右肩部,伴呕吐、恶心。

3.严重的胆道梗阻性化脓性胆管炎常伴寒战、高热。

4.体检时可以剑下或右上腹部有压痛、反跳痛、肌紧张。

5.有时可扪及肿大胆囊,Murphy 征阳性。

## 二、诊断与鉴别诊断

1.发作时可有右上腹部阵发性绞痛,寒战如高热、黄疸,即夏科(Charcot)征阳性。

2.剑突下或右上腹部压痛、反跳痛、肌紧张,甚至伴腹膜炎体征。

3.B 超检查能准确诊断胆总管扩张伴结石。

4.辅助诊断可采用 PTC、ERCP 等特殊检查,其诊断正确率达 96%。

5.CT 或 MRI 均可对胆总管结石做出准确诊断。

6.嵌顿在壶腹部的 1cm 左右结石,可以有或无腹痛和发热、畏寒等症状,仅有进行性黄疸加深和肝功能损害,此时勿误诊为胆道肿瘤,应予鉴别之。

### 三、治疗

(一)胆总管结石并有胆囊结石的治疗:

1.常规开腹手术:胆囊切除术+胆总管切开取石术+"T"管引流术。

2.腹腔镜胆囊切除术后:

(1)若胆总管直径>1cm 则应做胆总管切开探查,术中纤维胆道镜检查取石。

(2)若胆总管直径在<1cm,可通过胆囊管用输尿管管镜取石,或术后做十二指肠 Oddi 括约肌切开手术取石。

(二)胆囊已切除,胆总管结石治疗方法

1.常规开腹手术,切开胆总管取石,加"T"管引流。

2.经十二指肠做 ERCP 检查,并做十二指肠 Oddi 括约肌切开术(EPT)取石。

3.采用中西医结合治疗棗排石总攻疗法。

4.有 Oddi 括约肌狭窄者,应做开腹施行 Oddi 括约肌成形术治疗。

5."T"管引流应做胆道造影术后视胆管内有无残余结石,再决定是否拔管,若胆总管残余结石,应于术后 6 周考虑做术后胆道镜取石术。

# 第五节　肝胆管结石

肝胆管结石为原发于胆管内的结石,是胆石症中最复杂、最难治的疾病。结石多以胆色素结石为主,形态不定、大小不一,呈泥沙样,甚至为糊状胆泥。结石可遍及肝内胆管,亦可以限于半肝、肝叶或肝段。据目前调查资料表明,尽管肝内胆管结石的发生率占胆石症的 5%~7%,其与胆囊结石发生率相比,大有降低之势,但肝胆管结石的诊治问题仍十分困难。

### 一、临床表现

1.局限于肝内某一细小胆管的结石,一般无症状,无须治疗。

2.肝内胆管结石阻塞胆管的部位不一,其临床表现亦不同,肝内结石不伴感染时可以有上腹部疼痛、发热、恶心、呕吐等消化道症状。

3.第一侧肝胆结石,以胀痛为主,一般无黄疸。

4.其结石降至胆总管下端梗阻,常可伴发胆道感染,此时就会有典型右上腹部疼痛、发热、恶心、呕吐等消化道症状。

5.若胆道感染未及时控制,可发生多发性胆源性肝脓肿,脓肿可穿破到膈下,甚至穿破横膈到肺,形成支气管胆瘘,咳嗽可能有苦味胆汁样痰液。

## 二、诊断和鉴别诊断

1.B超检查:应为首选检查方法,可显示肝内胆管扩张的程度,结石部位、大小、分布情况。

2.PTC胆道造影:该诊断可以直接显示肝内胆管的形态和扩张的情况,及结石的分布情况,并可了解肝内胆管扩张、结石与肝脏其他相邻部位的关系,它与B超相结合其诊断准确率可达85%~90%。

3.ERCP检查:可以显示肝外胆管及肝内胆管结石的影像信息。

4.CT或MRCP检查:可以作为必要的补充检查方法,且可以避免一些因做PTC、ERCP等检查造成的并发症,如胆漏或内出血等。

5.肝内胆管结石继发梗阻、感染应与肝脓肿、肝癌等做鉴别诊断。

三、治疗

1.肝内胆管结石好发于左肝外叶和右肝后叶胆管,并伴局限性肝萎缩,首选治疗方法是左肝外侧叶或右肝后叶切除术。

2.肝内多发性结石有局限性胆管扩张伴胆管感染,需做胆囊切除术加胆总管切开取石,最好结合使用术中胆道镜检查使残石率降至最低水平。

3.肝门部胆管结石并胆管狭窄,应做胆管切开取石;如胆管成形术或劈开胆管扩大引流通道,做Ronx-Y型胆肠吻合。

4.伴有门静脉高压的肝内胆管结石患者,若有条件可先行胆道手术,尽可能取尽结石,解除梗阻,通畅引流,控制感染。若严重的门静脉高压伴食道静脉曲张、肝门部静脉曲张,容易出血,可先拟行胃底贲门周围血管离断术,以缓解肝门部曲张血管,降低门静脉压力以利于胆道手术进行。

# 第六节　术后胆道残余结石

目前,肝内、肝外胆管结石仍占10%~30%。如果术中应用胆道镜检查其发生率明显降低,但仍伴有发生。

## 一、诊断和鉴别诊断

1.胆总管切开取石,"T"管引流手术后,经"T"管造影,或胆道镜检查可以明确有无残余结石。

2.B 超检查仍为检查胆道残余结石的最好方法,既简便、准确、无创伤、经济,且诊断率高。它可以明确结石大小、部位、结石数目等。

3.对术后有梗阻性化脓性胆管炎的患者,应做 B 超检查或做 PTC 等检查,明确诊断。

4.磁共振数字减影术(MRCP):对有些碘过敏试验阳性的患者可选用 MRCP,可清楚地显示肝内胆管结石的图像,供术后胆道残余结石的处理提供可靠依据。

## 二、治疗

1.有引流或空肠盲襻者可行术后胆道镜取石:胆道镜可经"T"管或"U"形管瘘管取石,一般来讲,取石比溶石的效果好。

2.药物溶石治疗:溶胆固醇结石的药物有单产烷素和甲基叔丁醚;溶胆色素结石的药物有六偏磷酸钠、二甲基亚砜,溶两种结石药物有鹅去氧胆酸和依地酸二钠。

3.已证实为肝外胆管残余结石应开腹手术或经腹腔镜胆总管切开取石,术中增加腹腔镜细纤维胆道镜检查取石治疗。

4.已切除胆囊、胆总管残余结石者,若结石难以排出,可做 ERCT 检查,证实有残余结石后可做十二指肠 Dddi 括约肌乳头切开术取石(EPT),疗效较好。

5.经 ERCP 检查证实有残余结石,亦可用体外冲击波震碎石,或用超声、液电碎石,将结石变小,再用取石网取石。

6.若胆总管下端狭窄,或 Oddi 括约肌功能失调,除做 EPT 外,亦可以做开腹手术,拟行 Oddi 括约肌成形术以利通畅胆汁排出。

# 第七节　胆道出血

胆道出血(hemobilia)系因创伤、结石感染、肿瘤、血管疾病或其他因素致使肝内、肝外血管与胆道、胆囊相通,血液经胆道人十二指肠,谓胆道出血。临床表现以胆绞痛、上消化道出血、黄疸三大症状为其特点。

## 一、诊断

(一)病史特点

胆道出血前常有肝、胆手术,肝穿刺,肝外伤病史,或者有胆石症、胆道蛔虫、肝肿瘤病史。

(二)典型症状

1.上腹或右上腹绞痛或胀痛,并向右肩背部放射。

2.呕血及黑便,常在上腹绞痛后出现呕血、黑便,或仅有黑便。出血后疼痛暂时缓解,常是周期性发作,每隔数日或 1 周左右重复发生。如带有"T"管或放置"U"形管引流者,常可见鲜血经"T"管或"U"形管周围涌出。已行胆肠内引流者,发生胆道大出血时,大量鲜血经吻合口直接进入肠道,常无典型的胆绞痛发生,如出血不能控制,常易发生失血性休克。

3.黄疸:多数患者可出现全身皮肤、巩膜黄染及不同程度的低热,合并感染时则出现寒战、高热。

4.体征:贫血貌,巩膜及全身皮肤黄染。右上腹不同程度的压痛或肌紧张,肝及胆囊肿大。有"T"管者可见大量鲜血经引流管或周围涌出,出血量大者可出现休克。

(三)辅助检查

1.实验室检查:血常规表现为红细胞及血红蛋白下降、白细胞计数升高,特别是合并感染时白细胞计数明显升高。血总胆红素及 1 分钟胆红素升高。

2.B超检查:可发现肝内、外胆管扩张,可发现胆囊及肝胆管结石,肝、胰的占位性病变。

3.选择性肝动脉造影:可发现肝内占位性病变、肝动脉的瘤样病变、肝动脉胆管瘘、肝动脉门静脉瘘及肝动脉的异常病变。选择性肝动脉造影的阳性结果为胆道出血提供治疗依据。

4.纤维内镜检查:内镜下发现血液自壶腹开口处流出,则确诊为胆道出血。同时了解并排除食管、胃及十二指肠的出血病变。

5.其他检查:如肝脏 CT 扫描、磁共振(MRI)及核素扫描,可适当选择应用。带有 T 管的病人,在出血停止期可行 T 管造影。未经手术的病例在出血停止期可行 ERCP 检查有助于寻找出原因。

(四)鉴别诊断

本病应与溃疡病出血、食管静脉曲张破裂出血及胃癌出血相鉴别。

## 二、治疗

(一)非手术治疗

非手术治疗包括输血、止血药物,补液抗休克及营养支持治疗,应用足量的广谱抗生素,同时做好手术前的准备。

非手术治疗的适应证:

1.出血量不大或首次出血。

2.出血前无梗阻性黄疸或化脓性胆管炎病史者。

3.已行手术探查,经选择性动脉造影、T管造影、纤维内镜检查出血病灶仍不明显者。

4.全身情况差不能耐受手术者。

(二)选择性或超选择性肝动脉栓塞术

选择性肝动脉造影及栓塞术是胆道大出血诊断及治疗的重要方法。胆道大出血经非手术治疗出血不能控制,即应考虑肝动脉造影,经肝动脉造影证实为肝动脉病变所致胆道出血者,可行选择性或超选择性肝动脉栓塞术。

(三)手术治疗

1.适应证:

(1)出血量大,伴出血性休克且不易纠正者。

(2)合并梗阻性化脓性胆管炎,非手术治疗不能控制者。

（3）肝动脉栓塞无效者。

（4）有原发病灶需手术处理者。

（5）胆囊内病变引起出血者。

2.手术时机：

（1）如出血病灶定位明确，术前已做好准备，可择期或出血间歇期手术。

（2）非手术治疗中出血周期越来越短，或出血量大伴有休克，抗休克治疗难以纠正，应急诊手术。

3.手术探查：

（1）目的：①进一步明确是否胆道出血。②明确是肝内、肝外胆道出血或胆囊出血。③明确出血来自哪一侧肝内胆管，或两侧肝内胆管。④了解出血原因。

（2）方法：①肝表面、胆囊、肝外胆管的视、触诊：了解肝脏是否肿大，局部隆起、肿块、结石、肿瘤、血肿、脓肿、搏动性肿块，肝外胆管是否扩张，胆囊是否肿大或有积血，有无肝动脉震颤或搏动性包块。②胰腺是否肿大，有无结节包块。③胆总管探查，清除积血或血块，明确出血来自哪一侧胆管，借助术中胆道镜或术中胆道造影，辨明出血部位、出血原因。

4.手术方法：依照病变及出血部位是否明确、技术条件是否具备依次考虑手术方法。

（1）肝动脉结扎术：适用于：①不能切除的肝肿瘤或胆管癌所致的出血。②出血虽来自一侧叶、肝段，但病人情况差，不宜于行肝叶、肝段切除者。③术中出血已停止，但对出血部位判断不清的肝内胆道出血。

（2）肝叶、肝段切除：适宜于病变局限于一侧、一叶、一段，并确认出血来自于一侧、一叶、一段胆管，可行相应的肝叶、肝段切除术。

（3）胆囊切除术：针对胆囊内出血者。

5.后续治疗：

（1）水、电解质补充及纠正。

（2）广谱抗生素的应用。

（3）护肝治疗。

（4）营养支持。

（5）密切观察疗效。

# 第八节　胆管囊状扩张症

胆管囊状扩张症，亦称先天性胆总管囊肿，多发于青年女性，男女之比为 1:4。因在幼儿期即可出现症状，所以大多在 10 岁前可做出诊断。

## 一、病因

本病病因与下列情况有关：

1.胆总管先天发育异常:胚胎发育时,原始胆管远端增殖为索状实体,以后再空泡化贯通;若某段胆管过度增殖,再过度空泡化而形成扩张。

2.胆胰管汇合异常:胆胰管共同通道过长或呈直角开口汇合。胰液易逆流入胆管内,导致胆管压力升高。

3.胆管口炎变狭窄近端胆管扩张所致:感染细菌或病毒感染后,使胆管上皮损害变性,狭窄梗阻,近端胆管壁变薄扩张。

## 二、病理

胆管囊性扩张症可发生于肝内、外胆管的任何部位。80%合并结石。部分出现癌变,约占 5%~17%。近年报道有升高趋势。

根据胆管扩张的形态和位置可分为下列五种类型(图 141)

1.囊状型:此型最为常见,约占 90%。胆总管中段呈球形或纺锤形扩张。

2.憩室型:由胆总管侧壁长出憩室状物,向外膨出。

3.十二指肠内膨出型:胆总管末端在十二指肠内呈囊状膨出,胰管和胆总管汇入膨出部。

4.肝内外混合型:肝内胆管具多发性大小不一的扩张,同时有肝外胆管囊状扩张。

5.肝内胆管型:又称 Caroli 病。

## 三、诊断

1.临床表现:本病的典型临床表现为右上腹部疼痛、黄疸和腹部肿块,故称三联征,但约 1/3 病例无典型的三联征表现。合并结石感染时有胆管炎症状,如腹痛、畏寒、发热和黄疸等。体检时,较大的囊肿右上腹可触及囊性包块,光滑、固定。

2.实验室检查:提示有梗阻性黄疸的特点,部分病人无黄疸。合并感染者有白细胞计数升高。

3.影像学检查:B 超、CT 可提示肝外囊性肿物及囊肿外形。PTC 或 ERCP 可确定囊肿类型、病变范围、有无合并结石及胰管汇合情况。X 线钡餐检查可见十二指肠环扩大、肠腔受压或移位等征象。

## 四、治疗

手术是本病唯一的治疗手段。手术方式:

1.囊肿外引流术:急诊情况下严重感染、病情危急时,可选择囊肿外引流术。

2.囊肿切除:肝管空肠 Roux-Y 吻合术:切除病变囊肿,包括胆囊切除、空肠与肝总管行 Roux-Y 吻合术。切除囊肿可避免囊肿癌变。Roux-Y 式式重建胆汁引流通道可减少逆行感染,是一种较理想术式。过去施行的囊肿与十二指肠吻合和囊肿与空肠 Roux-Y 吻合方式,现已废弃。

# 第九节　胆囊息肉样病变

胆囊息肉样病变为胆囊腔内隆起样生长的一类微小(1cm 以内)病变的总称。由于 B 超的应用,其检出率明显升高,但不能确定良、恶性,多数需严密观察,以正确决定治疗方法。

## 一、分类

1.肿瘤性病变:乳头状腺瘤、早期腺癌、平滑肌瘤、血管瘤。

2.非肿瘤性病变:胆固醇息肉、炎性息肉、淋巴性息肉、腺肌病、腺瘤样增生及胃、肠、胆、胰的胆囊异位。

## 二、临床表现

1.一般无症状,常在体检或其他疾病行 B 超检查时发现。

2.少数病例有疼痛,在合并胆囊结石、胆囊炎,病变位于胆囊颈部和(或)脱落而引起胆囊管梗阻时发生疼痛,疼痛性质为胀痛、钝痛或绞痛。

## 三、诊断

由于症状及体征均无特异性,故诊断困难。

(一)B 超检查

1.超声图像可发现胆囊腔内光团回声,光团性质可为强回声等回声或异常回声。

2.可见光团位置(胆囊体部或颈部)、光团个数,单个或多个。

3.光团与胆囊壁相连,相连处为蒂,同时测量蒂的宽、窄或广基。

4.光团的大小、轮廓、整齐或分叶。

5.是否合并结石。

6.胆囊腔大小、胆囊壁厚度。

(二)胆囊造影

胆囊造影可以发现胆囊腔内有负影,圆形或不规则。同时,了解胆囊有无功能。

(三)CT 扫描

CT 扫描一般不如 B 超检出率高,仅在息肉病变较大时 CT 扫描加增强有利于帮助确定病变性质。

## 四、治疗

因病变小,术前定性诊断困难,故治疗上存在分歧,治疗方法主要是手术。手术指征:

1.大于 1cm 的单发病变。

2.多发病变,其中 1 个大于 1.2cm。

3.光团不均或呈分叶状,蒂宽或广基息肉,不论单个或多个,手术指征相对放宽。

4.合并胆囊结石、胆囊炎或伴有症状的胆囊息肉样病变。

### 五、护理

1.禁酒及含酒精类饮料酒精可直接损伤肝功能,引起肝胆功能失调,使胆汁的分泌、排出过程紊乱,从而刺激胆囊形成新的息肉及/或使原来的息肉增长、变大,增加胆囊息肉的癌变系数。

2.饮食要规律、早餐要吃好

规律饮食、吃好早餐对胆囊息肉患者极其重要。如果不吃早餐,则晚上分泌的胆汁利用不上,存留于胆囊内,胆汁在胆囊内滞留时间过长,即可刺激胆囊形成胆囊息肉或使原来的息肉增大、增多。

3.低胆固醇饮食

降低胆固醇摄入量,避免过多进食鸡蛋(尤其是蛋黄)、肥肉、海鲜、无鳞鱼类、动物内脏等高胆固醇类食品,多吃蔬菜,粗粮。

# 第十节　胆囊癌

胆囊癌(gallbladder carcinoma)是原发于胆囊的肿瘤性疾病,约占全部肿瘤的 0.76%~1.2%。常发生在 50 岁以上的中老年人,女性多于男性(约为 3:1)。以腺癌为常见(约占 80%),病因尚不清楚,但有资料表明,胆囊结石及胆囊黏膜的慢性炎性刺激可以促使上皮增生而发生癌变倾向,胆囊结石患者的胆囊癌的发生率比无结石者高出 7 倍。

### 一、诊断要点

1.症状:胆囊癌的早期常无症状,一旦有症状,做出诊断已达中晚期

(1)腹痛:上腹及剑下隐痛或钝痛。在时-可出现绞痛,有时可伴恶心、呕吐。

(2)黄疸:癌组织脱落或出血引起胆道阻塞时出现黄疸,出现黄疸前可有胆绞痛,黄疸程度可轻可重,亦可消退。或由于癌组织浸润、淋巴结转移压迫肝内外胆管出现黄疸,并逐渐加重。可有低热,当胆道发生阻塞继发感染时则会有高热。

(3)肿块:在右肋缘下可触到坚硬、无明显压痛的肿块。

(4)有贫血、消瘦及腹水者已是晚期病例。

2.特殊检查:

(1)B 超:可发现较早的胆囊癌,表现为胆囊腔内轮廓不规则、与壁相连、基底较宽、异常隆起的光团回声,随着病变进展块影增大。或为胆囊壁不规则的、多个大小不等的低回声光团。如有黄疸,B 超可以发现肝内胆管扩张,肝、肝门部、胰腺内转移性病变。

(2)CT 检查:可发现胆囊内软组织块影,还可显示胆囊癌扩散范围和肝受累情况,对

中晚期病例其诊断价值更大。

(3)MRI:除发现胆囊病变外,对有黄疸的病例,通过胆道成像了解胆道梗阻情况。

(4)PTC及ERCP检查:对肝门、胰腺转移,出现黄疸的病例需行此检查,以明确胆管梗阻部位。

## 二、治疗

手术治疗是唯一的治疗方法,根据术前检查及术中探查发现,结合病人的全身情况,必要时使用冰冻切片病理检查或穿刺细胞学检查、术中B超等综合判断抉择手术方法。

1.胆囊癌:病变仅局限在黏膜、黏膜下及肌层,则行胆囊切除术。

2.胆囊癌:病变侵犯浆肌层,则行扩大胆囊切除术,即同时切除距胆囊床边缘2cm的无瘤肝组织,同时清除所属引流的淋巴结。

3.胆囊癌已侵犯肝脏,肝十二指肠韧带内有淋巴结转移,可行肝Ⅴ、Ⅳb、Ⅵ或右三叶切除及肝外胆管周围淋巴结清除术。

4.胆囊癌侵犯肝、胰头、十二指肠,如无禁忌则可行受累肝、胰、十二指肠切除术,甚至附加右半结肠及右肾切除术。

5.胆囊癌晚期已无法切除,需手术解决的问题为两个方面:

(1)解除或缓解阻塞性黄疸。根据胆管阻塞的部位、阻塞的范围采取相应措施(参考不能切除的高位胆管癌的治疗)。

(2)解除消化道梗阻。

# 第十一节　胆管癌

胆管癌为胆管的恶性肿瘤,依癌肿所在部位不同分为近端胆管癌和远端胆管癌。

## 【近端胆管癌】

原发于胆囊管与肝总管汇合部以上胆管的癌肿为近端胆管癌,常侵犯肝管分叉部和一侧和(或)两侧肝管。故又称为高位胆管癌、上端胆管癌、肝门部胆管癌、肝管分叉部或汇合部胆管癌。

## 一、诊断要点

1.症状:本病早期无典型症状,只有当癌肿生长导致胆管部分或完全梗阻时才出现进行性加深的、无痛性黄疸;随着黄疸加深,出现皮肤瘙痒、呕吐、消瘦、上腹隐痛或胀痛。如合并感染则可出现胆管炎的症状、体征。

2.检查:

(1)体检:巩膜及全身皮肤黄染,晚期皮肤呈深褐色,肝脏肿大,腹水及脾大。

（2）实验室检查：血清总胆红素升高，1分钟胆红素高出总胆红素的50%以上。碱性磷酸酶升高，癌胚抗原（CEA）水平升高。约50%的病人大便潜血阳性。

（3）B超检查：为首选检查项目，也是最重要的检查方法，可以发现并判定阻塞以上胆管扩张及胆管的肿瘤性病变，其准确率达86%~98%；同时，了解肿瘤大小，肿瘤与肝动脉、门静脉的关系。

（4）CT扫描：同样可以清晰判断阻塞以上胆管扩张及胆管肿瘤性病变，与B超配合可以提高胆管癌的诊断率。

（5）经皮肝穿胆道造影（PTC）及胰胆管造影（ERCP）：经皮肝穿胆道造影可以清楚显示梗阻以上扩张胆管、梗阻部位、范围、程度和原因。特别是在B超或CT引导下对扩张胆管穿刺造影，成功率达98%。PTC为有损伤的检查，需谨慎施行。胰胆管造影（ERCP）为无损伤性检查，主要了解梗阻以下胆管的病变，同时配合活检了解十二指肠乳头部、胆管下端及肝管的病变。如胆囊管未梗阻则可显示胆囊，以了解胆囊的病变情况。

连续施行PTC及ERCP检查，能清楚了解梗阻上、下胆管的病变情况，对进一步诊断胆管癌及抉择手术方法有重要价值。

（6）其他：MRCP可以清楚地显示梗阻部位、梗阻程度、范围，同时了解肿瘤的位置、大小及可能侵犯的位置。选择性肝动脉、肠系膜上动脉造影及经肝门静脉造影可以了解肿瘤是否已侵犯肝动脉、门静脉及其分支，显示肿瘤大小、范围及与周围大血管的关系。

3. 根据以上检查（一般来说对胆管癌的诊断术前施行B超、MRCP是不可缺少的检查，必要时可行ERCP或PTC检查），术前对胆管癌做出诊断并初步分型，为手术治疗提供依据。

Ⅰ型：癌肿位于左、右肝管汇合处以下的肝总管，左、右肝管相通。

Ⅱ型：癌肿已向上侵犯左、右肝管分叉处，致使左、右肝管不相通。

Ⅲa型：癌肿位于肝总管及右肝管。

Ⅲb型：癌肿位于肝总管及左肝管。

Ⅳ型：癌肿已侵犯肝总管，左、右肝管，并达更高部位。

## 二、鉴别诊断

由于本病最早表现为无痛性黄疸、肝大、上腹不适、消化不良或呕吐，故早期易误诊为病毒性肝炎、中毒性肝炎、毛细胆管性肝炎、硬化性胆管炎，以致延误治疗。本病除癌胚抗原可早期升高外，其症状、体征及实验室其他检查很难早期做出鉴别，所以尽早、重复B超检查常能及时、较早的发现胆管癌病例。

此外，应与胆囊癌鉴别。胆囊癌早期无症状，直至发生肝门转移，靠出现梗阻性黄疸才引起注意，做出诊断。对胆囊癌而言常已至晚期，而近期出现黄疸的胆管癌则病期较早。主要依靠B超检查判定胆囊的病变情况。

从无痛性、进行性加深的阻塞性黄疸这一独特症状体征来说还需要与肝门部转移癌、肝细胞性肝癌（肝门部的）、肝门淋巴结转移癌或淋巴瘤相鉴别。

近端胆管癌常合并有胆囊结石、肝胆管结石，胆管癌梗阻性黄疸合并感染时可出现胆管炎的症状、体征。在 B 超检查中结石是容易发现的。故对一个梗阻性黄疸的病人不论是否伴有疼痛,不应该轻易地满足于胆管结石或胆管炎性狭窄的诊断。

## 三、治疗

原则上以手术治疗为主,术后辅以放疗或化疗。

1.加强术前准备:包括护肝,改善凝血机制,维持水、电解质平衡,营养支持。对老年患者应注意合并心血管系统的潜在病变,术前发现、予以纠正,对耐受一个较大的手术是十分重要的。

2.基本术式选择:

Ⅰ型:胆囊、胆总管、肝门部胆管连同肿瘤一并切除,左、右肝管空肠吻合术。

Ⅱ型:胆囊、胆总管、肝门部胆管连同肿瘤及受累的肝叶(肝方叶、尾状叶、右前叶)部分切除术,附加肝胆管空肠吻合术。

Ⅲa 型:胆囊、胆总管、肝门部胆管连同肿瘤及右三叶、尾状叶切除,附加左肝管空肠吻合术。

Ⅲb 型:胆囊、胆总管、肝门部胆管及肿瘤、左三叶及尾状叶切除,附加右肝管空肠吻合术。

Ⅳ型:肝移植。

3.不能切除的胆管癌的外科处理:

(1)经扩张的肝内胆管—空肠旁路手术:治疗的目的是减黄。①经肝左外叶下段胆管途径,行左侧扩张的胆管–空肠 RouX–Y 吻合术。②经肝右叶第 V 段胆管途径,行右侧扩张胆管—空肠 Roux–Y 吻合术。此方法最多可以暂时引流 1~2 个肝段的胆管,实际价值有限。

(2)经胆总管、肿瘤间隙、肿瘤上方扩张的胆管至左或右肝膈面置“U”形管引流,附加胆总管.空肠 Roux–Y 吻合术,“U”形管分别经肝膈面及空肠引出腹腔。作用:①减压、减黄及后期治疗。②根据肿瘤大小、范围、狭窄情况,可以更换不同粗细的引流管,以达有效的减压和减黄。③手术时在肿瘤下缘放置银夹做标志,术后经“U”形管行腔内放疗。④必要时留置双侧“U”形管,同时引流左、右肝管。

(3)置管外引流:治疗目的是减黄、改善生存质量。①经胆总管—肝门部肿瘤间隙—扩张的肝内胆管置管引流。②经肝表面—扩张的肝左叶或右叶胆管置管引流。

## 【远端胆管癌】

远端胆管癌为原发于胆总管下端及胆管壶腹部的肿瘤。此外,来自于十二指肠黏膜的壶腹癌、壶腹周围癌、胰头癌等,虽来源不一,但引起的症状、体征都有相似之处,其治疗措施也基本上是一致的。

## 一、诊断

1.症状及体征:

（1）逐渐加深的阻塞性黄疸（个别胆总管下端乳头状瘤所引起的黄疸，有时表现为间断发生梗阻性黄疸）及进行性体重下降为主要症状。

（2）继发出血：表现为贫血、消化道出血。

（3）如同时有胰管梗阻可出现血糖过高或过低、脂肪性腹泻。

（4）可出现持续性背部隐痛，如合并结石可出现胆绞痛。

（5）体征主要为全身性皮肤及巩膜黄染、胆囊肿大、肝脏肿大。

2.检查：

（1）化验检查主要为总胆红素及 1 分钟胆红素升高，碱性磷酸酶升高。

（2）B 超为首选检查，提示肝内、外胆管扩张，胆囊增大。进一步检查常可发现胰管扩张、胰头部及胆总管下端病变。

（3）MRCP 显示肝内、外胆管扩张情况、程度、梗阻部位及胰头、壶腹周围病变情况。

（4）CT 检查：提示肝内、外胆管扩张，胆囊肿大，胰头及胆总管下端病变及胰管扩张。

（5）PTC 及 ERCP 系统配合检查，同时明确肝内、外胆管扩张，扩张的肝外胆管下端突然中断或狭窄，胆管壁不规则或充盈缺损，胆管变形等。同时了解是否合并结石。经纤维十二指肠镜可同时发现十二指肠乳头部病变，附加活检以做病理组织学定性。

## 二、治疗

以手术治疗为主，应有充分的术前准备。

1.胰十二指肠切除或扩大的胰、十二指肠切除术：即同时清除肝门部、胆管周围、腹主动脉旁、腹腔动脉、肝动脉、肠系膜上动脉周围淋巴结。

肠系膜上静脉、门静脉部分受累，如技术条件允许可考虑行与肿瘤相连的肠系膜上静脉、门静脉部分切除（节段），附加门静脉、肠系膜上静脉重建或人造血管移植术。

2.不能行胰、十二指肠切除者，尽可能行胆肠旁路手术。以减黄、改善生活质量为目的。

（1）肝总管、胆总管-空肠 Roux-Y 吻合术。

（2）胆囊-空肠 Roux-Y 吻合术。此术简单易行，要求胆囊肿大且胆囊管通畅，最好胆囊管在胆管的开口距肿瘤距离较远，术后可获得较好的减黄效果。

3.如病人情况极差，胆肠旁路手术有困难则可行胆总管外引流或 PTCD，以暂时减黄、缓解症状。

# 第十二节　胆管损伤

由于外伤或上腹部手术导致胆管连接中断、胆流闭塞、胆管缺损、胆汁漏出均称为胆管损伤。由手术因素所致者又称为医源性胆管损伤。胆管损伤术中未及时发现或虽已发现但处理不当，术后发生梗阻性黄疸、胆漏、胆汁性腹膜炎、胆管狭窄及所继发的胆管炎是损伤后的继发病变，称为胆管损伤的并发症。

外伤所致的胆管损伤少见,医源性胆管损伤的发生率,国外资料约为2‰,国内有散在报道,但无准确的统计资料。医源性胆管损伤多发生于胆囊切除术,其次是胆道手术,也偶见于胃大部切除及肝脏手术。胆囊切除术为一常见手术,因而在胆囊、胆道手术中防止发生损伤是一个值得重视的问题。

**【术中胆管损伤】**

(一)术中胆管损伤的发现及诊断

上腹部手术中发生胆管损伤,如能及时发现并得到正确处理,可以获得比较好的效果,避免并发症的发生。

胆囊、胆道手术完毕后需再次仔细检查:①确认胆囊管残端、胆总管、肝总管三者的解剖关系,胆总管、肝总管完整并具有连续性,注意胆囊管结扎线过于靠近肝总管、胆总管,是否有将肝总管、胆总管壁部分误扎的存在。②确认肝门部无胆汁渗漏,用一块白净纱布在肝门部逐一查视,有无胆汁外溢。③对已行胆总管探查者需检查放置的"T"管的粗细是否恰当,"T"管放置是否准确无误的在胆管腔内,胆管缝线松紧是否适宜。以30cmH2O的压力向"T"管内注水时胆管缝线处是否渗漏。

通过以上检查进一步诊断:①有无胆管损伤,是完全损伤(横断或结扎)还是部分损伤。②损伤的位置是肝总管还是胆总管,判定距左、右肝管汇合处的距离,以确定损伤部位(分级)。③部分损伤程度及范围(包括胆总管周径及损伤长度)。

(二)术中胆管损伤的处理原则

1.保留 Oddi 括约肌功能的修复术:

(1)胆管部分损伤,损伤边缘完整,则以 5-0 无损伤缝针单丝线间断缝合修补,内置"T"管引流。如裂口稍大或由于边缘不整齐、有黏膜损伤,经修剪后裂口增大需行整形修补。内置"T"管其长臂应在修补处上或下方另穿孔引出。

(2)胆管部分损伤,若损伤范围较大,可在损伤处的上或下方胆管内置人"T"管做支撑,其缺损部分应以带血管蒂的胃壁、肠壁浆肌层或圆韧带,应用其浆膜面行修补术。

(3)胆总管完全性横断,应将两断端进行修整,再切开十二指肠侧腹膜,将十二指肠及胰头后部松动以减少吻合口的张力,用５０无损伤缝合针线,行对合式间断缝合,要求缝合过程中不损伤胆管黏膜。内置"T"引流管,短臂修整成瓦沟形通过吻合口做支架,长臂则在吻合口下方另开口引出。引流管放置时间为 3 个月。

此外,在上述三种修复术时放置一根经吻合口、修复处、肝内胆管引出的硅管,可以有效支撑引流,放置 3 个月,以代替"T"管。

2.以恢复胆肠引流为目的的手术:如胆管损伤的位置较高、损伤范围大,上述各种修复手术有困难,应行高位胆管空肠 Roux-Y 吻合术。要求以 5-0 无损伤缝合针线做黏膜对黏膜,对合式单层缝合,以塑料管做支撑引流,或经肝–吻合口–肠的"U"形管引流,引流管一般放置 3 个月。

# 第十三节　胆管损伤的并发症

**【胆漏、胆汁性腹膜炎】**

## 一、临床表现

1.胆汁经腹腔引流管或烟卷引流漏出，或切口漏出、敷料浸湿。

2.腹痛可在右上腹、下腹或全腹，同时有压痛、反跳痛。

3.出现黄疸，但随胆流阻塞情况而异。

4.发热、白细胞及中性粒细胞升高。

5.B超检查可发现上腹或下腹液性暗区，如有黄疸可能发现肝内胆管扩张。

## 二、处理原则

1.密切观察腹腔引流量及症状、体征。

(1)48小时内胆汁引流量增加，胆汁性腹膜炎的症状、体征加重应及时手术探查。

(2)引流量减少，局部症状减轻或消失，仅维持少量胆外漏，可以继续观察。

(3)观察过程中局部及全身症状好转，直至完全消失，引流量维持100ml左右或更少，常见于副肝管损伤，需在半个月后造影，及进一步检查确定。

(4)观察过程中，虽局部体征好转，引流量极少，但出现黄疸且逐渐加深，常为胆管狭窄的表现，需进一步检查处理。

2.加强护肝及支持治疗，维持水、电解质平衡。

3.广谱抗生素的应用。

4.手术处理(参考手术后阻塞性黄疸再手术方法)。

**【手术后阻塞性黄疸】**

## 一、临床表现

1.手术后出现黄疸，和(或)在出现黄疸前已有胆漏、腹汁件腹膜炎的痒状、体征。

2.手术后出现黄疸，无其他症状、体征。

## 二、诊断

判断为阻塞性黄疸还是非阻塞性黄疸，排除内科黄疸。

1.B超检查：了解肝内胆管是否扩张及扩张的程度，肝外胆管是否扩张、扩张程度及扩张的肝外胆管长度。

2.PTC检查：了解肝管扩张的程度、阻塞部位。

3.ERCP 检查：了解阻塞部位及下端胆管病变。

4.MRCP 检查：了解梗阻部位、肝内胆管扩张程度及肝内胆管解剖结构。

通过以上检查判断是否为阻塞性黄疸、阻塞部位及阻塞原因。

### 三、处理原则

1.积极做再手术的术前准备：包括护肝、营养支持、水电解质平衡及黄疸状况下凝血机制异常的纠正。

2.手术时机：

(1)阻塞性黄疸：伴胆漏、胆汁性腹膜炎、发热等，急诊手术。

(2)术后阻塞性黄疸，应在术后 7~10 天早期手术。

3.再手术方法：

(1)腹腔引流+胆管外引流：针对胆漏、胆汁性腹膜炎、阻塞性黄疸者。由于局部胆汁污染常继发感染，病人情况差。应尽快清理腹腔，妥善置管引流。明确胆漏部位、原因，行简要修复后行胆管外引流术。

(2)重建胆肠内引流：术后阻塞性黄疸，PTC 或 MRCP 检查及术中探查明确为胆总管或肝总管损伤，此时上端胆管扩张、局部无污染，如技术条件允许应重建胆肠内引流术，待 3 个月后重建胆内引流。

### 【胆肠内漏(瘘)】

胆肠内漏(瘘)一般发生在胆总管切开、胆总管探查术后。

### 一、临床表现

在胆总管探查后，或 3~5 天后出现寒战~高热，胆汁引流量急骤增加，开始仅为胆汁，以后可混有肠液、食物残渣，为发臭的胆汁、肠液、食物残渣混合的脓性液体，每日引流量达 1000~1500ml。随着感染被控制，体温下降，引流量可逐渐减少。以后可以反复发作上行性胆管炎，如行"T"管造影可见胆总管一十二指肠内瘘，如行稀钡造影(GI)可见钡剂经瘘管反流至胆管。

### 二、治疗

1.早期主要是广谱抗生素治疗。

2.维持"T"管引流通畅，及时有效胃肠减压。

3.预防及治疗电解质失衡。

4.加强营养支持治疗。

### 三、感染

损伤后感染来自两个方面：一是胆汁渗漏导致局限性或弥漫性胆汁性腹膜炎、腹腔感染、脓肿形成；二是胆道损伤后胆流受阻、胆汁渗漏、胆汁引流不畅、肝内胆汁淤积，继发胆道感染。

## 四、临床表现

寒战、高热、腹痛、黄疸伴恶心、呕吐,同时白细胞升高,核左移,重者继发肝、肾功能衰竭。

## 五、治疗

及时发现、治疗胆管损伤,及时处理胆管损伤的并发症是防止发生腹腔感染及胆道感染的关键。随着胆道损伤及其并发症得到及时、有效处理,感染可以得到控制。

## 【损伤性胆管狭窄】

损伤性胆管狭窄为胆管损伤的结果,表现为胆管阻塞或部分阻塞和损伤处炎性、瘢痕狭窄。上端胆管扩张、胆汁淤滞,继发胆管炎、肝内结石及胆汁性肝硬化。

### 一、临床表现

1.黄疸:由于胆管狭窄、胆流不畅或继发胆道感染出现不同程度的逐渐加深的阻塞性黄疸,并可反复发作。

2.反复发作的胆道感染:出现寒战、高热、黄疸,可同时有上腹疼痛。重病者出现毒血症、败血症致中毒性休克,神志淡漠或昏迷等重症胆管炎的表现。

### 二、诊断

1.病史特点:

(1)胆管损伤病史。

(2)上腹部手术,特别是单纯胆囊切除、胆道手术后,曾有胆漏、反复出现胆管炎病史。

(3)胆囊、胆道手术后留置较长时间引流管而无胆石病史者。

2.B超检查:了解肝内、外胆管是否扩张及扩张的程度。

3.窦道引流管及"T"形管造影:有可能使部分或全部胆管显影,可以直接观察胆管病变。

4.PTC检查及选择性PTC检查:可以了解胆管系统的全貌,有利于判断病变部位。

5.ERCP检查:为无损伤性检查。当胆管为不完全性梗阻时可以显示狭窄上、下的胆管。狭窄严重或完全梗阻时则仅显示狭窄以下胆总管,结合PTc检查结果可以进一步判断胆管狭窄及损伤的范围。

6.MRCP检查:为无损伤检查,可以了解全胆管系统的解剖结构,显示胆管狭窄部位及肝内胆管扩张的情况。

### 三、治疗

1.原则

解除狭窄、重建通畅的胆肠引流。

2.方法：

(1)充分的术前准备后行高位胆管–空肠 Roux–Y 吻合术。

(2)如 PTC 检查发现胆管狭窄,且导丝能通过狭窄段胆管,则可将狭窄段胆管扩张后安放金属支撑架或镍钛形状记忆合金支撑管可以获得满意效果。

## 【胆汁性肝硬化】

胆管损伤引起胆管狭窄、梗阻,长时间淤胆及继发感染,导致胆汁性肝硬化。临床表现为以往手术后长期不退的阻塞性黄疸、褐黄色的面容、严重的肝功能受损、腹水及凝血机制障碍、营养不良、肝脾大,重者因食管静脉曲张破裂死亡。

### 一、治疗

1.及时发现损伤性胆管狭窄,成功地解除狭窄,建立通畅的胆肠引流是防止胆管损伤导致肝硬化唯一、有效的预防措施。虽已发展至肝硬化,治疗的根本问题仍然是针对引起胆道梗阻的起因,有效的恢复胆流。

2.如已发生门静脉高压,在发生食管静脉破裂前仍应把恢复胆肠引流放在首位。

### 二、护理

1.观察腹部情况:对早期胆瘘而言,轻微腹痛可能是其首发症状,而胆管梗阻的病人可能在较长时间内无任何不适。肝移植术后胆管炎病人右上腹疼痛常不明显。所以要认真观察腹痛性质及手术切口情况, 如切口有胆汁渗出或引流管引出胆汁并伴有腹膜炎,应警惕胆瘘的发生。本组 1 例术后第 10 天腹腔引流管有胆汁引出且伴有腹痛,诊断为胆瘘,重新留置 T 型管,抗感染治疗后痊愈。

2.体温的观察:定时测量体温,如有不明原因的发热,应警惕胆管并发症的发生。本组 1 例有中度热,给予抗炎等治疗后体温恢复正常,其余 3 例有反复低热。

3.观察黄疸情况:密切观察皮肤巩膜是否出现黄染或黄疸加深。一旦出现黄疸则应警惕有无胆管并发症的发生。4 例病人均出现不同程度的黄疸,经对症治疗后症状有所好转。

4.T 型管护理

保持 T 型管通畅,观察胆汁的量及透明度,有无混浊、泥沙或絮状物等并准确记录。每天更换引流袋并严格执行无菌操作规程,必要时进行胆管冲洗,预防逆行性胆管炎及胆泥形成。定时做胆汁细菌培养及 CMV 检测。T 型管妥善固定,病人变换体位时要注意勿过度牵拉 T 型管。本组 1 例因翻身导致 T 型管脱出引起胆瘘。

(支良　韩瑞 )

# 第九章　肝脏疾病

## 第一节　原发性肝癌

原发性肝癌是指来源于上皮组织的肝脏恶性肿瘤。其发病率较高,在世界范围内居男性最常见恶性肿瘤的第 7 位,居女性的第 9 位。在我国列为男性恶性肿瘤的第 3 位,仅次于胃癌、食管癌,女性中则居第 4 位。原发性肝癌可发生于任何年龄,但以中壮年为多见。原发性肝癌的发病有一定的地区差异,在世界范围内,以非洲撒哈拉一带和东南亚地区最常见,在我国,东南沿海高于西北和内陆地区。

### 一、病因

原发性肝癌的病因至今尚不十分明确,可能与下列因素有关:

1.乙型肝炎病毒(HBV):一般说来,多个不同人群中 HBV 和肝细胞癌之间的相关性研究已证实肝细胞癌的发病率与 HBsAg 携带者的流行率成正相关。而 HBV 感染先于肝细胞癌发生的明确证据,以及各实验室研究的生物学可信性,都表明 HBV 和肝细胞癌之间呈因果关系。

2.黄曲霉素:黄曲霉素是由黄曲霉菌产生的真菌霉素,主要有四类:黄曲霉素 B1 和 B2,G1 和 G2。动物实验中证明,黄曲霉素有很强的致癌作用。尤以黄曲霉素 Bl 的作用最显著,但对人的致癌作用证据尚不足。不过,流行病学研究表明,饮食中黄曲霉素水平升高,肝癌的发生率也随之增加。

3.肝硬化:肝硬化与肝细胞癌的关系密切。资料表明,肝癌患者中肝硬化的发生率为 84.4%,而且肝硬化绝大多数属于结节型坏死后肝硬化。

4.其他:遗传因素是值得进一步探讨的病因之一。另外,较多致癌性强的化学物质,如亚硝胺类化合物可以诱发原发性肝细胞癌。其他,如酗酒、口服避孕药及饮食中微量元素的缺乏等都可能与肝细胞癌的发生有关。

### 二、病理

原发性肝癌大体形态可分为三型,结节型、巨块型和弥漫型,其中以结节型多见。

1.结节型:肿瘤大小不一,分布可遍及全肝,多伴有较严重的肝硬化。本型手术切除率低,预后较差。

2.巨块型:呈单发的大块状,直径可达 10cm 以上,也可由许多密集的结节融合而成,局限于一个区域,肿块呈圆形,一般比较大,有时可占据整个肝叶。此型肝癌肝硬化多较轻。

3.弥漫型:较少见,有许多癌结节散布全肝,呈灰白色,肉眼不易与肝硬化结节相鉴别,此型发展迅速,预后差。

从病理组织来看,原发性肝癌可分为三类:肝细胞型、胆管细胞型和两者同时出现的混合型。肝细胞癌占绝大多数,为85%以上,癌细胞呈圆形或多角形,核大而核仁明显,胞质丰富呈颗粒状,癌细胞排列成索状或巢状。胆管细胞癌较少见,细胞多呈立方形或柱形,排列成大小不一的腺腔。混合型最少见,癌细胞形态部分似肝细胞,部分似胆管细胞,有时混杂,界限不清。

原发性肝癌极易侵犯门静脉和肝静脉引起血行转移,肝外血行转移至肝门淋巴结最多,其次为胰周、腹膜后、主动脉旁及锁骨上淋巴结。此外,向横膈及附近脏器直接蔓延和种植性转移也不少见。

## 三、诊断

### (一)临床表现

原发性肝癌起病隐匿,早期症状和体征不明显,当出现自觉症状时则多已至晚期。肝癌常见的临床表现是肝区疼痛、肝大或包块、食欲减退、消瘦、乏力和消化道症状。

1.肝区疼痛:肝区疼痛是最常见的症状和最经常开始的主诉。疼痛多为持续性隐痛、钝痛、胀痛,有时可放射致背痛或右肩痛。疼痛是由于癌肿迅速生长使包膜紧张所致。如突发剧烈腹痛并伴有腹膜刺激征和休克,多有肝癌破裂的可能。

2.腹胀:多因癌肿迅速增大致肝大或因消化不良使胃肠胀气及腹水形成。当门静脉或肝静脉癌栓时,可出现顽固性腹水或腹胀。

3.食欲减退、恶心、呕吐、腹泻等消化道症状:这些消化道症状为非特异性表现,多与肝功能受损有关。

4.乏力、消瘦:系肝癌致机体的消耗性表现。早期多不明显,随着病情发展,乏力、消瘦呈进行性加重,出现恶病质。

5.发热:肝癌患者发热多为低热,热型多不规则。发热原因可能是并发感染或癌组织坏死性物质吸收。若为感染发热,抗生素治疗多有效;癌性发热者,则多难控制。

6.呕血、黑便:主要由于肝癌伴有肝硬化门静脉高压食管静脉曲张破裂或急性胃黏膜病变所致。

临床上常见的肝癌患者体征以肝大、黄疸及肝硬化门静脉高压征象为多见。

1.肝大:肝大是原发性肝癌的主要体征,肝脏多呈进行性肿大,质硬有压痛,表面光滑或有结节感,边缘钝而不整齐。如肿块位于肝的下部,突出在右肋下或剑突下时,则比较容易扪及,如肿块位于膈顶部可使右膈肌上抬,叩诊浊音界抬高,有时膈肌固定或运动受限,甚至出现胸水。

2.黄疸:黄疸多见于弥漫型或胆管细胞癌。多数为阻塞性黄疸,少数为肝细胞性黄疸。前者常因癌肿结节压迫胆道或因肝门部淋巴结肿大压迫胆管所致;后者可由于癌组织肝内广泛浸润或合并的肝硬化、慢性活动性肝炎引起。

3.肝硬化征象:肝癌患者伴有严重肝硬化者或癌肿侵犯门静脉时可出现腹水、脾大及侧支循环开放表现。此外,还有如鼻出血、牙龈出血、蜘蛛痣、肝掌以及男性乳房发育、下肢浮肿等征象。

(二)实验室检查

1.肝功能检查:对肝癌的诊断帮助不大,但有助于了解肝功能损害的程度,如肝功能不正常时,对肝癌来说多属晚期或合并严重肝硬化,实施手术治疗的机会不大。

2.血清酶学检查:各种血清酶对原发性肝癌的诊断都缺乏专一性或特异性。早期患者阳性率极低,且有较多假阳性。据国内资料,肝癌患者中血清转氨酶升高者占 36%~40%,碱性磷酸酶升高者占 65.6%;r–谷氨酰转肽酶升高者占 93.5%,血清碱性磷酸酶与乳酸脱氢酶的某些同工酶的测定阳性率为 84.3%。这些酶对肝癌的辅助诊断有一定的帮助,但早期诊断价值不大,如能结合其他检查,如 AFP 则可提高肝癌的确诊率。

(三)特殊检查

1.免疫学检查:主要用于肝癌肿瘤标志物甲胎蛋白(AFP)的检测。AFP 是在胚胎时肝实质细胞和卵黄囊中合成的,存在于胎儿血清中,而正常成人血清中一般不存在这种蛋白,即使有也是极其微量。但当发生肝细胞癌时,血清中又出现了这种蛋白。肝细胞癌具有合成 AFP 的能力,对诊断原发性肝癌提供了有力依据。

目前,常用的 AFP 检测方法是抗原抗体结合的免疫反应方法。临床上常用的琼脂扩散和对流免疫电泳法灵敏度较低,但特异性高,肝癌的阳性率>80%,而放射免疫法则较灵敏,可有 90%的肝癌病人显示不同程度 AFP 升高。

单项 AFP 诊断肝癌的标准是:放射免疫法测定 AFP>400ug/L,持续 4 周,并能排除妊娠、活动性肝病、生殖腺胚胎源性肿瘤及转移性肝癌者,即可诊断肝细胞癌。

2.超声检查:B 型灰阶超声简称 B 超,自用于原发性肝癌的诊断以来,使肝癌的诊断,早期发现及术后 5 年存活率均得到了提高。目前,B 超已成为了肝癌检查中不可缺少的手段,特别是对 AFP 阴性病人或小肝癌的诊断。

肝癌的超声图像依肿瘤形态可分为结节型、巨块型和弥漫型三种:

(1)结节型:肿瘤与非肿瘤间界限清晰,轮廓可识别,该型肿瘤可为单发或多发。

(2)巨块型:肿瘤通常较大,直径 5cm 以上。巨大癌块周围常伴有多个小的卫星结节。肝癌轮廓尚可识别,略呈球形,中心易坏死、出血、液化。

(3)弥漫型:瘤体形态不清晰,边缘模糊,肿瘤与非肿瘤的界限不清楚,肿瘤轮廓不易识别。

肝癌的超声回声有:

(1)低回声型:肿块回声比肝实质回声为低,常见于小肝癌及转移性肝癌。

(2)强回声型:癌肿内部回声明显增强,形成类圆形强回声团块,边缘欠清,多见于脂肪变性及部分钙化的肝细胞型肝癌和部分转移性肝癌。

(3)等回声型:癌肿回声与周围肝组织相似,仅在边缘区见低回声环,常见于结节型肝癌。

(4)混合型:瘤体内强、弱回声混合镶嵌,分布不均,可能因在同一肿瘤中出现各种组织学改变所致。此型常见于大肝癌和大的转移性肝癌。

3.肝血管造影:肝血管造影能清晰显示肝动脉、门静脉和肝静脉的解剖图,随着超选择插管技术的改进,肝血管造影可为诊断肝癌提供最明确的信息。

由于肝肿瘤血供主要来自动脉,因而常应用 Seldinger 方法经股动脉插管,做超选择性肝动脉造影。正常肝实质与肿瘤的血供不同,为肝癌的诊断提供了简单有效的方法。肝动脉造影初期,正常肝实质与肿瘤均显影,随后正常肝实质中的造影剂立即被大量不显影的门静脉血流稀释或冲走。但肿瘤由于缺乏门静脉血流冲洗而成为多血管的团块,典型肝细胞癌具备以下血管造影表现:肝动脉扭曲变形,血管增多,新生血管,肿瘤染色和血管湖。若肿瘤向门静脉蔓延和动脉—门静脉瘘,用血管造影诊断更容易。某些肝癌是少血管的,尤其是小于 3cm 者,用灌注技术是最佳方法。肝动脉造影可以确定病变部位、大小、数目和分布范围,从而可估计手术的可能性和选择最适合的手术方法,特别是对小肝癌的定位诊断是目前最优的方法。

4、CT:CT 肝脏扫描时,肝肿瘤几乎总是表现为低密度块影,有时也表现为等密度块影,极个别可呈高密度块影。衰减密

度值与周围肝脏相似的肿瘤,无论肿瘤大小如何均难以为 CT 平扫所发现,因此,一般需增强扫描。在肝癌的动态 CT 扫描图像中肿块出现瞬间增强表现的约占 3/4,增强的形式可为弥漫性、不规则镶嵌性及点状。在动态 CT 扫描中,瘤体在动脉为主相中出现弥漫性增强,其后在门静脉主相时其密度变厚。而纤维包膜则在门静脉主相时出现环状增强,其后增强持续的时间可长达数分钟。原发性肝癌还可见瘤内有分隔及局部肝胆管扩张等征象。动态扫描早期可见血管中断、破坏等异常现象。

5.磁共振成像(MRI):MRI 可准确了解腹部及肝脏的正常与病理解剖情况。正常肝组织一般呈中等信号强度。肝血管血流流速快,在未注射造影剂时呈低信号强度,而一般来说,肝癌的组织弛豫时间 T1 与 T2 均延长,肝癌组织于 T1 加权像上表现为低信号,T2 加权像上为高信号,质子加权像则与正常肝组织差别不大。由于正常肝组织与肝细胞癌的组织弛豫时间 T1 与 T2 的差别较显著,因而 MRI 对肝细胞癌的诊断亦十分容易。

6.肝脏放射性核素显像:肝脏的单核一吞噬细胞系统细胞主要是肝血窦中的库普弗细胞,有吞噬异物的功能,将半衰期较短的放射性核素,如 99mTc 113mIn 或 196mIn 等胶体微粒静脉注射进入血循环后,其中绝大部分被库普弗细胞吞噬,于是正常肝组织聚积放射活性而显影。若有肝癌发生引起肝组织破坏,则库普弗细胞随之消失,出现放射性缺损或稀疏区,即冷区。肝脏放射性核素显像的另一种动态观察方法是利用肝实质细胞摄取和排泄代谢物质的功能, 将放射性核素标记这些物质作显像剂, 如 99mTc-HIDA、113mIn 一玫瑰红等,可连续观察图像,当肝癌引起肝组织破坏时,则出现放射性缺损或稀疏的冷区。肝脏放射性核素显像对肝癌诊断的阳性符合率较高,但对于直径小于 3cm 肿瘤则不易检出。

7.X 线检查:腹部透视或拍片可见肝阴影扩大。肝右叶的癌肿常可见右侧膈肌升高,活动受限或呈局限性凸起。位于肿左叶或巨大的肝癌,X 线钡餐检查可见胃和横结肠被推压现象。

8.肝穿刺活组织检查:有确定诊断意义。对中晚期肝船,可在 B 超引导下进行穿刺,但对小肝癌帮助不大,同时,肝穿刺活组织检查有招致出血、肿瘤破裂和针道转移等危险,故现临床上已很少使用。

(四)诊断标准

1.病理诊断:

(1)肝组织学检查证实为原发性肝癌者。

(2)肝外组织的组织学检查证实为肝细胞癌者。

2.临床诊断:

(1)如无其他肝癌证据,AFP 对流法阳性或放射免疫法≥400μg/L,持续 4 周以上,并能排除妊娠活动性肝病、生殖腺胚胎源性肿瘤及转移性肝癌者。

(2)影像学检查有明确肝内实质性占位病变,能排除肝血管瘤和转移性肝癌,并具下列条件之一者:①AFP≥200μg/L。②典型的原发性肝癌影像学表现。③无黄疸而 AFP 或 ALT 明显增高。④远处有明确的转移性病灶或有血性腹水,或腹水中找到癌细胞。⑤明确的乙型肝炎标志阳性的肝硬化。

(五)鉴别诊断

原发性肝癌在诊断过程中,应与下列疾病相鉴别:

1.继发性肝癌:继发性肝癌病情发展较缓慢,AFP 检测一般为阴性,多无肝炎病史或肝硬化表现,除肝脏病变症状外,多有原发病灶的相应症状。主要鉴别方法为检查肝脏以外器官有无原发癌肿病灶。

2.肝硬化:肝硬化病史较长,多有肝炎史,经休息后症状可缓解,早期肝稍大,后期可缩小变硬,有肝硬化的体征,如脾大、食管一胃底静脉曲张、蜘蛛痣、肝掌等,AFP 阴性或低浓度阳性。B 超、CT、肝动脉造影及动态 AFP 均有助于鉴别。

3.肝脓肿:急性肝脓肿一般较易鉴别,慢性肝脓肿有时较难,但肝脓肿多有阿米巴或细菌感染史以及相应的临床表现。B 超检查为液性暗区,肝穿刺吸脓能确诊。

4.肝棘球蚴病:多见于牧区,有牛、羊、犬等接触史,病史长,患者全身情况好,常不伴肝硬化,Casoni 试验和补体结合试验常为阳性,AFP 为阴性。但肝泡状棘球蚴病有时不易鉴别,需病理检查确诊。

5.肝脏良性肿瘤:通常发病缓慢,病史长,不伴肝硬化,全身情况好,AFP 阴性。常见为肝血管瘤、肝腺瘤。B 超、CT、肝动脉造影有助于鉴别。

6.邻近肝区的肝外肿瘤:腹膜后软组织肿瘤,如右、肾、右肾上腺、胰腺的肿瘤以及胃、胆囊等器官的肿瘤可在上腹部出现肿块,并推压肝脏,有时难以鉴别。常需借助 AFP 检测,B 超、CT、选择性动脉造影等特殊检查。必要时行剖腹探查,方能明确诊断。

## 四、治疗

早期诊断,早期治疗,根据不同病情进行综合治疗,是提高疗效的关键。肝癌的综合治疗,包括手术治疗、放射治疗、化学药物治疗、免疫疗法及中医中药治疗等。而手术治疗是肝癌的最有效治疗方法。

(一)手术治疗

肝癌的各种治疗方法中,以手术切除的效果最好,故凡有手术指征和具备条件的患者,应不失时机地争取手术切除,暂不符合手术条件者,应创造条件行Ⅱ期手术。

1.手术适应证:根据定位和定性诊断结果,肝癌诊断明确,肿瘤位置明确,有可能切除者;无黄疸、腹水、心肺及肾功能无严重损伤,估计能耐受手术,肝功能代偿良好,血清总蛋白在 6g% 左右,A/G 比例为 3~2:1,凝血酶原时间正常,SALT 应在正常范围,若略有升高,仍可考虑手术。如升高超过正常 1 倍以上,则不宜手术。AFP≥500μg/L 持续 1 个月或 AFP≥200μg 几持续 2 个月不伴活动性肝病,同时排除妊娠及生殖腺畸胎瘤,也应争取手术探查。

2.禁忌证:有下列情况之一者不宜剖腹探查手术治疗:

(1)肝癌已有远处转移,如肺、骨、脑等处的转移。

(2)病变为弥漫型或第一、二肝门已受侵犯。

(3)病人有明显的黄疸、腹水、浮肿或恶病质。

(4)合并有严重的肝硬化或肝功能有严重的损害。

(5)合并有明显的门静脉高压。如食管—胃底静脉曲张等。

(6)有严重的出血倾向,凝血酶原时问低于 50%。

3.手术方法:由于肿瘤的性质和所处的位置不同,手术方式和范围也不同。手术方式的选择取决于病人的全情况,肿瘤大小、部位,肝硬化的程度及有无肝功能的代偿情况等。肝切除范围和手术切除的种类,临床上常用的有:

(1)局部切除或楔形切除。

(2)肝段或联合肝段切除。

(3)肝叶切除。

(4)半肝切除。

(5)右三叶或左三叶切除。

手术切除应力求最小的手术范围和最小的手术危险性而获得较好的远期效果。切除时距肿瘤边缘 2~3cm 即可,有时甚至可能仅贴着肿瘤边缘切除。对无肝硬化的肝脏切除其体积约 70%~80%时,余肝仍能增生代偿,但对有肝硬化时,切除范围不应超过全肝的 50%。

4.对术中不能行手术切除的肝癌,可视具体情况,采用肝动脉结扎或经肝动脉栓塞,射频、液氮冷冻,激光气化,微波治疗等。特别是肝动脉结扎和经肝动脉栓塞术,可使肿瘤缩小,部分病人可获得二期手术切除,提高手术疗效。

5.除手术切除肝癌外,肝移植亦可用于治疗肝癌,但远期疗效不甚理想。

(二)化疗药物治疗

1.全身化疗:多通过周围静脉给药,常用药物有 5-FU、丝裂霉素、多柔比星、顺铂等,但全身化疗效果较差。

2.肝动脉插管化疗:手术中可经胃网膜右动脉或胃右动脉插管化疗,肝动脉插管化疗可与肝动脉结扎配合使用,以提高疗效。此外,用微型动脉化疗泵行肝动脉插管后埋植于皮下间歇性注射化疗药物可取得较好的效果。

3.门静脉化疗:由于门静脉血供在肝癌生长中的重要作用和肝癌细胞对门静脉系统的易侵入性,经门静脉系统注入化疗药物可选择性进入并作用于肿瘤生长最活跃的细胞,特别在肝癌伴有门静脉癌栓的情况下,门静脉化疗更有其特殊重要的价值。术中常可经胃网膜右静脉插管将微泵植入皮下,间歇给药。亦可与肝动脉结扎、肝动脉插管化疗联合施行。

4.经肝动脉栓塞和化疗:常采用 Seldlnger 技术。将导管经股动脉超选择性地置入肝左、右动脉内进行栓塞,同时进行化疗。经栓塞化疗后肿瘤坏死、液化、缩小,其中一部分原不可切除的大肝癌可变为可切除的肝癌。

（三）无水乙醇瘤内注射

对于肿瘤直径小于 2cm 结节,总数不超过 3 个的小肝癌而又无法手术切除者,可在B 超引导下经皮穿刺将无水酒精注射入瘤体,可使肿瘤脱水、凝固、坏死。此方法安全有效,一般需要重复注射数次。

（四）免疫治疗

目前,治疗原发性肝癌的免疫方法主要是非特异性免疫治疗,其原则是用单克隆抗体等免疫手段,提高机体免疫功能,调节机体免疫状态。常用的有卡介苗、短小棒状杆菌等微生物制剂,或转移因子、干扰素、肿瘤坏死因子以及白细胞介素(IL-2)等生物制剂。

（五）中医中药治疗

多根据不同病情采取辨证施治,从整体观念出发,采用扶正培本为主,着重调动机体的抗病能力。对不能切除的肝癌可采用中药和化疗结合,使肿瘤在一定程度上受到抑制,发展缓慢。

（六）复发性肝癌的治疗

肝癌切除术后,复发率各家报道不一。国内研究报道,肝癌根治性切除术后 5 年复发率为 54%~61.5%,小肝癌为 43.5%。根据复发病例分析,2 年内,累积复发数占总复发数的 62.4%~77.8%,3 年内是 74.1%~86.1%。故术后 2 年内为复发的高峰期,应密切随访,监测复发情况,以利早期亚临床发现,予以再手术有可能获得再根治机会。文献报道,肝癌切除术后 2~3 年内复发多为原发灶播散,而手术几个月后"复发",则多为首次手术未彻底,术后残癌继续生长所致。

对于亚临床期,肝内复发的治疗中比较成熟的治疗为再切除,经导管动脉内化疗栓塞(TACE)和经皮乙醇注射(PEI)。对于肝功能代偿的病人,单个肝内小复发灶适合再切除。再切除的术式均为局部切除。再切除的次数可多达 3~4 次。PEI 适合于不宜做再切除 3cm 以下和 3 个结节以下的复发灶。由于肝功能差不能再切除的较大复发灶,或复发为多个病灶,可用 TACE。有报道认为,TACE 与 PEI 合并治疗优于单纯 TACE。肝外转移则以全身治疗或局部放射治疗。上述各种方法,多以综合应用效果为好。

# 第二节 继发性肝癌

继发性肝癌又称转移性肝癌,系由全身各脏器的癌肿转移至肝脏形成。继发性肝癌在西方国家多见,其发病率远高于原发性肝癌;我国两者较为接近。

## 一、发病机制

肝脏是极为适宜于肿瘤细胞生长的器官,其中以胃肠道肿瘤最易发生肝转移,这与肝脏接受门静脉系统的血流灌注有关,常见为结肠直肠癌、胃癌、胆囊癌、胰腺癌等。因肝脏接受门静脉和肝动脉双重血供,凡经血行播散的脏器恶性肿瘤,均可循肝动脉进入肝脏,原发灶多为乳腺、肺、肾、甲状腺、鼻咽部的肿瘤,另外,尚有一些内脏器官恶性肿瘤经淋巴转移或直接蔓延侵犯肝脏。

## 二、病理

继发性肝癌转移至肝脏的数目、大小和部位极不一致,少时只有1~2个微小结节;多时全肝布满无数结节。小的转移瘤肉眼不可见,大的直径可达 20 cm 以上。继发性肝癌组织可位于肝中央,亦可位于肝表面,结节中央可坏死、出血,数个结节可融合成一个大肿块。继发性肝癌很少伴有肝硬化,此与原发性肝癌决然不同。继发性肝癌的病理组织学变化,与原发性病变相同,常能显示其来源。

1.临床表现:多表现为肝外原发性癌肿所引起的症状,随肝转移灶增大可见与原发性肝癌类似的症状体征,如肝区痛、消瘦、乏力、晚期可出现黄疸、腹水、恶病质等。由于继发性肝癌多不合并肝硬化,故与原发性肝癌相比,其临床表现程度稍逊,发展较慢,并发症较少。但也有部分患者以肝转移灶症状为重,出现亦早。

2.实验室检查:约 90%以上继发性肝癌病人 AFP<25μg/L,但少数来自胃、食管、胰腺及卵巢等的肝转移可测得低或高浓度 AFP,继发性肝癌常无酶学异常,已有临床表现者多伴有 ALP、ALT 升高。

3.特殊检查:超声、CT 等影像学多可测到实质性占位病变且多为散在或多发。超声显像多呈强回声,CT 表现为混合不匀等密度或低密度,选择性血管造影多显示为少血管型肿瘤。

4.鉴别诊断:主要与原发性肝癌鉴别:原发性肝癌病情发展较快,60%~80%有肝硬化背景,HBsAg 多为阳性,AEP 多大于 25g/L,有纳差等临床表现,可出现门静脉癌栓所引起的上消化道出血及顽固性腹水;彩色多普勒超声血流图像显示为多血管动脉性肿瘤。CT 和 MRI 亦有助于鉴别。

## 三、治疗

1.手术治疗:凡原发性癌灶可切除或已切除者,对继发性肝癌可考虑同期手术切除。

其指征是:

(1)转移灶限于单一肝叶。

(2)原发灶已得到控制,无他处转移。

(3)无肝硬化。

(4)肿瘤位置、年龄与健康状况情况适合于手术。亦可分期手术,第一次只切除原发癌肿,术后经一段时间化疗或放疗后癌肿有些缩小,病人一般情况好转,再行二期手术切除。

2.对不能手术的肝转移癌,尚可采用:

(1)经皮选择性肝动脉栓塞术。

(2)植入性灌注泵动脉化疗。

(3)中西医结合治疗。

# 第三节　肝损伤

在腹部创伤中,肝损伤较为常见。肝脏是腹腔最大的实质性器官,质地脆而缺乏弹性,周围韧带的固定限制了它的退让余地,尽管位于右侧膈下和季肋深面,受到胸廓和膈肌保护,仍可在肋骨无损伤的情况下发生肝创伤。人自高处坠落,暴力虽未直接伤及肝脏,但仍可因惯性的反冲及应力作用,使肝脏发生严重的撕裂伤。在肝脏因病变而肿大或变性时,受外力作用更易受损伤。

肝损伤后常伴有严重的出血性休克,因胆汁漏入腹腔引起胆汁性腹膜炎和继发感染,如处理不及时或不当,后果严重。

## 一、肝外伤分类

(一)根据致伤的原因不同可将肝损伤分为两大类

1.开放性损伤:因锐性外力,如利刃、枪弹或弹片贯穿胸腹壁而损伤肝脏。

2.闭合性损伤:多因钝性外力,如打击、挤压、车祸、爆震或高处跌伤等原因使肝脏受到间接冲力作用而损伤。

(二)根据肝脏损伤的情况判断、治疗方法、预后及疗效的评定进行分类目前尚无统一公认的标准。按临床所见,我们将肝外伤分为下列五度:

Ⅰ度为肝包膜撕裂和实质破裂深度不足 1cm。

Ⅱ度为肝实质破裂深度在 1~3cm,包膜下血肿不超过 10cm 或肝周围型穿通伤。

Ⅲ度为肝实质破裂深度 3cm 以上,包膜下血肿达 10cm 或更大,或为中央型穿通性伤。

Ⅳ度为肝一叶损坏,或较大的中央型血肿。

Ⅴ度为肝后腔静脉破裂,广泛的肝双叶损伤。

(三)根据临床需要,将下列情况定为严重肝损伤

1.肝破裂有重大肝实质破坏长 10cm,深 3cm 以上。

2.多发性中等度破裂,有或无血肿。

3.星状破裂。

4.肝静脉和肝后腔静脉损伤。

## 二、病理

肝外伤的主要病理改变是肝组织破裂出血、胆汁外溢和肝组织坏死。大量出血导致循环量减少,出现不同程度的休克。呼吸运动可以加重创伤组织撕裂出血。胆汁外渗引起腹膜刺激症状和继发性胆汁性腹膜炎。大量血液和胆汁积聚于第三间隙,引起脉速、电解质紊乱,可能有代谢性酸中毒。肾功能衰竭和休克肺等。肝中央型破裂系中央的实质破裂,肝表层组织损伤不明显,因此可以形成巨大的肝内血肿,造成较广泛的肝组织坏死和创伤性胆道出血。肝包膜下血肿大小不等,有时可容纳 2000~3000ml 血液。

一般而言,肝右叶遭受创伤的机会较左叶高出 5~6 倍。因右肝膈面向前上方呈穹隆状,且右肝的表面积和体积均较左肝叶大,下胸及上腹部受挤压伤时,右肝呈向上的折力,下胸部肋骨骨折或前腹壁创伤时,肝右叶首当其冲。在所有的肝损伤中,右膈顶部伤约占 38%~42%。

## 三、诊断

(一)临床表现

肝损伤之临床表现取决于肝损伤的病理类型及范围。损伤程度及病理类型不同,肝外伤的临床表现也不尽一致,主要病象是腹腔内出血和腹膜刺激症状。

肝表浅裂伤出血和胆汁外渗不多,甚至无胆汁明显外渗,在短期内多能自行停止,临床上一般仅有上腹部疼痛,可随时间推移症状减轻或消失。中心型肝挫裂伤或贯通伤,多有广泛的肝组织碎裂和肝内较大的胆管及血管断裂,腹腔内较多的血液和胆汁,病人可有不同程度的休克、腹部剧痛、腹肌紧张、腹部压痛,同时常伴有恶心、呕吐、脉速、面色苍白等,这些症状如不处理可随出血量的增多、胆汁外溢增加而加重。

严重肝脏裂伤或合并有大血管损伤时,由于大出血,患者往往在短期内即出现严重休克及意识不清、腹壁逐渐膨隆、脉细速、呼吸困难等,如处理不及时常因失血过多而死亡。肝包膜下血肿和中心型破裂因血液和胆汁局限在肝包膜或肝实质内,无腹肌紧张时,可触及右上腹局限性压痛包块,肝大明显,叩诊肝浊音界扩大,患者呈进行性贫血,如内出血等症状。如血肿继发性感染则出现肝脓肿的临床表现。肝外伤的同时可伴有右下胸皮肤擦伤和皮下瘀血,也可因肋骨骨折产生皮下气肿、痛,以及肠鸣音减弱或消失等腹膜刺激综合征。如腹腔内有大量出血和胆汁,可有明显的移动性浊音。血液、胆汁刺激膈肌可引起呃逆和右肩牵涉痛。腹腔内大量积血时,直肠指检示直肠膀胱陷窝饱满和触痛。在注意肝外伤同时,要注意检查其他合并伤,否则,因漏诊而延误治疗,导致严重后果。

(二)辅助检查

1.腹腔穿刺:腹腔穿刺是目前临床上最常采用的一种安全、有效和操作简易的诊断方法,诊断阳性率可达 90%左右。妞为闭合性损伤包膜下出血或腹腔内出血量少时,腹腔穿刺诊断可能有困难。

2.腹腔穿刺灌洗术：Elering 和 Fischer 积极主张采用腹腔穿刺灌洗术，尤其是对少量腹腔内出血者在诊断上很有帮助。其方法是用 18 号粗针在腹直肌外侧，腹部四个象限内穿刺。如能抽出不凝固血液，即为阳性。如抽不出血液，则用细导管经穿刺针插入腹腔内，进行抽吸。如仍抽吸不出，则用无菌等渗盐水经导管注入腹腔内（每次用量 20ml/kg 体重计算），适当摇动患者腹部，使溶液均匀散布腹腔，2~3 分钟后，再将液体吸出，进行检查。若液体完全澄清为阴性。若红细胞>0.1×10 12/L，胆红素>2.73μmol/L，白细胞>0.5×10 9/L者为阳性，说明有腹腔内出血可能。诚然，灌洗法阳性，少量的腹腔内出血，仅为一种诊断方法，并不是手术适应证，是否有手术适应证还需结合外伤、临床表现和其他检查的综合分析而定。

3.B 型超声波检查：对于肝包膜下血肿、中央型肝挫伤和腹腔内积血积液的诊断有较确定的价值。

4.实验室检查：定时检查红细胞计数、血红蛋白和血细胞比容等。在肝损伤早期，红细胞计数、血红蛋白和血细胞比容可能接近正常，但随着病情的发展，腹腔内出血量增多会逐渐下降。白细胞早期即可升高，损伤后 10 小时内，可升高 150%~300%。血清 ALT、AST值在损伤后几小时即可升高，因 ALT 选择性地在肝内浓缩，损伤后大量释放出来，所以ALT 较 AST 更具有特殊诊断意义。

5.X 线检查：对肝损伤的诊断不如腹腔穿刺迅速、简单、直接、可靠，但有些疑难病例，如发现右下胸肋骨骨折、右侧膈肌抬高、肝脏阴影增大变形、升结肠阴影向内侧移位，均提示肝损伤内出血的可能。

还有一些特殊的检查方法，如选择性肝动脉造影、放射性核素肝扫描、CT、MRI 等对危重伤员不能采用，但对休克不明显、全身状况较好或损伤后有并发症者有一定帮助，如肝内血肿、膈下感染、肝组织缺血坏死、胆道出血、肝脓肿等，常需要借助这些方法做进一步的检查及病灶定位。

对某些病情复杂的患者，高度怀疑有肝破裂时，应采取积极态度，及时施行剖腹探查。

肝外伤伴合并伤者，可增加诊断上的困难。死亡率亦高，Madding 报道肝钝性伤伴有合并伤者占 65%，而穿通性伤者仅有 5%，因钝性暴力较大，损伤广泛，虽然其他器官损伤的表现可掩盖肝外伤，而事实上常因其他器官损伤行剖腹探查手术时，可发现肝外伤。反之有肝外伤者亦不能忽略其他器官的合并伤。

## 四、治疗

（一）复苏

肝外伤休克的发生率为 15%~16%，因此，严重肝外伤治疗的首要步骤是积极复苏。

1.补液是治疗严重肝外伤的重要措施之一，给林格乳酸盐溶液，经中心静脉或大的肢体静脉输入，因肝外伤可合并下腔静脉损伤，故输液通道以选择上肢静脉为好。由于低温不利于凝血，手术室准备温箱，使液体经升温至 400C，然后输入，待血型确定后再输入全血。

2.输血无疑是治疗肝外伤出血休克的重要措施。由于紧急补血量大,一般常用库血,可以引起输血有关凝血病,大量输库血是凝血机制缺陷的主要原因,成分输血或间断给予新鲜冰血浆,监测凝血酶原时间和凝血激酶时间,使之维持在正常范围。

3.急诊剖胸阻断降主动脉术。早在十多年前已被大力推广应用,开始用于胸部穿通伤的1临危病例,逐渐扩大应用于出血性腹部外伤,严重肝外伤大量失血。此种术式对于抢救因大血管出血处于垂危状态的病例是合理的:

(1)使有限的血容量再分配至上半身,改善心脏和脑的灌注。

(2)减少进行性失血。

(3)提供无血的手术野,易于显露腹部出血的血管。

急诊剖胸阻断降主动脉的操作方法与注意事项:

(1)Elerding 认为,急诊室初步复苏失败,应经左侧第 5 肋间剖胸,于膈上暂时阻断降主动脉,直至补足血容量。必要时可分两组进行手术,一组由有经验的外科医师负责腹部显露,另一组剖胸阻断主动脉。止血后放松主动脉钳是一项危险的操作,放钳前应恢复充足的血容量,以免促发心脏停搏。但是主动脉阻断补给过多液体,将使左心室或右心室过度扩张,影响协调收缩,同时要认识到防治低温、酸中毒和凝血病与血管修补止血同样重要。

(2)外伤性血腹病例,如未行剖胸,收缩压在 10.67kPa。以下,可于横膈主动脉裂孔处,先触摸并压迫腹主动脉,直至血容量得到改善。

(二)手术治疗

严重的肝外伤必须施行手术治疗,抢救肝外伤的基本原则是:加强复苏;立即手术止血;清除失去活力的组织;积液、积血和胆汁的通畅引流;术后的支持处理。其核心是手术。

Pachter 把手术归纳为七个处理步骤:①暂时压迫外伤处以迅速止血,直至酸中毒和低血容量得到纠正。②阻断肝门三联。③指捏法显露肝损伤深部。④直视下结扎和修补损伤的血管和胆管。⑤清除失活的肝组织。⑥必要时用有活力的带蒂大网膜填塞肝损伤无效腔。⑦广泛而通畅引流。

1.切口选择:手术切口最好能避开开放伤口,另做切口进入腹腔,以保证伤口一期愈合。一般多采用右上腹旁正中或上腹部正中切口,为便于处理右肝损伤,可做经右侧第七或第八肋间的胸腹联合切口。上腹正中切口的优点,可以直接向盆腔延长,亦可向上延长,必要时沿胸骨中线劈开胸骨,以更好地显露膈上及肝后腔静脉等。

2.手术处理:

(1)探查:开腹后首先吸尽腹腔内积血和胆汁,搜索出血来源,必要时剪开镰状韧带、三角韧带,甚至冠状韧带。在未判明肝伤口前,切忌牵拉或翻动肝脏,否则可使填压在下腔静脉或肝静脉撕裂伤口上的凝血块脱落或因翻动暴力撕大裂口,导致难以控制的大出血。手术时若肝创面已无出血,仍应探查裂口,因在这些裂口中可能有肝组织碎块、血凝块、深部有活动性出血或胆管的损伤,若不处理,就可能发生一些严重的术后并发症。另外,裂口周围有些肝组织是否已无血供,也需将裂口敞开才能查清。发现有活动性出血,可以在吸引器帮助下寻找出血血管,钳夹或缝合止血。如视野不清,可用纱布垫压迫暂时止血或暂时迅速阻断肝门,使手术野清晰以利探查。如阻断肝门后出血仍不能停止,要考虑有肝静脉或腔静脉的损伤,且病人濒危于休克状态,应急速地阻断上腹腹主动脉(腹腔动脉平面以上)。如见有大量静脉出血应阻断下腔静脉,准备进行全肝血流阻断后血管修补或肝切除术。

(2)伤缘整齐的浅刺伤、切伤或浅裂伤:已不出血者仅放置引流即可。如有活动性出血,用单纯间断缝合或间断褥式逢合将伤口闭合止血,一般较浅的肝损伤,均能达到止血目的。

(3)深裂伤:伤口深度在3cm以上者称为深裂伤,此深度常累及Glisso,系统管道的三级分支。单纯逢合常不能奏效,缝合后看来表面出血停止,但深部常遗有无效腔,极易继发性聚积血液、胆汁,形成人为的中心型爆炸伤,术后可能并发感染和胆汁血症。如果腔内有较大的血管和胆管断裂而未处理,血液经无效腔进入胆道,便可在临床上发生常见的周期性胆源性消化道出血,给术后的治疗造成极大的困难。深裂伤应在暂时阻断肝门控制出血的情况下,消除失活的肝组织及凝血块,敞开伤口,在直视下将较大血管、胆管一一结扎止血。然后,再将伤口对口缝合,为了消灭无效腔和压迫小血管的出血,伤口内可用带蒂的大网膜松松填塞固定;我们更多推荐的是伤口边缘缝合可用褥式或间隔方式缝合,伤口敞开,不必对合,腔内放置橡皮管引流,可防止无效腔的形成或减少感染发生。如直接止血困难,尤其在较大的星芒状裂伤病例,可试行阻断肝动脉,如能控制出血,则可结扎相应的肝固有动脉或其分支(左、右肝动脉),达到止血目的,再以带蒂大网膜松松填塞或将肝伤口分边缝合。

肝动脉结扎对低血压的病例,可引起肝灌注减少,导致肝缺血,产生肝坏死或脓毒症。因此,不少人并不支持肝动脉结扎术,近年来热衷此手术者已减少。但是对中心型肝破裂和深部穿通性,一般止血方法效果不好时,仍可考虑选用选择性肝动脉结扎术。

暂时阻断肝门(Pringle法)即阻断肝门来控制肝实质的大出血,在肝损伤手术处理中有很大的实用价值。阻断肝门可以作为一种寻找出血来源的方法,又可作为在控制肝实质出血下进行无血手术操作的有效措施,目前,也广泛用一般性肝切除手术,阻断肝门最简单的方法是以食指、拇指压迫,也可用导尿管、止血带或腔静脉钳。常温下,阻断肝门时间可达15~30分钟是安全的。究竟能阻断多长时间是公认安全的目前还不清楚。有的认为,其安全期可达1小时以上。但值得一提的是,有不同程度肝硬化病变者,则需据情而定。

(4)隧道状贯通伤:这种损伤的处理,构成外科的特殊问题,入口或出口常位于肝脏的后面、上面或裸区。首先要显露出口、入口。小口径的枪弹伤损害较小,手术时出血多或有少量血液、胆汁渗出,除出口处明显的失活肝组织应切除止血外,弹道内无须清创,用吸引器吸去陈旧血块及胆汁后,如无大出血或溢胆汁即证明未伤及大血管及胆道,只需在弹道两端(出、入口)各放入引流管,充分引流,在肝周再加引流即可。如出血不止,且血管较多,应打开无效腔或隧道进行直视下止血或结扎相应的血管,或行肝叶切除术。总之隧道状贯通伤以引流为原则,不得填塞或表浅逢合,以免遗留无效腔,增加术后并发症的机会。

(5)肝断裂伤或粉碎性肝挫裂伤:这种肝损伤在临床上并不少见。肝损伤后常因巨大裂口,所剩肝连接部并不多,易于做肝切除,但必须明确切除的目的是为了止血或去除失活的肝组织,切面无须经过正常的肝组织。因而常采取非典型肝叶切除术,严格地说应该称为清创切除术,即切除失活组织、止血、通畅引流。

此类肝损伤患者,常在外伤、失血、休克的沉重打击下,机体状态差,难以承受较大手术负担,因此手术尽量避免再次大的创伤,采取克制性手术,只要求能达到清创切除术的目的。事实上,有些肝叶切除术完全可以肝动脉结扎来代替,然后进行清创处理,包括肝叶切除、充分引流肝周区等。

(6)肝包膜下血肿:肝包膜下小的血肿虽然可以吸收,胆也有扩大或破裂出血的危险,而且如不切开,难以估计肝实质的损伤程度和范围,所以,肝包膜下血肿不论大小,均应切开,表浅者用温盐水纱布垫压迫后,渗血可止,难以压迫止血的创面,可用电凝止血,表浅出血一般效果较好;深部裂伤,可按肝深裂伤处理,首先清除失活组织,在直视下结扎止血、缝合创面或创面直接引流。

(7)中心型破裂:剖腹后可见肝脏局部凸起或一叶、一段肿大变形,常合并有包膜下血肿或无,借穿刺造影或术中 B 超证实诊断,如有无效腔存在或肿大变形仍在发展、消化道出血等,应切开探查,在直视下止血,缝合血管和胆管后以带蒂大网膜充填或敞开后置橡皮管引流。如止血困难,可行肝动脉结扎,仍不能止血时,有必要做肝切除术。

(8)肝门损伤:肝门的肝动脉、门静脉撕裂伤常发生威胁生命的大出血,切开腹膜后即有大量血液及凝血块涌出,往往在尚未弄清情况前,患者情况已迅速恶化。在此情况下应停止一切程序性腹内操作,迅速用左手经肝下小网膜孔控制肝十二指肠韧带阻断血流,吸尽腹腔内积血后可用静脉钳、导尿管或止血带阻断,阻断时间不超过 20 分钟,间歇 2~3 分钟,重复阻断,加速输血,待患者情况好转后判明损伤部位进行处理。如为肝动脉出血,可直接结扎;如为门静脉出血,尽可予以修补,血管移植或肠系膜上静脉—门静脉吻合。肝外胆道损伤,一般性裂伤可置入"T"管引流,缝合后经"T"管注水检查其他损伤遗漏的胆管。断裂伤时可做胆肠吻合术,重建胆汁的正常排泄出路。

(9)肝静脉和肝后腔静脉撕裂伤:肝静脉和肝后腔静脉损伤可引起致命的出血,这些大静脉壁薄,且被肝组织包绕,止血和修补均很困难,肝外伤伴下腔静脉损伤的死亡率高达 60%~100%。

这些大血管损伤诊断并不困难,当阻断肝门时,若大出血仍持续不止,应考虑到腔静脉或肝静脉的创伤。近年来,人们采用肝后腔静脉气囊分流术:先用纱布填塞压迫出血处,阻断肝门,迅速游离右半结肠、十二指肠及胰头,向内侧牵拉,暴露并游离出肾静脉以上的下腔静脉,在该处置止血带,在两条止血带间纵向切开下腔静脉,将预备好的顶端有 30ml 气囊的硅化分流塑料导管沿切口向上插入下腔静脉,顶端置于膈上,气囊内充气或注入生理盐水 30ml 以阻断下腔静脉近心端和压迫附近破裂肝静脉,末端置入下腔静脉内远心端,收紧止血带,至此,即阻断了全部肝血流,身体下半部的静脉血经腔静脉内的分流管回入右心。也可以经大隐—股静脉插气囊导管至肝后腔静脉,导管(24 F)内径 4.8mm,外径为 7.9mm。经动物实验证明,此种方法右心房排出量仅减少 30%,气囊导管法是有效的。但此类操作复杂,费时久,出血多,患者难以忍受。有人仍主张采用清创后填塞法,待患者情况稳定后,再改用腔静脉钳钳夹出血处,然后修补损伤血管。

(10)填塞止血法:因纱布填塞止血违反外科清创引流原则,虽可达到暂时止血目的,但因纱布容易与创面肉芽组织交织,取出时易出血,取出后遗留下来的空腔,又是积液储脓的无效腔。填塞过程及凝血块硬化可导致周围组织压迫坏死,造成胆瘘、感染及再出血等,故受到许多学者的反对。但临床上至今仍因有些难以止住的出血用纱布填塞治疗取得较满意的效果。我们认为下列情况适用填塞疗法:①肝切开或选择性肝动脉结扎后有渗血。②肝叶切除后有渗血。③广泛性肝包膜下血肿。④广泛性双叶肝损伤。⑤医生的肝手术技能水平及医院的设备条件差。

(11)肝外胆道减压引流术:严重肝损伤破裂时采用肝外胆管减压术,如胆总管"T"管引流或胆囊造瘘术,作为手术处理中的一项原则,以防止胆瘘、胆汁性腹膜炎和继发性的延迟性出血。其理由是肝组织清创时只能将主要的胆管结扎。损伤本身,以及术后咳嗽、呕吐或使用止痛剂如吗啡等均能引起 Oddi 括约肌痉挛,使胆道内压力升高,可使未结扎小胆管胆汁溢出,形成胆汁性腹膜炎、胆瘘等。同时,还可以通过"T"管注水(用肠钳阻断胆管远端)检查肝创面有无遗漏未结扎的胆管,可以防止术后胆瘘或胆道出血等严重并发症。而"T"管也可作为日后了解肝胆内部情况的一个造影检查途径。特别是上面提及的肝外伤对口缝合后,最严重并发症是术后胆道出血。主要是创面较大的胆管未结扎,对口缝合后又形成死腔,血块堵塞的血管因血块液化再次出血流入无效腔经过漏扎的胆管进入消化道,形成周期性出血。因此,经"T"管加压注水检查创面胆管是一种有效的方法。

(12)引流问题:在大量的临床病例中,我们发现除表浅的轻度肝外伤缝合后无明显渗血者不需放置引流外,一般重度肝破裂均需闭式引流。肝损伤放置腹腔引流是肝损伤手术处理死亡率明显降低的重要因素之一,可以减少渗出血液、胆汁在腹腔内聚积所致的感染,可以减少无效腔的形成。引流管以橡皮胶管为宜。引流管在术后 3~4 天无渗出物时拔出。

(13)肝损伤的术后处理:除周围性肝浅表裂伤外,肝深部裂伤、断裂伤,广泛肝挫伤而行广泛的清创切除术,肝动脉结扎术,肝叶切除术或纱布、大网膜填塞术后,都有不同程度的代谢紊乱和肝功能损伤,凝血机制也会出现不同程度的障碍。这些与创伤程度、肝切除范围、失血量多少、休克时间长短和术后并发症有直接关系。

代谢紊乱在术后 5~7 天内最严重,一般在 3 周后才基本恢复。因而术后 5~7 天内应积极进行护肝治疗,防止出血、休克、感染、肠麻痹和肝功能衰竭。每天给予 200~250g 葡萄糖,即由静脉输入 10%葡萄糖溶液 2000ml 和 5%葡萄糖盐水 500ml,每 1000ml 液体中加入维生素 C 1g,每日肌注维生素 K10~15mg 和维生素 B1100mg,给予广谱抗生素防止感染,持续胃肠减压,减轻腹胀,密切观察引流中有无血液、胆汁。必要时补充血浆白蛋白、血浆或鲜血,有利于肝功能恢复,注意水、电解质平衡,尤其要防止缺钾症。术后尽量避免给予有损害肝脏的药物。对有出血倾向或渗血严重患者,除术中创面仔细止血和及时输血外,术后要给大量维生素 K 和止血药物,必要时可输新鲜血和纤维蛋白原,以增加凝血作用。对有肝昏迷早期症状的患者,应给予谷氨酸钠、谷氨酸钾或精氨酸并控制蛋白的入量。肝动脉结扎及肝叶切除患者术后要持续给氧。

# 第四节　细菌性肝脓肿

细菌性肝脓肿常指由化脓性细菌引起的感染,故亦称为化脓性肝脓肿。肝脏由于接受来自肝动脉和门静脉的双重供血,并通过胆道与肠道相通,故发生感染的机会很多。但由于肝脏有丰富的血液供应和单核—吞噬细胞系统强大的吞噬作用,因而化脓性肝脓肿并不经常发生。

## 一、病因

引起化脓性肝脓肿最常见的菌种是大肠杆菌和葡萄球菌,混合感染次之,链球菌、产气杆菌少见,偶有厌氧菌感染。胆管源性者以及经门静脉播散者以大肠杆菌最多见,其次为厌氧性链球菌。经肝动脉播散,以葡萄球菌尤其是金黄色葡萄球菌为常见。

化脓性肝脓肿是一种继发性病变。病原菌可由下列途径进入肝脏:

1.胆道系统:这是目前最主要的入侵途径,也是化脓性肝脓肿最常见的原因。胆囊炎、胆管炎、胆管结石、胆管狭窄、扩张或肿瘤阻塞、蛔虫、华支睾吸虫等所致的梗阻、化脓性炎症均可引起上行性感染,形成肝脓肿。

2.门静脉系统:坏疽性阑尾炎、痔核感染、胰腺脓肿、肠炎、脐部感染及化脓性盆腔炎等可引起门静脉炎、脱落的脓毒性栓子进入肝脏,形成肝脓肿。但由于外科诊疗技术的发展和抗生素的临床应用,这种途径的感染已大大减少。

3.肝动脉:机体内任何部位的化脓性疾病,如急性上呼吸道感染、亚急性细菌性心内膜炎、骨髓炎和痈等,病原菌均可由肝动脉进入肝脏,因机体的抵抗力下降,细菌在肝内繁殖行成多发性肝脓肿。

4.腹内脏器感染的直接蔓延:如化脓性胆囊炎、急性胃十二指肠穿孔、膈下脓肿、肾周围脓肿等,病原菌可经淋巴系统侵袭肝脏。

5.外伤后继发感染:尤其是开放性肝损伤时,细菌直接进入肝脏发生脓肿,闭合性损伤、肝内血肿容易导致内源性细菌感染,若有胆管断裂则感染的机会更多。

## 二、临床表现

1.细菌性肝脓肿表现为急性炎症过程,但临床表现常被原发疾病的症状所掩盖。由于肝脏的血运丰富,一旦发生化脓性感染后,大量毒素进入血液循环,引起全身脓毒症反应。主要表现为寒战、高热,体温在38~40℃之间,脉率快,伴大量出汗,肝区疼痛是因为肝被膜呈急性膨胀和炎症刺激的结果。同时,由于脓毒症反应,患者有乏力、食欲缺乏、恶心和呕吐等症状。

2.检查时常有肝脏肿大、肝区压痛。并发于胆道梗阻的病人,常见有黄疸。其他原因的化脓性肝脓肿,一旦出现黄疸,表示病情严重,预后不良。

## 三、诊断

1.在急性肠道或胆道感染的病例中,突然发生寒战、高热、肝区疼痛以及肝区压痛和叩击痛,应想到有肝脓肿的可能,需进一步检查。

2.实验室检查,白细胞明显升高,有核左移现象或毒性颗粒出现。谷丙转氨酶、碱性磷酸酶升高。肝功能也可出现异常。

3.X线检查可见肝脏阴影增大、右侧膈肌升高、活动受限、肋膈角模糊或胸腔有少量积液。

4.B超检查在临床上有重要的诊断价值,常可明确脓肿的大小、部位、单发还是多发,结合临床表现常是诊断肝脓肿的重要依据。当然还有CT、磁共振等,但B超简单、方便、安全和非介入性,不给病人带来痛苦。细菌性肝脓肿应与阿米巴肝脓肿、肝癌、右膈下脓肿等相鉴别。结合病史、体征、临床表现和各种检查鉴别一般并不困难。

## 四、治疗

细菌性肝脓肿为一继发性疾病,如能早期确诊、早期治疗原发病灶和加强术后处理,这种疾病是可以预防的。早期肝脏感染,如能及时给予大量抗生素,加强支持疗法,及时治疗原发病灶,常可防止肝脓肿形成。

1.一般治疗:对于急性期肝脏感染,脓肿尚未形成或多发性小脓肿,宜采取非手术疗法,即积极治疗原发病灶,同时使用大量抗生素和全身支持疗法,控制感染,积极补液,纠正水、电解质紊乱,给予多量维生素,多次小量输血、血浆纠正低蛋白血症,改善肝功能,增强机体抵抗力。

2.手术治疗:脓肿切开引流是治疗脓肿的基本原则。如果脓肿形成,在一般治疗的同时,应积极进行脓肿切开引流术,常用的手术途径有以下几种:

(1)经腹腔切开引流:此种方法最常用,引流充分而有效,同时还可以探查原发病灶并进行处理。对化脓性胆管炎病人,同时可做胆总管引流。

(2)腹膜外脓肿切开引流:位于肝右叶的前侧和左外叶肝脓肿,与前腹膜发生紧密粘连,可采取前侧腹膜外进路引流脓液,以减少对腹腔污染。

(3)后侧脓肿切开引流:位于肝右叶膈顶部或后侧的脓肿,可采用后侧腹膜外脓肿切开引流。病人取左侧卧位,左侧腰部垫一砂袋。沿右侧第12肋骨稍偏外侧做一切口,切除一段肋骨,在第1腰椎棘突水平的肋骨床做一横切口,显露膈肌,用手指沿肾后脂肪囊向上分离,显露。肾上腺与肝下面的腹膜后间隙直达脓肿。用穿刺针向手指方向刺入脓腔,抽得脓液后,用血管钳顺穿刺方向插入脓腔,排尽脓液,再用手指扩大引流,冲洗后,置入双腔负压引流管,再缝合伤口。对于慢性壁厚的肝脓肿,引流后脓壁不塌陷,长期留有无效腔者;肝内一叶一段胆管结石反复感染肝组织已严重毁损无功能者,可考虑做肝叶切除术。

# 第五节　阿米巴性肝脓肿

阿米巴性肝脓肿是肠阿米巴病最多见的并发症。其主要并发症为不规则长期发热，肝脏肿大并肝区疼痛，全身逐渐消耗和消瘦等。

## 一、病因

阿米巴性肝脓肿是由溶组织阿米巴所引起的。有的在阿米巴痢疾期形成，有的发生于痢疾之后数周或数月，也有长达二三十年之久。当人们吞食阿米巴包囊污染的食物或饮水等经胃液消化，在肠内释放原虫并大量繁殖，侵犯结肠黏膜形成溃疡，常见于盲肠、升结肠等处，少数侵犯乙状结肠和直肠。

寄生于结肠黏膜的阿米巴原虫，分泌溶组织酶，消化溶解肠壁上的小静脉后，原虫侵入静脉，随门静脉血流进入肝脏。原虫也可以穿过肠壁直接侵入肝脏，或经淋巴管到达肝内，少部分存活原虫在肝内繁殖，引起肝组织充血炎症，继而原虫阻塞门静脉末梢，造成肝组织局部缺血坏死，又因原虫产生溶组织酶，破坏静脉壁，溶解肝组织而形成脓肿。

## 二、病理

阿米巴性肝脓肿多为单发，脓腔多较大。脓肿分三层，外层早期为炎性肝细胞，随后有纤维组织增生形成纤维膜；中间层为间质；内层中央为脓液。脓液内充满溶解和坏死的肝细胞碎片和血细胞，典型的阿米巴肝脓肿呈果酱色，较黏稠，无臭，一般是无菌的。阿米巴滋养体在脓液中很难找到，但在脓肿壁上常能找到阿米巴滋养体。

## 三、临床表现

本病的发展过程一般比较缓慢，急性阿米巴肝炎期较短暂，继之为较长时间的慢性期。主要为发热、肝区疼痛及肝大。体温多持续在 38~39℃，常为弛张热或间歇热，在肝脓肿后期，体温可正常或低热。如继发细菌感染，体温可达 40℃ 以上，伴有畏寒、多汗、食欲缺乏、腹胀、恶心、呕吐，甚至腹泻（痢疾）等症状。病人伴体重减轻、衰弱乏力、消瘦、贫血等亦常见，约 10%~15% 出现轻度黄疸。

肝区有明显叩击痛，较大的右肝脓肿可出现右下胸部膨隆、肋间饱满、局部皮肤水肿与压痛、肋间隙增宽；肝右下脓肿时可见右上腹膨隆，有压痛，右上腹肌紧张或扪及包块。少数病人可出现胸水。

## 四、诊断

对有长期不规则发热、出汗、食欲不佳、体质虚弱、贫血、肝区疼痛、肝脏肿大有压痛或叩击痛，特别是伴有痢疾病史时，应疑为阿米巴性肝脓肿。当然，缺乏痢疾病史，也不能排除本病的可能性。下列几点对确诊具有重要意义：

1.新鲜大便反复检查,寻找阿米巴包囊或滋养体。

2.乙状结肠镜检查,发现结肠黏膜有特征性凹凸不平的坏死性溃疡,或愈合后的瘢痕,自溃疡面取材,可能找到阿米巴滋养体。

3.B超:肝脏发现不均质的液性暗区,与周围肝组织分界清楚。

4.超声定位肝穿刺吸得典型的果酱色无臭脓液,有重要诊断价值。

5.血液检查:白细胞增加,肝功能可正常,偶见谷丙转氨酶、碱性磷酸酶轻度升高,少数病人胆红素可升高。

6.血清学检查:间接血凝法较灵敏,阳性率可达90%以上,故对阿米巴性肝脓肿的诊断有一定价值。

7.诊断性治疗:经上述检查,高度怀疑本病者,可试用抗阿米巴药物治疗,如治疗后临床症状、体征迅速改善,则可确诊。

## 五、治疗

阿米巴性肝脓肿病程长,消耗大,病人全身情况差,常有贫血和营养不良,在治疗上应给高糖、高蛋白、高维生素和低脂肪饮食,纠正贫血,同时给予抗生素治疗,最重要的是用抗阿米巴药物治疗,并结合穿刺抽脓,必要时采用外科治疗。

1.药物治疗:甲硝唑对肠道阿米巴病及肠外阿米巴原虫有较强的杀灭作用。对阿米巴性肝脓肿和肝炎均有效。毒性小,疗效高,成人每次400~800mg,每日3次,连服5~7天为一个疗程。儿童每日每公斤体重50mg,分3次服,连服7天。疗效可达96%。服药期间应禁忌饮酒,偶有恶心、腹痛、皮炎、头昏及心慌,不需特殊处理。

氯喹本品对阿米巴滋养体有杀灭作用。口服后肝内浓度较高,排泄也慢,毒性小,疗效高。成人每次口服0.5g,每日2次;2天后改为0.25g,每日2次;14~20天为一个疗程。偶有胃肠道反应、头昏、皮肤瘙痒。

依米丁(盐酸吐根碱)对阿米巴肝脓肿有良好效果。依米丁对阿米巴滋养体有较强的杀灭作用。成人每日0.06g,肌内注射,连续6~10天为一个疗程,总剂量不超过0.6g。必要时,可重复应用,但需隔30天。本品毒性大,可引起心肌损害、血压下降、心律失常等。此外,还有胃肠道反应,肌无力,神经疼痛及吞咽、呼吸肌麻痹。由于该药毒性大,目前多用甲硝唑或氯喹。

2.穿刺抽脓:对脓腔较大、积脓较多,或病情较重者,应在抗阿米巴药物治疗下进行穿刺排脓。穿刺次数视脓量而定,一般在脓液转为稀薄,且不易抽得,超声检查脓腔很小,体温降至正常时可停止穿刺。

# 第六节 肝结核

肝结核是一种继发性疾病,常继发于体内其他脏器的结核。肝结核因缺乏较典型的临床症状和特异性的检查技术,常常在手术中或尸检时发现和证实。术前常诊断为肝占位性病变,影像诊断难以与其他肝实质性占位性病变相鉴别。常误诊断肝癌。

## 一、病因

本病主要继发于肺、肠道或其他部位结核经肝动脉、门静脉等播散到肝脏。有时原发病灶深在、较小或已痊愈,往往不易发现。此外,还可通过淋巴系统或从肝邻近器官结核病灶侵入肝脏。

## 二、病理

肝结核按发病部位可分两类:

1.肝浆膜结核:又称结核性浆膜炎,即肝脏包膜被结核杆菌浸润,呈广泛肥厚性改变,形成所谓"糖皮肝";或有肝包膜上发生粟粒性病灶。

2.肝实质结核:

(1)肝脏粟粒性结核:此型最多见,为全身血行播散性粟粒性结核的一部分,病变小而孤立,呈灰色结节散布于全肝。其病理特点是含有明显的多核巨细胞,外周有淋巴细胞浸润。

(2)肝结核瘤:当粟粒性结核融合成单个或多个结节时,称肝结核瘤,临床上少见,肝结核瘤中心为干酪样坏死,色黄,类脂质增多,状如奶酪。镜下,组织细胞先呈混浊肿胀,继而细胞质发生脂肪变性,细胞核溶解碎裂,直到组织完全坏死。病灶周围逐渐出现肉芽组织,形成纤维包围。在一定条件下可发生软化和液化,形成结核性肝脓肿。

(3)肝内胆管结核:是肝结核病中最少见的一种,主要患者是儿童,其来源可能是结核性肝脓肿破入胆道所致。病变为局限性,也可沿胆管播散。

## 三、临床表现

肝结核临床表现仍为一般结核感染的常见表现。如畏寒、发热、夜间盗汗、乏力、纳差等,肝脏肿大同时伴肝区疼痛,在肿大的肝上可触及结节性肿块,有压痛,少数病人可出现黄疸。此外,还有原发结核病灶症状和体征。

## 四、诊断

肝结核常无特殊症状和体征,临床上诊断比较困难,因此本病只有通过详细了解病史,反复分析症状和体征,结合寻找身体其他部位的结核病灶,再结合实验室检查和一些特殊检查的资料,加以综合分析,才能做出判断。最终诊断常依赖于病理切片检查的结果。

## 五、治疗

肝结核的治疗一般以内科治疗为主,供给高蛋白、高糖、高维生素、低脂肪饮食,在提高机体抵抗力的支持疗法的基础上给予抗结核药物。常用的抗结核药物有链霉素、异烟肼(雷米封)、乙胺丁醇、利福平等。

　　结核瘤引起的肝占位性病变,如病变局限于肝的一叶或一段,而无全身其他器官性结核病(如肺结核),肝功能良好,可考虑剖腹探查,做肝叶或段切除术,同时进行抗结核治疗,防止结核菌扩散和复发。

# 第七节　肝血管瘤

　　肝脏血管瘤是一种较为常见的肝脏良性肿瘤。较其他内脏血管瘤多见,疾病可以发生在任何年龄,但临床上绝大多数发生在成人。血管瘤可以单发或多发,无蒂或有蒂,多见于肝表面。小的血管瘤如针尖大小,有的如红枣、核桃大,大的可似胎儿头大,严重者可占据整个肝脏甚至向腹腔膨出。小者不产生任何临床症状。肝血管瘤的组织发生,多认为起源于肝内的胚胎性血管错构芽,由于某种因素作用,引起肿瘤样增生而形成。

## 一、病理

　　肝血管瘤一般单发,仅 10%的病例为多发。绝大多数病例肿瘤直径小于 4cm,但也常见较大的肿瘤。病变可以发生在肝脏的任何部位,有时会长在包膜表面。从表面看来病变为红色或紫色斑块,而肿瘤切面呈海绵状,组织相对较少,并有大量暗红色静脉血。血管瘤有时出现退行性变。时间较长的血管瘤中可见新鲜的或陈旧的血栓或瘢痕组织,偶尔还可见钙化灶。这种退行性变发展到最后,血管瘤形似纤维瘢痕,亦即"硬化性血管瘤",有些甚至完全钙化。

　　显微镜下观察,海绵状血管瘤由衬有扁平内皮细胞的、大小不等的血管腔构成。病灶常为孤立肿块,同周围肝组织界限清楚可分。当然,偶尔发现的肿瘤中有胆管或局灶性肝实质陷入。

## 二、临床表现

　　1.肝血管瘤发展缓慢,病程可达数年至数十年之久。直径小于 4cm 的血管瘤很少在临床上表现出症状。直径 4cm 或更大的血管瘤患者中约 40%可有主诉症状。多数人因做B 超检查或其他疾病做腹部手术时偶然发现。当肿瘤逐渐增大后,主要表现为肝脏肿大或压迫胃肠道邻近器官,引起上腹部不适、腹胀、腹痛、食欲减退、恶心、嗳气等症状。较大的肝血管瘤,随着血管瘤的增长可表现:腹围增大、腹块和肝大。如肿瘤破裂则出现失血性休克或急腹症症状,也有的在肝内形成静脉瘘。

　　2.肝血管瘤最危险的并发症是血管瘤破裂。婴幼儿自发性破裂较多见,因此,对新生儿肝血管瘤确诊后,应尽早治疗。

　　3.有些病人,尤其是较大的血管瘤,可以出现消耗性凝血病、血小板减少症、低纤维蛋白原血症之类的并发症,引起出血及溶血而死亡。也有因回心血量增多,心脏负担加重,导致心力衰竭死亡。

## 三、诊断

以往对较小的肝血管瘤的诊断比较困难,如直径 4cm 的既没有临床症状,也难以到医院检查,目前,由于影像诊断技术的发展,普查及体检病人数量增多,使其发现率较以往大大提高,特别对较大的肝血管瘤,通过临床表现、B 型超声、肝动脉造影、凹或放射性核素肝血池扫描或 MRI 等,同时结合 AFP 的检查结果分析,一般不难做出正确诊断。本病临床表现的特点是:

1.肿瘤生长缓慢,病程长,对全身影响小。早期无任何症状,随着肝血管瘤长大,可出现腹块、上腹胀痛、嗳气、肝区轻度隐痛等症状。

2.腹块的特点是:表面光滑,质地中等硬度或柔软,有弹性感可压缩,无明显压痛,肿块与肝脏相连,可随呼吸上下移动。肝功能多正常。部分病人可出现贫血、血细胞和血小板减少,特别是巨大肝血管瘤临床上常会出现凝血功能障碍的症状和表现。

3.临床上本病在诊断过程中应与肝癌相鉴别。因为肝癌是我国常见恶性肿瘤之一,临床上将肝血管瘤误诊为肝癌者不在少数,尤其是小血管瘤与小肝癌更易混淆。其实,应用现有的诊断手段,一个细致、有经验的医生是容易鉴别的。

## 四、治疗

1.肝血管瘤的治疗取决于肝血管瘤的大小、多少、部位、病理变化及生长速度,对于小于 3cm 以下、生长缓慢、无临床症状者,可追踪观察。

2.对于大于 4cm 以上,同时伴有临床症状、生长速度快的,可根据病人情况选择适当的方法进行治疗。

3.单发性肝血管瘤,或病变局限于一侧者,做一叶或半肝切除;病变范围已超过半肝,余肝明显代偿增大,无肝硬化,肝功能正常,全身情况良好者,可做肝三叶切除。

4.对多发性肝血管瘤或病变范围极大,或已侵犯大部肝组织,无法手术切除者,可做肝动脉结扎,根据病变范围可做肝左或肝右或肝固有动脉结扎,经结扎后肿瘤可变软缩小,特别对囊状血管瘤疗效更满意。对于小的多发性肝血管瘤,术中可采用贯穿缝扎法,较切除简单,效果良好。

5.目前,临床上同时常采用经股动脉插管至肝血管超选择性动脉栓塞治疗肝血管瘤。对于难以切除侵犯广泛或侵犯肝门部肿瘤,取得较满意的效果,也可以在肝动脉结扎或肝动脉栓塞术后,待肿瘤缩小,再进行二期手术治疗。

# 第八节　肝囊肿

肝囊肿是一种比较常见的肝脏良性疾病。它可分为寄生虫性和非寄生虫性肝囊肿。

前者以肝棘球蚴病为多见;后者又可分为先天性、创伤性、炎症性和肿瘤性肝囊肿,其中以先天性肝囊肿最常见,通常指的肝囊肿就是先天性肝囊肿。由于近年来影像诊断技术的发展和普及,肝囊肿在临床上并不少见。

也有人将先天性肝囊肿称为真性囊肿;创伤性、炎症性和肿瘤性肝囊肿称为假性囊肿。

## 一、病因

先天性肝囊肿的病因尚不清楚。一般认为起源于肝内迷走的胆管,或因肝内胆管和淋巴管在胚胎期的发育障碍所致。也有人认为可能为胎儿患胆管炎、肝内小胆管闭塞,近端小胆管逐渐呈囊性扩大;或因肝内胆管变性后,局部增生阻塞所致。

## 二、病理

肝囊肿一般是多发性的,单发性少见,小的直径数毫米,大的可占据整个肝叶,有的囊液可达 10 000ml 以上。囊肿呈圆形或卵圆形,多数为单房性,也有呈多房性,有时还有蒂。囊肿有完整的包膜,表面呈乳白色,也有呈灰蓝色,囊壁厚薄不一,厚者可达 0.5~5cm,内层为柱状上皮细胞,外层为纤维组织,被覆有较大的胆管血管束。囊液清亮透明,或染有胆汁,如囊内出血时,可呈咖啡色。囊液呈中性或碱性,含有少量蛋白、黏液蛋白、胆固醇、红细胞、胆红素、酪氨酸和胆汁等。多发性肝囊肿很少引起门静脉高压和食管静脉曲张,但可合并胆管狭窄、胆管炎和肝炎。

## 三、诊断

1.临床表现:先天性肝囊肿生长缓慢,小的囊肿可无任何症状,临床上多数是在意外体检B超发现,当囊肿增大到一定程度时,可因压迫邻近脏器而出现症状,常见有食后饱胀、恶心、呕吐、右上腹不适和隐痛等。少数可因囊肿破裂或囊内出血而出现急腹症。若带蒂囊肿扭转,可出现突然右上腹绞痛。如囊内发生感染,则病人往往有畏寒、发热、白细胞升高等。体检时右上腹可触及肿块和肝大,肿块随呼吸上下移动,表面光滑,有囊性感,无明显压痛。

2. 辅助检查:B超是首选的检查方法,是诊断肝囊肿经济可靠而非侵入性的简单方法。放射性核素肝扫描能显示肝区占位性病变,边界光整,对囊肿定位诊断有价值。CT检查可发现 1~2cm 的肝囊肿,可帮助临床医师准确病变定位,尤其多发性囊肿的分布状态定位,有利于治疗。在发现多发性肝囊肿的同时,还要注意肾、肺以及其他脏器有无囊肿或先天性畸形,如多囊肾,则对确诊多囊肝很有帮助。

3.鉴别诊断:在诊断巨大孤立性肝囊肿过程中,应注意与卵巢囊肿、肠系膜囊肿、肝棘球蚴囊肿、胆囊积水、胰腺囊肿和肾囊肿相鉴别。只要考虑到了,一般容易鉴别。同时还要注意与肝海绵状血管瘤、肝癌等相鉴别,临床上误诊者并不罕见。

### 四、治疗

对于小的肝囊肿而又无任何症状者,可不需特殊治疗,但对大的而又出现压迫症状者,应给予适当治疗。肝囊肿的治疗方法包括囊肿穿刺抽液术、囊肿开窗术、囊肿引流术或囊肿切除术等。

1.囊肿穿刺抽液术:在 B 超定位下进行经皮穿刺,进入肝囊肿内,尽量抽出囊液,此法只适用于表浅肝囊肿。抽液后常易发。临床上并不常采用,仅对一些巨大肝囊肿又不能耐受手术者采用。反复多次穿刺抽液应严格无菌操作,以免继发感染。

2.囊肿开窗术:即在剖腹直视下将囊肿部分切除,吸尽囊液,切缘仔细止血后,囊腔开放。近年来,同济医科大学附属同济医院应用腹腔镜进行囊肿开窗术取得较好的效果,大大减轻了病人的痛苦。开窗术适用于单纯性囊肿,疗效满意,术后不易复发,已成为目前治疗肝囊肿的主要手术方法。但对囊腔与较大的胆管相通,囊液有多量胆汁者必须缝合胆管。对并发感染、囊内出血或染有胆汁时,术后需放置通畅引流,待囊腔缩小或塌陷萎瘪后,可拔出引流管。

3.囊肿切除术:对囊壁坚厚的囊肿可行囊肿切除术。即使非带蒂的巨大肝囊肿,也并非一定要做肝叶切除。当吸尽排空囊内液体后,囊肿立即缩小,手术操作空间大,且囊肿壁与肝组织间有明确界线易于剥除,并不多见大的胆管和血管穿入囊内可行囊肿切除术。囊肿摘除手术一般并不困难,预后良好。多发性肝囊肿仅限于处理引起的症状的大囊肿,可按单纯囊肿处理。

# 第九节 肝细胞腺瘤

肝细胞腺瘤为肝细胞良性增生,通常发生于正常肝脏内。1960 年引人口服避孕药之前该病极为罕见。化学类固醇激素避孕药问世以后,肝细胞腺瘤的报道越来越多,几乎无一例外的为口服避孕药的女性。有人研究认为,避孕药可促进肝细胞灶性坏死、结节增生,最后发展为肝脏腺瘤。过去,许多被称为"良性肝细胞瘤"或"微小变异性肝细胞瘤"的,实质上是指"肝细胞腺瘤"。

### 一、诊断

肝细胞腺瘤发展慢,病程长,早期可无任何症状,既往多数病人在上腹部其他手术时偶然发现。近年来,由于影像诊断学的普及,发现较过去增多,尤其是广泛使用类固醇避孕药后,但是临床上常难与肝癌相鉴别。当肿瘤逐渐增大,压迫邻近器官时,可有明显症状,如上腹胀满不适、恶心、食欲减退、微隐痛等。肿瘤表面光滑、质硬,多无压痛。如发生瘤内出血,则可出现右上腹疼痛、贫血、黄疸和畏寒、发热、上腹痛、白细胞计数升高等。如腺瘤破裂出血,则会出现急腹症,严重者可发生休克。

术前诊断十分困难,在影像检查中常表现为肝占位性病变。但本病发展慢,病程长,自觉症状轻,病人全身情况好。AFP反复检查阴性。再结合CT、磁共振及血管造影等检查,可以做出初步的诊断。但有些病便常常需要病理切片,甚至多次反复切片才能确诊。

## 二、治疗

凡经检查发现肝内有占位性病变,实质性或囊性感,拟诊为肝良性肿瘤者,不论其有无临床症状,均应争取及早手术治疗。因肝细胞腺瘤虽属良性肿瘤,但有破裂出血的危险。在个别病例还有癌变可能,有的术前还难以与肝癌相鉴别,因此,一旦拟诊为肝细胞腺瘤,务必尽早剖腹探查,争取手术切除。对于近第一、二肝门者,不能将肿瘤完整切除时,也可做包膜内肿瘤切除,近期效果满意。但术后易复发。对无法切除的腺瘤做肝动脉结扎术或加肝动脉栓塞术,对制止肿瘤生长,或防止肿瘤破裂出血,有一定的作用。

对于一些与口服避孕药有密切关系的病例,要停止服用避孕药,常可使肿瘤缩小。

# 第十节　局灶性结节性增生

局灶性结节性增生,也曾经被称为局灶性硬化、肝错构瘤、良性肝细胞瘤、肝脏混合腺瘤、错构性胆管细胞肝细胞瘤以及肝腺瘤。因易同肝细胞腺瘤混淆而引人注目。通常认为本病是瘤样畸形而非肿瘤。

该病发生于男女两性各个年龄组中,女性多于男性。少数病人有症状,通常自觉上腹部有包块、腹痛。少数病例有门静脉高压,可出现病灶破裂和腹腔出血。

局灶性结节性增生常为孤立性结节,外观非常典型。病灶边界清晰但无包膜,肝表面出现脐状凹陷,黄褐色或浅棕色。镜下,经病灶中心的切面几乎总能显示中央的"星形"瘢痕组织。大小不等的纤维间隔从中央瘢痕组织放射,纤维问有轻、中度炎症细胞浸润,以淋巴细胞为主。

本病为良性非进展性病变,"恶变"的病例可能常常是误诊,大多数是将肉眼看上去类似该病的纤维板层肝癌误诊为本病。

少数有症状的局灶性结节性增生病人,可采取单纯切除病灶的方法治疗。临床上,影像检查常难以与肝恶性病变相鉴别,故常以肝实质性占位病变剖腹探查。

# 第十一节　胆管囊腺瘤

该病较为罕见,其临床和组织学检查均类似于胰腺黏液性囊腺瘤。

该病主要见于中年女性,80%的病人超过30岁,其发病年龄高峰在50岁年龄组。

　　临床上,根据肿瘤的大小和实际部位的不同,症状有所不同,以疼痛和腹围增大最为常见。偶尔病人因胆道梗阻而出现黄疸和上行感染。有报道说,肿瘤破裂或压迫邻近脏器引起一些临床表现和并发症,包括下腔静脉血栓形成等。

　　胆管囊腺瘤为多房性,可发生在肝内外胆管的任何部位,但几乎所有的病变都部分地或全部位于肝内。病灶呈球形,直径从 2.5~25cm 不等。房腔内囊液从清到浊,或为黏液状,或为胶冻状,白色或黄色。镜下,胆管囊腺内壁衬以一层分泌黏蛋白的柱状上皮细胞,呈典型的胆管上皮细胞形态;上皮下层为被称为"间质"的组织。

　　胆管囊腺瘤的起源和组织发生并不清楚。曾有人认为,肿瘤来源于异位卵巢组织和胚胎前肠残余。胆管囊腺瘤被认为是癌前病变。然而,即使与肝脏和胆管其他腺癌患者相比,这些发生于囊腺瘤基础上的囊腺癌,手术切除可能治愈,预后较好。

(韩瑞　支良)

# 第十章　胰腺疾病

## 第一节　急性胰腺炎

急性胰腺炎(acute pancretitis).是由于胰管引流不畅,胰管内压力突然升高或胆汁、十二指肠液反流导致腺泡损伤,胰酶被激活而造成的胰腺急性炎症。它是外科急腹症中较常见的疾病,多发生于 20~50 岁。女性略高于男性,男女之比为 1:1.7。重症病人的病情凶险,并发症发生率及死亡率很高。

### 一、病因

1.梗阻因素:胆结石、胆道感染、胆道蛔虫症、Oddi 括约肌痉挛、先天性胰胆管异常、胰管结石等均可引起胆管共同开口处梗阻。

2.酒精中毒:酒精通过刺激胰液分泌增加,引起 Oddi 括约肌痉挛水肿、对胰腺腺泡的直接毒性作用导致胰腺炎发生。

3.饮食因素:暴饮暴食可刺激大量胰液分泌,从而导致胰腺炎。

4.外伤和手术。

5.代谢性疾病:高脂血症、高钙血症病人易发生胰腺炎。

6.其他:胰腺血管的病变、急性细菌或病毒感染、药物过敏等也是引起急性胰腺炎的原因。

### 二、诊断

(一)临床表现

1.发病前多有饱餐、油腻饮食或饮酒史。

2.腹痛为最主要的症状,多突然发生,持续性逐渐加剧.腹痛位置与病变有关,可向肩背部放射。

3.一般可有恶心、呕吐、腹胀等消化道症状。

4.常见的体征为腹部压痛、反跳痛与肌紧张等腹膜刺激征。其他尚有腹部包块、腹水等。严重者可有黄疸、皮肤瘀斑。

5.无痛性胰腺炎临床上无明显症状。暴发性或猝死性胰腺炎可在发病后突然或数分钟、数小时内死亡,临床上很难得到确诊。

（二）实验室检查

1.血常规：白细胞及中性粒细胞升高、血液浓缩、血细胞比容降低。

2.血清淀粉酶(Somogyi 法)：在发病后 1~2 小时开始升高,24 小时达高峰,持续 72~96 小时,超过 500U(正常值<150U)可做出诊断。

3.尿淀粉酶(Somogyi 法)：正常值为 35~260U,12~24 小时开始升高,持续 24~96 小时。

4.腹腔液淀粉酶测定(Somogyi 法)：正常值<100U。含量高于血清淀粉酶,病情越重,含量越高,持续时间约 2 周左右。

5.血钾、血钙、血磷降低。

（三）特殊检查

1.腹部透视或 X 线平片显示上腹部肠管扩张胀气。

2.B 超显示胰腺肿大、边缘轮廓不清。

3.CT 显示胰腺外形增大、边缘模糊,部分区域密度减低,可出现液性暗区。

4.腹腔穿刺：有腹腔积液时,可在右下腹部抽出血性液体,淀粉酶测定值升高,对诊断有重要意义。

## 三、诊断标准

中华医学会外科学会胰腺学组 1996 年制定的诊断标准如下：

（一）急性胰腺炎

1.通常为急性起病,表现为上腹疼痛,伴有不同程度的腹膜炎体征。

2.常有呕吐、腹胀,体温不同程度升高,心率加快,血白细胞计数上升。

3.血或尿淀粉酶升高。

（二）轻型急性胰腺炎

1.除上述表现外,还可引起极轻微的脏器功能紊乱。

2.临床恢复顺利,没有明显腹膜炎体征及严重代谢功能紊乱等重症急性胰腺炎的临床表现。

3.对及时的液体治疗反应良好,临床体征和实验室检查迅速恢复正常。

（三）重症急性胰腺炎

1.急性胰腺炎伴有脏器功能障碍,或出现坏死、脓肿或假性囊肿等局部并发症者,或两者兼存。

2.腹部体征包括明显的压痛、反跳痛、肌紧张、腹胀、肠鸣音减弱或消失。

3. 可以有腹部包块, 偶见腰肋部皮下瘀斑征 (Grey-Turner 征) 和脐周皮下瘀斑征 (Cullen 征)。

4.可以并发一个或多个脏器功能障碍,也可伴有严重的代谢功能紊乱,包括低钙血症,血钙低于 1.87mmol/L(7.5mg/dL)。

5.增强 CT 为诊断胰腺坏死的最有效方法,B 超及腹腔穿刺对诊断有一定帮助。

6.APACHE Ⅱ 评分在 8 分或 8 分以上。Balthazar CT 分级系统在 Ⅱ 级或 Ⅱ 级以上。

### 四、鉴别诊断

1.急性胆囊炎、胆石症:有胆绞痛、寒战、高热、Murphy征阳性、胆囊肿大。

2.胃十二指肠溃疡急性穿孔溃疡病史,腹肌呈板状硬,肝浊音区缩小或消失,膈下游离气体。

3.急性肠梗阻:阵发性腹痛,听诊有气过水音或金属音,肠腔有气液面、闭襻影像等。

### 五、治疗

近年来,对轻型急性胰腺炎的治疗意见已趋于一致,均主张采用非手术法,治疗效果亦比较满意。对重型急性胰腺炎倾向于采用"个体化"治疗方案,即对明显感染或有明显并发症者应早期年术,而对尚无明显感染和并发症者尽量争取晚期手术。

(二)非手术治疗

1.禁食和胃肠减压:可减少胃酸和胰液的分泌。

2.体液补充:禁食期间由静脉补充水、电解质和热量。

3.抗生素的应用:发病早期即可预防性用药和防止肠道细菌移位感染。一般给予广谱抗生素及甲硝唑。

4.抗胰酶疗法:重症患者早期采用胰酶抑制剂有效。静脉点滴抑肽酶10万U,每日2次;5-FU250~500mg加入5%葡萄糖溶液500ml内静脉滴入,每日一次,持续3~7天,抑制胰蛋白酶合成。近年,应用生长抑素(如sandostatin,stilamin)能有效地抑制胰腺的分泌功能。

5.解痉止痛:对诊断明确、腹痛较重患者可酌情给予阿托品、溴丙胺太林(普鲁本辛)等,应用哌替啶时要与解痉药合用。

6.中药:常用方剂有柴胡15g,黄芩、胡黄连各10g,木香、元胡各10g、大黄15g(后下),芒硝10g(冲服)。经口服或药管注入。

(三)手术疗法

1.清除坏死组织:根据坏死组织范围切开胰腺被膜以及胰周的后腹膜,尽量清除胰腺和胰周坏死组织,甚至可行规则性胰腺切除。

2.灌洗引流:清除坏死组织后,必须在胰床和后腹膜行充分引流,可采用多条引流管或双套管引流,术后进行灌洗以继续清除坏死组织和渗液。必要时可在麻醉下再次开腹清除坏死组织。

3.其他处理:胆源性胰腺炎中要解除胆道疾病因素,并置"T"管引流。必要耐可做胃造口行胃减压,空肠造口给予要素饮食,或静脉高营养,进行营养支持。

# 第二节　慢性胰腺炎

慢性胰腺炎(chronic pancreatitis)是由多种原因引起胰腺实质慢性渐进性坏死与纤

维化,致使其内、外分泌功能减退的疾病,该病男性多于女性,男女之比为 2~3:1,年龄以中年为多见,发生于青年者亦为数不少。

## 一、病因

1、急性胰腺炎:这可能与急性胰腺炎遗留的某些病理改变有关,如胰管的梗阻、继发性感染及胰腺的纤维化等。

2、胆道疾病:常见的胆道疾病包括胆石症、胆道蛔虫、炎症、肿瘤、畸形、纤维狭窄等。

3、酒精性胰腺炎:为欧美国家最常见原因。

4、胰石症:可引起导管上皮损伤、导管阻塞等改变。

5、差他因素:腹部外伤及手术、高脂血症、高钙血症以及遗传、鼍发异常等均被认为是引起慢性胰腺炎的病因之一。

## 二、诊断

(一)临床表现

1.腹痛:多数病例可由劳累、情绪激动、饮食不节诱发,疼痛位于上腹中间或稍偏左,多伴脊背痛。上腹深部可有压痛:

2.消化不良:表现为食欲缺乏、饱胀、暖气。典型者为脂肪泻,为胰腺外分泌不足所致。

3.少数合并有黄疸及糖尿病表现。

(二)实验室检查

1、多数病例血、尿淀粉酶不升高。

2、粪便在显微镜下有多量脂肪滴和未消化的肌纤维等。

3、部分病例尿糖反应和糖耐量试验呈阳性。

4.测血胆红素和转氨酶以除外黄疸。

(三)特殊检查

1、B 型超声波检查:可显示胰腺体积、胰石、胰腺囊肿和胆总管结石等。

2、内镜逆行胆胰管造影:可显示胰管狭窄、扩张、阻塞、胰石及胆总管结石等。

3、X 线腹部平片:显示胰腺的钙化或胰石。

4、CT:提供类似 B 超的检查,对鉴别与排除胰腺占位性病变效果较好。

## 三、鉴别诊断

1.胰头癌:该病常合并慢性胰腺炎,而慢性胰腺炎也有演化为胰腺癌的可能,鉴别不易。胰头癌无反复发作史,必要时行细针穿刺组织学检查。

2.胆道疾病:胆道疾病与慢性胰腺炎常同时存在并互为因果,需依靠 B 超、胆道造影、ERCP 等进行鉴别。

3.消化性溃疡病:溃疡病与该病的临床表现常类似,需依靠详细的病史、消化道钡餐造影及内镜来进行鉴别。

### 四、治疗

(一)非手术治疗

1.调理饮食和应用消化药:如胰浸膏、胰酶制剂。

2.糖尿病治疗:可口服降糖药,重者宜用胰岛素。

3.镇痛:一般可用溴丙胺太林(普鲁本辛)、东莨菪碱等。

(二)手术治疗

1.适应证:

(1)持续上腹痛经非手术治疗无效者。

(2)慢性胰腺炎并发胆道梗阻发生黄疸或出现十二指肠梗阻者。

(3)有胰性腹水、胸腔积液者。

(4)不能排除胰腺癌者。

(5)脾静脉阻塞引起门静脉高压、食管静脉曲张出血。

2.手术方法:

(1)胰管引流术:①胰腺体尾切除、空肠 Roux-Y 引流术:适合于胰腺导管中段梗阻而近端及远端均通畅者,可附加胰管开口狭窄切开术。②全胰管切开引流术:适用于全胰管多处狭窄者。将空肠 Roux-Y 型肠襻按胰腺长度纵行切开、缝合,覆盖胰腺前面行内引流术。

(2)胰腺切除术:①切除远端胰腺的 50%~60%,主要用于中段胰管梗阻且慢性胰腺炎局限于胰腺远段。②切除胰腺远侧 95%(Child 手术),对解除重度慢性疼痛效果较好,但术后易出现胰腺功能不全和糖尿病。

(3)并存有胆道疾病者,应施行相应手术。如胆总管切开取石和"T"管引流术、Oddi 括约肌切开成形术、胆总管空肠吻合术等。

(4)对顽固性剧痛病例,可考虑行胸腰交感神经切除、胰腺周围神经切断等。

# 第三节  假性胰腺囊肿

假性胰腺囊肿)是在胰腺炎、胰腺坏死、外伤、胰管近端梗阻等致胰腺实质或胰管破坏的基础上,由外漏的胰液、血液和坏死组织等包裹而形成的囊肿,囊壁由肉芽组织或纤维组织等构成,无上皮细胞内衬。一般多见于女性。

### 一、病因

1.炎症后假性囊肿:包括急、慢性胰腺炎。

2.外伤后假性囊肿:包括钝性外伤、穿透外伤及手术。约占 10%。

3.特发性或原因不明。

4.肿瘤所致假性囊肿:是由于胰管的阻塞而产生胰腺炎所致。

5.寄生虫性假性囊肿:如蛔虫性及棘球蚴性囊肿,是由寄生虫引起局部坏死而形成囊肿。

## 二、诊断

(一)临床表现

1.可有胰腺炎或上腹部损伤的病史。

2.腹胀、腹痛:几乎全部患者均有程度不同的腹胀和腹部钝痛,常常牵扯至左肩背部。

3.胃肠道症状:由于囊肿压迫胃肠道及胰腺外分泌不足,常见症状有恶心、呕吐、上腹饱胀、腹泻或大便秘结。

4.腹部包块:在上腹中间或偏左、右,近似半球形,表面光滑,无移动性,有的可触知囊性感或引出波动感。

5.少数患者因囊肿内出血继发感染或穿破而有急性腹痛、内出血、高热或休克等症状。

(二)实验室检查

1.可有血白细胞计数轻度升高。

2.部分患者血清、尿淀粉酶水平升高。

3.合并有慢性胰腺炎者可有脂肪便、血糖升高。

(三)特殊检查

1.X 线检查:钡餐检查可发现胃或十二指肠被胰腺囊肿推移,钡剂灌肠检查可发现横结肠被推移。

2.B 超检查:可发现胰腺囊肿部位、大小。

3.CT 检查:也可显示胰腺囊肿,且能显示胰腺组织改变,对诊断真性囊肿和囊性肿瘤更有帮助。

## 三、鉴别诊断

1.囊性肿块:通过影像学检查与肾上腺囊肿、肝囊肿鉴别,女性要注意与卵巢囊肿鉴别。

2.胰腺肿瘤:胰腺囊腺瘤、囊腺癌被误诊为假性囊肿者并不少见,故应注重术中的冰冻病理。

## 四、治疗

(一)非手术治疗

1.经皮穿刺置管引流(PCD):仅作为临时治疗用于下列急症:

(1)囊肿巨大产生压迫症状。

(2)有破裂可能。

(3)合并感染。

170

2.经内镜引流:假性囊肿与胃或十二指肠粘连时,可在内镜下,在囊肿和胃或十二指肠间制造一瘘,使囊液向胃或十二指肠内引流;也可经内镜做囊肿-胃或囊肿-十二指肠吻合。此两种方法尚不成熟,有待进一步研究。

(二)手术治疗

1.切除术:只限于胰体尾部粘连少的小囊肿,有者需行胰体尾切除或脾切除。

2.外引流术:虽然操作简单,但可造成大量水、电解质、蛋白质和胰液的丢失以及皮肤腐蚀。胰瘘发生率亦高达28%,囊肿复发率达20%~40%。故一般不采用,只适合于有囊肿继发感染的患者。

3.内引流术:为首选的手术方法,以囊肿一空肠 Roux-Y 型吻合最常用。如囊肿位于胃后方,与胃后壁有紧密粘连时,也可切开胃前壁,将胃后壁与囊肿之间开窗并将边缘缝合。这一术式简单,但术后常有囊肿内食物存积及引流不畅,而有上腹疼痛不适或发热,经过一段时间囊肿缩小,症状可消失。另外,胰头部囊肿与十二指肠后壁紧密相连时,可行囊肿十二指肠吻合术。

# 第四节　胰腺癌

胰腺癌(pancreatic cancer)是发生于胰腺导管上皮(少数起源于腺泡)的恶性肿瘤。约70%发生在胰头,其余在体、尾部,个别病例癌瘤占据全胰。男性发病率较女性为高,约1.6:1,80%以上在50岁以上发病。

## 一、诊断

(一)临床表现

1.早期无明显症状,大多数患者就诊时,其病程往往已有半年左右,有的甚至更长。

2.腹痛:为多见的初发症状。阵发性疼痛提示并发胆道或十二指肠的不完全性梗阻,持续性疼痛提示神经受累或胰腺慢性炎症;背脊痛提示腹腔神经丛受累。

3.黄疸:为胰头癌和弥漫性癌的主要症状。黄染一般是进行性加重,肝和胆囊均可因胆汁淤滞而肿大,黄疸加重时,大便呈陶土色。

4.消化道症状:食欲缺乏、腹胀、消化不良、腹泻等。严重者,病人乏力、消瘦明显。

5.腹部体征:半数以上的胰头癌患者可摸到肿大的胆囊,晚期少数患者在上腹部可触及肿物。

(二)实验室检查

1.血总胆红素及直接胆红素升高。

2.ALT 及 AST 正常或轻度升高。

3.血 AKP 明显升高。

4.30%病人有空腹血糖升高。

5.50%病人 CEA 升高。

6.尿胆红素阳性,胆总管完全梗阻时尿胆原阴性。

7.大便潜血阴性,有助于与壶腹癌鉴别。

(三)特殊检查

1.X 线胃肠钡餐造影:增大的胰头癌可使十二指肠曲增宽,且可见十二指肠的双边压迹,晚期甚至可引起十二指肠梗阻。

2.B 超检查:胰头癌尚未出现黄疸时,B 超就可发现肝内、外胆道扩张,有的可发现胰管扩张。B 超对小于 1.5cm 直径的肿瘤较难检出,诊断的阳性率在 66%~90%。胰头部肿瘤比胰尾部肿瘤正确率要高。

3.CT 检查:对胰腺癌的诊断有较重要意义。总的诊断正确率为 75%~80%。它可清楚显示胰腺的局部增大,胆胰管扩张,还可提供肿瘤与胰周组织的关系。

4.ERCP 检查:主要表现为主胰管及胆总管的截断,呈倒"八"字症,亦称双管征。如梗阻不完全,可见梗阻远端胰胆管扩张,有的病例还可见胰管的充盈缺损或造影剂溢入肿瘤区。胰体尾癌则可见到主胰管相应部分截断。

5.经皮肝穿刺胆管造影:可清晰显示梗阻部位。胰头癌致梗阻往往在胆总管的十二指肠后段。还可见胆总管变横位。

6.选择性动脉造影(SAG):主要用于某些特殊病例以判断胰血管的解剖及肿瘤的可切除性。

7.经皮细针穿刺细胞学检查:可在 B 超或 CT 导向下,对肿瘤进行穿刺,反复抽吸,立即进行细胞学检查,阳性率有时达 90%左右。

## 二、鉴别诊断

1.壶腹周围癌:包括壶腹癌、胆管下端癌、十二指肠乳头周围癌。壶腹癌黄疸出现相对早,可有波动。大便潜血可为阳性。肝内、外胆管扩张而胰头不大。ERCP 可见壶腹部隆起或菜花样肿物,取病理活检可确诊。胆管下端癌患者可有深度黄疸,且可有波动。消化道症状轻,影像学检查对诊断有帮助。对十二指肠乳头周围癌进行十二指肠镜检时,可见乳头周围的病变并活检证实。

2.胆总管结石:患者有反复的右上腹痛发作,可伴发冷、发热及黄疸。B 超可发现结石影像,不难鉴别。有时胆总管下端因十二指肠积气而不易发现结石,此时行 PTC 或 ERCP 对诊断有帮助。

3.慢性胰腺炎:一般胰腺炎有经常的上腹部疼痛症状,病史较长,经影像学检查不难鉴别。但与胰头慢性局限性胰腺炎鉴别不易。可行 CA19–9、CEA、CA50 等辅助检查,必要时可在 B 超或 CT 导向下做细针穿刺细胞学及基因检测,对重度怀疑为肿瘤的病例应剖腹探查。

## 三、治疗

(一)手术治疗

1.适应证:全身情况尚好、无远处转移、剖腹探查活检明确诊断者。

2.手术方式:

(1)根治性手术:适于腹内无转移灶、肿瘤未浸润邻近器官,如下腔静脉、门静脉、肠系膜血管。胰头癌行胰十二指肠切除,胰体尾癌行胰体尾连同脾脏切除;全胰癌行全胰腺、十二指肠切除。

(2)区域性根治术:适于胰腺癌有较广泛的周围器官浸润、无远处转移、患者一般情况尚好者。手术范围包括全胰腺、部分胃、十二指肠、脾、门静脉的一部分、部分横结肠系膜、大网膜、区域淋巴结。

(3)姑息性手术:适于不能行根治术患者。伴有阻塞性黄疸可行胆肠引流(胆囊-十二指肠、胆囊-空肠 Roux-Y 型吻合);伴有胆道、十二指肠同时阻塞可行胆管、胃与空肠双吻合或加 Billroth Ⅱ 式胃大部切除,胃空肠吻合术。缓解胰腺癌疼痛,术中可在腹腔神经节两侧注射 6%苯酚 10~20ml 或无水乙醇 25ml,有短期效果。

(二)化学治疗

多采用氟尿嘧啶、丝裂霉素及亚硝尿素(CCNC);或氟尿嘧啶与链佐星(链脲霉素)等联合用药,链佐星剂量为 1g/㎡ 静脉滴注,每周一次。

# 第五节 胰岛素瘤

胰岛素瘤(1nsulinoma)为胰岛 β 细胞肿瘤,占胰岛细胞肿瘤的 70%~75%。80%以上为良性,85%为单发。男性多于女性,分别为 65.3%和 34.7%。肿瘤位于胰头、体、尾部分别占 27.7%、35%和 36%。

## 一、诊断

(一)临床表现

典型症状为 Wipple 三联征。

1.自发性、周期性发作的低血糖症状、昏迷及神经精神症状,每于空腹或劳累后发作。

2.发作时血糖低于 2.78mmol/L.

3.口服或静脉注射葡萄糖后,症状可立即消失。

(二)激发试验

激发试验适用于无典型发作而需进一步做出诊断的患者。

1.饥饿法:患者持续禁食 48~72 小时,此期间医护人员密切观察有无低血糖症状出现,如有,则立即测血糖,然后静脉注射葡萄糖溶液以终止试验。

2.甲苯磺丁脲(D860)试验:D860 20ml~25mg/kg 溶于等渗盐水 10~20ml,缓慢静脉注射,每 30 分钟测血糖一次,出现低血糖为阳性。

(三)实验室检查

1.空腹或发作时血糖<2.78mmol/L,糖耐量呈低平曲线。

2.血清胰岛素水平高于正常,血清胰岛素(uU/m1)与血糖(mg/d1)比值>0.3。

（四）特殊检查

1.B 超和 CT 检查：确诊率约 30%，增强 CT 或应用腹腔动脉和肠系膜上动脉插管注射造影剂与 CT 联用可明显提高诊断率。

2.选择性动脉造影：阳性表现为肿瘤充盈染色、血管扭曲增多。诊断率为 50%~80%。

3.经皮肝穿刺门静脉置管抽血胰岛素测定：可直接测定胰腺回流的静脉血中胰岛素水平，准确性高，如分段取血还有助于肿瘤定位诊断。

## 二、鉴别诊断

胰岛素瘤患者多于空腹或运动劳累后发病，应与其他原因致低血糖相鉴别。如胃切除术后、慢性胰腺炎、慢性肾上腺功能不全、注射胰岛素过量、胰岛增生等。

## 三、治疗

（一）外科治疗

1.术中定位：很重要，可借助以下几种方法：

（1）触诊检查：正确率在 75%~95%。只有少数位于胰头或胰尾的仅几毫米直径的小肿瘤易于漏诊。

（2）术中 B 超：可发现钩头部的小肿瘤，且有助于手术时避免损伤大血管及主胰管。

（3）细针穿刺细胞学检查：对胰组织深部的可疑小结节，行细针穿刺涂片细胞学检查是简单、安全而可靠的确诊方法，正确率在 90% 以上。

2.肿瘤摘除术：为最常用方法，对单发或散在的、不大而表浅的肿瘤，不论在何种部位均宜采用。

3.胰腺或远侧胰切除术：对胰体和胰尾较大而深在的肿瘤，多发瘤及胰岛增生病例可行胰体尾或胰尾切除术。

4.胰腺局部切除术：切除肿瘤和肿瘤周围的一部分正常胰腺组织。该法对胰腺损伤大，术后并发症多，已较少采用。

5.胰十二指肠切除术：只适于巨大的头钩部肿瘤和恶性胰岛素瘤。

（二）内科治疗

适于术前准备期间、术中未能发现的隐匿性胰岛细胞瘤患者，切除不了的恶性胰岛细胞瘤和无法手术治疗患者。

1.饮食治疗：方法是及时进食，增加餐次，多吃含糖食物，避免劳累，随身携带糖果，当感到发作前兆时即刻服用，可防止发作。

2.药物治疗：服用抑制胰岛素分泌的药物，常用的药物有：

（1）氯钾苄噻嗪，每日 200~600mg。

（2）长效生长抑素类药物，如奥曲肽 50~150ug，每日 3 次，皮下注射。

（3）其他药物，如激素类药物、钙通道阻滞剂、交感神经阻滞剂等。

# 第六节　促胃液素瘤

促胃液素瘤(gastrinoma)又称卓—艾综合征(Zollinger-Ellison综合征)或胰源性消化性溃疡,是以GBIV(D1)细胞为主的肿瘤,能分泌大量的促胃液素而引起胃酸分泌亢进,临床上以顽固性溃疡病症状为特征。患者中男性多于女性,两者之比为2:1~3:2。发病年龄从7~90岁,其中以30~50岁者居多。

## 一、诊断

(一)临床表现

1.消化性溃疡的临床表现:症状较一般溃疡病重,内科治疗效果差,半数以上可发生溃疡出血、穿孔或梗阻。

2.腹泻:约1/3患者有此症状,主要是由于胃酸过多的缘故。20%患者以腹泻为首发症状,另7%患者只有腹泻而无溃疡。有些患者还可有脂肪泻。

(二)实验室检查

1.胃酸分泌量测定:90%以上病人基础胃酸分泌量(BAC)超过15mmol/L,有者高达150mmol/L。

2.血清促胃液素测定:往往高于150ng/L,有的高达1000ng/L。每日水平可有波动,故应连续多日测定,如病情可疑而血浆促胃液素水平不高,可用激发试验以确诊。

(三)特殊检查

1.B超检查:敏感性较低。术前阳性诊断率为20%。直接在手术部位做B超探查,对发现肿瘤很有帮助。

2.CT检查:敏感性介于18%~81%。瘤体小于1cm时很难从CT扫描中辨别出来。

3.选择性血管造影:可显示胰腺肿瘤有造影剂染色。

4.钡餐造影:常可见巨大、高位或多发溃疡。

5.经皮肝穿刺脾静脉抽血测定促胃液素:分段抽血测定有助于定位。

6.本症主要与胃窦G细胞增生和胃切除后窦部黏膜残留相鉴别,主要方法为激发试验。

## 二、治疗

1.外科治疗:促胃液素瘤60%~70%为恶性,即或是良性,也需手术治疗。已有肝转移的患者如能将原发肿瘤切除也可能长期存活。在胰头部的肿瘤可考虑行胰十二指肠切除。肿瘤广泛浸润切除困难,则要考虑做全胃切除,使患者症状消失,营养改善。

2.药物治疗:如患者不能耐受手术,可给予链尿素及西咪替丁、奥曲肽等,常可获得较长时间生存。

# 第七节　胰高糖素瘤

胰高糖素瘤是起源于胰岛 a 细胞的一种内分泌肿瘤。很少见,均为单发,60%~70%为恶性。平均发病年龄 54 岁,男女发病比率为 1:2~3。

## 一、诊断

(一)临床表现

1.糖尿病:常为轻度。由血浆胰高糖素水平升高而引起。

2.皮疹:坏死性迁徙性红斑为本病所特有,常侵犯下腹部和会阴。不少患者有口角炎及舌炎。低氨基酸血症是皮疹发生的原因。

3.贫血:为大多数患者的症状之一,其真正原因不明。

4.体重下降:56%的患者有体重下降。

5.少数病人有抑郁症、静脉血栓形成或腹泻。

(二)实验室检查

1.血色素及骨髓象:40%的患者有正色素性贫血。

2.血浆胰高糖素测定:可达 500ng/L 以上(正常为 50~250ng/L)。

3.血糖:轻度升高,或仅糖耐量血线不正常。

(三)影像学检查

B 超、CT 和选择性造影检查对胰高糖素瘤的定位诊断价值较大。另外,选择性肝穿刺插管进入门静脉和脾静脉,对分段取血的标本进行胰高糖素测定,对定位也有一定价值。

## 二、治疗

手术切除肿瘤是最有效的治疗方法,单个肿瘤切除后症状很快消失。恶性病变,即使已有转移,也应争取将胰腺原发肿瘤切除,术后可加用化疗。如肿瘤无法切除,应用全身或动脉灌注化疗亦可获得良好姑息效果。

# 第八节　血管活性肠肽瘤

血管活性肠肽瘤(vipoma)亦称 Verner Morrison 综合征或腹泻低钾无胃酸(WDHA)综合征,是一种起源于胰岛 D 细胞的内分泌瘤。61%为恶性,可发生于任何年龄,中年女性多见。

## 一、诊断

(一)临床表现

1.水泻:为本病的主要特征性症状,开始为发作性或间歇性,以后发展为典型的持续性水泻。

2.低血钾:血钾平均 2mmol/L,最低可达 1.2mmol/L。低血钾可引起肌无力、周期性肌麻痹、手足搐搦、腹胀、肠麻痹、假性肠梗阻等。

3.低胃酸或无胃酸:无胃酸为本病另一特征性表现,但低胃酸比无胃酸更常见,共70%患者有此表现。

4.其他:可表现为消瘦、腹痛、皮肤潮红、头晕或眩晕样发作等。

(二)实验室检查

1.血浆 VIP 测定:正常人<170ng/L,本病患者升高,平均值可达 675~965ng/L.

2.激发试验:用五肽促胃液素进行激发试验为阳性,而肿瘤切除后激发试验为阴性。

(三)影像学检查

对>3cm 的 VIP 瘤,CT、MRI、超声、血管造影总检出率在 80%以上,应用放射性核素标记五肽生长抑素扫描进行胰腺内分泌肿瘤的定位,效果较好。

## 二、鉴别诊断

本病需与各种病因所致的分泌性腹泻相鉴别,包括神经内分泌瘤,如促胃液素瘤、甲状腺髓样瘤、类癌等。这类患者腹泻比本病轻,多伴有各自特征性临床表现。

## 三、治疗

1.补液、纠正电解质失衡并补充血浆,注意补钾及镁。

2.手术切除肿瘤,如未发现肿瘤可做胰腺远侧大部分切除,肿瘤切除后腹泻及其他症状很快消失。

3.对不能进行手术或手术不彻底而有症状的病人,可进行长期内科治疗,包括:

(1)化疗。

(2)有条件时亦可长期进行 Octreotide 治疗。如 Octreotide 治疗无效时,可考虑使用皮质激素。泼尼松 60~100mg/d,以后酌减。

(韩瑞　韩建峰　薛崇飞　邓康　支良)

# 第十一章　脾脏疾病

## 第一节　脾囊肿

### 一、病因和分类

脾囊肿是脾脏组织的囊性病变,主要分为寄生虫性囊肿和非寄生虫性囊肿。寄生虫性囊肿由棘球绦虫属的棘球蚴引起,由蚴虫经血流进入脾内发育产生的囊肿或由腹腔其他脏器包虫囊肿内的头节直接播散于脾内而产生囊肿。非寄生虫性脾囊肿有原发性和继发性囊肿两种。原发性囊肿的囊壁含有不同的细胞成分,包括转变细胞、表皮样细胞、淋巴瘤细胞、血管瘤组织和皮样成分,其中最常见的组织类型是表皮样囊肿和上皮样囊肿。继发性囊肿,其形成过程是外伤引起脾内血肿,血肿被包裹,血液被吸收,周围形成纤维性囊壁,浆液不断蓄积,逐渐形成浆液性孤立性囊肿。囊肿可以很大,囊壁无内皮细胞覆盖,其内常含血液。

### 二、诊断

诊断根据临床表现:小的囊肿无临床症状,直到囊肿增大压迫和刺激邻近脏器时,才产生一系列的器官受压症状。以上腹或左上腹隐痛最多见,有时亦可累及脐周或放射至右肩及左腰背部,如压迫胃肠道可有腹胀或消化不良、便秘。寄生虫性脾囊肿以中青年多见,非寄生虫性囊肿以青少年多见,其中真性脾囊肿发病年龄较小。体检时发现左上腹肿块或左侧膈肌抬高时应怀疑本病,血细胞计数和血生化常无异常发现。Consoni 试验阳性可考虑有脾棘球蚴性囊肿,B 超及 CT 检查为诊断本病的常用方法。

### 三、治疗

脾囊肿有并发感染危险,破裂后可引起腹膜炎或穿破膈肌致胸膜炎。囊肿破溃可致腹腔内出血,因此,一旦确诊,即应及早处理,多采用脾切除,脾段切除或囊肿摘除术的效果均较好。

# 第二节　脾良性肿瘤

## 一、分类

脾良性肿瘤临床罕见,根据起源组织不同,主要分为三大类型。

1.脾错构瘤:极罕见,其构成成分和脾正常成分相一致,发生基础系脾脏胚基的早期发育异常,使脾正常构成成分的组合比例发生混乱。

2.脾血管瘤:由海绵样扩张血管构成,系脾血管组织的胎生发育异常所致。

3.脾淋巴管瘤:系由囊性扩张的淋巴管构成,由先天性局部发育异常、阻塞的淋巴管腔不断扩张所致。

## 二、诊断

脾良性肿瘤常常单发,大小不一,形态各异,因其症状隐匿,临床诊断较困难,多由尸检或剖腹探查时偶然发现。少数病例因巨脾引起左上腹肿块、疼痛、饱胀等症状而被临床检查发现。影像诊断在脾肿瘤的诊断及鉴别诊断中具有重要价值,B超和T均可显示脾肿瘤的形态,选择性脾动脉造影可显示周围组织的压迫性改变,亦可显示脾实质的缺损,此病应注意与寄生虫性脾囊肿、原发性恶性脾肿瘤及转移性脾肿瘤相鉴别。

## 三、治疗

由于脾脏的良恶性肿瘤临床鉴别较为困难,目前主张,一经发现即应施行全脾切除术。脾良性肿瘤预后较好,但脾血管瘤,因其动静脉交通的作用,易发生自发性脾破裂。

## 四、护理

1.乳腺良性肿瘤多食含维生素丰富的食品

患病者应该多补充维生素,新鲜的水果蔬菜里面就含有丰富的维生素,胡萝卜、青菜、芹菜、苹果、猕猴桃、椰子等。

2.乳腺良性肿瘤饮食应高蛋白低脂肪

乳腺纤维瘤的女性应多食高蛋白低脂肪的饮食,如奶制品、鱼类、豆类、鸡蛋等,高蛋白可以多补充体氨基酸,增加患者的营养和抵抗力,低脂饮食是为了避免脂肪摄入过多,堆积在乳房,加重乳房的负担,加重病情,要少吃油腻食品、如过多的肥肉、猪油等。

3.乳腺良性肿瘤患者应少吃含雌激素多的食品

乳腺良性肿瘤的发病可雌激素密切相关,所以饮食应该避免含有雌激素的食品,否则会加重病情。

# 第三节　脾原发性恶性肿瘤

## 一、分类

脾原发性恶性肿瘤临床上极少见,可分为三大类:

1.脾血管肉瘤:系脾窦内皮细胞呈恶性增生所致。

2.脾原发性纤维肉瘤:是指脾脏本身纤维组织的恶性增生。

3.脾原发性恶性淋巴瘤:指原发于脾脏淋巴组织的恶性肿瘤,主要包括脾原发性霍奇金病和脾原发性非霍奇金病。

## 二、诊断

脾原发性恶性肿瘤早期常无特殊症状,患者就诊时往往呈现晚期状态,脾脏肿大,脾表面不平、质硬、活动差,严重时尚有胃区饱胀、食欲缺乏、腹胀及低热、乏力、消瘦。X线检查可发现脾影增大及局部压迫征象,B超及CT不仅可显示脾本身的病变,尚可显示肿块与附近脏器的关系。由于本病无特异性表现,因此应注意与伴有脾大的全身性疾病、脾脏的良性疾病及邻近器官的疾病相鉴别。

## 三、治疗

为提高恶性肿瘤的治愈率,提倡早期发现、早期诊断、早期治疗,治疗主要包括手术、化疗、放疗等,治疗效果决定于病期、有否转移和肿瘤的生物学特性。由于此病发现一般较晚,尽管手术切除率可达87%,但远期效果欠佳。

## 四、护理

脾脏原发性恶性肿瘤晚期患者疼痛感和恐惧感日益加剧,对身边的家人态度恶劣导致众叛亲离,而自身忧虑终日,有的患者甚至自闭,使病情雪上加霜。因此,脾脏原发性恶性肿瘤患者的晚期护理显得至关重要,良好的护理能缓解患者的疼痛还能帮助他们以最佳的状态来对抗疾病。

1、保持室内环境优雅舒适,床铺干燥整洁,尤其是护理生活不能自理的脾脏原发性恶性肿瘤患者一定要定期翻身,温水擦洗,时常按摩受压部位,预防褥疮的发生。

2、合理膳食,脾脏原发性恶性肿瘤患者到了晚期由于肿瘤消耗等原因,一般患者的营养欠缺比较严重,故饮食应丰富多样,以清淡和高营养为原则,可嘱患者多食新鲜的蔬菜和水果,忌食辛辣和刺激性强的食物,在保证营养供给的同时增强患者的免疫抗病能力。

3、注意观察晚期脾脏原发性恶性肿瘤患者的精神和心理活动,晚期皮肤癌患者往往容易自暴自弃,丧失生活的勇气和信心,我们要不断鼓励患者,多给予患者精神和心理安慰,消除他们对死亡的惧怕感,树立晚期脾脏原发性恶性肿瘤患者战胜疾病的自信心。

4、鼓励患者在身体状况允许的情况下多做一些力所能及的活动,使其能积极地尽快融入社会活动中去,但一定要注意切勿活动过度使患者产生疲劳感,不利于疾病的恢复。

5、密切观察晚期脾脏原发性恶性肿瘤患者的生命体征,如咳嗽有痰,应鼓励患者自行咯出,必要时辅以吸痰器,休息睡眠时注重头偏向一侧卧位,以防痰涎窒息,若发现患者忽然失语、面色改变、呼吸停止,必须马上报告医生,紧急抢救。

6. 对于脾脏原发性恶性肿瘤晚期肿瘤浸润导致疼痛的患者应尽量满足他们的止痛要求,建议进行 CLS 生物免疫治疗,无创伤,无毒副作用,提高患者免疫力,提高其生活质量。

# 第四节　脾脓肿

## 一、病因病理

某些引起脾大的感染性疾病、败血症和创伤及邻近器官感染的蔓延都可致脾脓肿。常见的致病菌有链球菌、厌氧菌、葡萄球菌等。脾脓肿的早期,脾脏与周围组织无粘连,随着炎症向脾脏表面波及,常与周围脏器发生致密粘连,还可穿入其他脏器,形成各种内、外瘘和腹膜炎。

## 二、诊断

脾脓肿的症状表现虽较复杂,但通常多以寒战、高热及左上腹疼痛为主要特点,同时伴有恶心、呕吐及食欲缺乏等症状。由于脾脏常有不同程度的肿大,或附近网膜等组织与病灶粘连,左上腹常可能触及肿大的脾脏。局部往往有较明显的压痛、反跳痛及腹肌紧张。

患者白细胞计数及中性多核白细胞分类计数均明显升高,出现核左移,B 超和 CT 均可发现脾实质内低的或无回声团块。脾脓肿的术前诊断有时确属不易,应注意详细讯问病史、细致体检再辅以 B 超等检查,也可大大提高诊断的正确性,同时还应鹏左上腹壁脓肿、脾囊肿、脾肿瘤等相鉴别。

## 三、治疗

脾脓肿的治疗包括全身用药和局部病变的处理两个方面。首先是选用适当而有效的抗生素控制感染,要控制需氧菌和厌氧菌两方面的感染。局部病变的处理原则是做包括脓肿在内的脾切除,效果最理想。如不能行脾切除,也可行脾脓肿切开引流术或超声引导下的穿刺置管引流术,再辅以过氧化氢溶液(双氧水)、甲硝唑冲洗,效果也尚满意,其预后取决于病程长短、诊断早晚、治疗是否得当及全身感染状况轻重等多方面因素,随着诊断技术进步及有效抗生素的应用,治愈率已明显提高。

# 第五节　脾结核

## 一、病因病理

脾结核为全身性结核病变的局部表现,可分为两类:一类为继发性脾结核,是结核杆菌侵入人体内后,脾脏和体内其他器官同时发生结核病变;另一类为原发性脾结核,仅在脾脏发生结核病变,而其他器官无结核损害。其病理分型为:干酪纤维性结节型、粟粒型、纤维硬化型和出血坏死型。

## 二、诊断

脾结核像发生其他脏器结核病一样,在早期无明显自觉症状,偶有不规则的低热、易疲劳、乏力等现象。随着脾脏的增大,可出现左季肋部的沉重感或自发性疼痛,约70%的患者呈现不同程度的脾大,肿大的脾脏多数光滑,质地硬且有压痛。脾结核病人常常伴有肝脏肿大或其他脏器结核病。

结核病临床症状表现相当复杂,诊断脾结核亦颇困难,不少患者多系手术后或死亡后做病理检查时才最后确诊。应强调下列几点作为孤立性脾结核诊断的考虑:

1.脾大伴长时间持续低热。

2.同时伴有其他脏器结核。

3.结核菌素试验强阳性或红细胞沉降率增快者。B超、CT、脾脏穿刺检查及骨髓穿刺检查均有利于诊断。

## 三、治疗

脾结核一旦确诊,应积极加紧治疗。原发性脾结核以行脾切除加术后抗结核治疗为佳。继发性脾结核必须先行抗结核治疗,待病变初步控制后再行脾切除,术后继续抗结核治疗。

# 第六节　外伤性脾破裂

尽管脾脏位于左上腹深处,受胸廓、腹肌及背部保护,脾破裂85%以上仍是由于外伤引起,占腹部外伤的20%~40%,脾破裂根据病因可分为外伤性脾破裂、自发性脾破裂及医源性脾破裂。

## 一、病因

外伤性脾破裂分为开放性和闭合性两类。1.开放性脾损伤多由划刺、子弹贯通和爆炸等所致。

2.闭合性脾损伤多由交通事故、坠落伤、左胸外伤和左上腹挫伤等所致。

## 二、病理

(一)脾破裂分型

1.中央破裂:系脾实质的深部破裂,表浅实质及脾包膜完好,而在脾髓内形成血肿。

2.包膜下破裂:系脾包膜下脾实质周边部分破裂,包膜仍完整,致血液积聚于包膜下。

3.真性破裂:系脾包膜与实质同时破裂,发生腹腔内大出血。

(二)脾破裂分级

1级:包膜撕裂或轻度的脾实质裂伤。

2级:包膜撕脱。

3级:严重脾实质破裂或穿透性弹伤或刺伤。

4级:严重脾实质星状破裂或横断或脾门损伤。.

5级:脾粉碎性或多发性损伤。

## 三、诊断

(一)临床表现

临床症状的轻重,取决于脾脏损伤程度、就诊早晚、出血量多少及合并伤的类型,主要有左上腹疼痛,有时可放射至左腰部或左肩,同时有失血性休克的症状,如烦躁、口渴、心慌、心悸、乏力等。检查时可发现病人弯腰曲背、神志淡漠、血压下降、脉搏增快,如腹腔内出血量较多,可表现为腹胀及全腹压痛、反跳痛,并以左上腹为著,叩诊时腹部有移动性浊音,肠鸣音一般减弱,直肠指诊时 Douglas 窝饱满。外伤性脾破裂的诊断一般不难,根据病史、体征多可明确诊断。

(二)辅助检查

1.诊断性腹腔穿刺:这是简单易行、安全、阳性率高的方法,用 9 号空针在左 Lanz 点穿刺,方向朝向左髂窝,进行穿刺,阳性率可达 80%。

2.诊断性腹腔灌洗:患者平卧,排空膀胱,在脐下 3~4cm 处切开皮肤,向腹腔内放置一根 18~20 号 Foley 管,在 10 分钟内向腹腔内注入生理盐水 1L,抽出灌洗液,如果灌洗液中 RBC 计数大于 $10\times10^9$/L、淀粉酶大于 100U(索氏法),则视为阳性。如果灌洗液混浊是胃肠破裂的特征。

3.B 超:B 超具有高度的分辨力,腹腔积血 100ml 即可确认,有时尚可发现脾实质破裂的裂隙。

4.CT 检查:能清晰地显示脾外形和解剖结构,确定有无腹内脏器合并伤,准确率可达 90%。

5.血管造影及电子计算机数字减影血管造影(DSA):DSA 检查具有高度特异性和准确性,尚可以经导管注射血管栓塞剂治疗脾破裂及腹膜后出血。

6.腹腔镜检查:虽能发现腹腔内病变,但比较费时,有时脾周血块堵塞,则难以确诊脾破裂程度。

## 四、治疗

(一)非手术治疗

术中所见脾破裂,80%裂口处已积满血凝块,无活动性出血,血压下降后,流经脾脏血液量减少,脾脏不同程度收缩,而且脾破裂后,脾伤口周围短时间内会积聚大量的血液和血凝块,使脾裂口受到一定压迫,对继续出血具有一定的止血作用。因此,部分脾破裂患者,经过一系列止血、抗休克治疗可以治愈,成功率可达 15%~18%。但由于非手术治疗存在下列缺点:①非手术疗法使患者失去剖腹探查的机会,不能及时处理合并损伤。②大量输血带来的问题,如丙型肝炎等。③迟发性出血。因此,非手术疗法应慎重选择。

(二)手术疗法

对诊断明确的患者,应积极手术,手术的目的是及时止血。

1.保留性脾手术:早期由于对脾脏功能的认识不足,对于脾破裂等脾脏手术,几乎均采用脾切除,随着对脾脏功能及脾切除后对机体的影响,尽量保留脾脏的手术也日益引起重视。

通过对脾脏解剖生理深入研究及大量的临床资料证明,对于裂口小、损伤脾实质较浅、渗血或出血不多者,可经手术缝合获得治愈。儿童的脾组织内纤维结缔组织成分相对较多,缝合修补更为安全,由于脾脏组织内有大量的血窦和血管内皮细胞,使残留脾及脾碎片容易成活,利于做自体脾组织片移植,当然,保脾手术的实施也应慎重考虑:①年龄越小越优先选择保留性手术,因为小儿切脾后对感染有较高的易感性,尤其是血液病患儿,小儿单核一吞噬细胞系统不发达,切脾后的代偿功能不完善。②在确保生命安全的基础上采用保留性脾手术。③必须根据疾病的性质灵活掌握和选择某一保脾手术。④保留性脾手术后要注意严密观察和随访。

(1)局部黏合剂的应用,主要用于 I 级脾损伤,也可用于脾修补术后局部轻度渗血。

(2)局部凝固止血,可用透热法、激光、高热空气等,以造成外伤表面凝固坏死来止血。

(3)脾缝合或修补术,主要用于 I~Ⅲ 级脾外伤,无腹腔严重感染及危及生命的合并伤需紧及处理者。

(4)可吸收网罩的应用,适用于脾包膜大面积撕裂或实质较深的破裂,即用可吸收网罩包裹损伤脾脏压迫止血。

(5)部分脾切除,又称不规则脾切除,适用于Ⅲ级脾破裂,损伤较局限,但无法修补或修补失败者。

(6)脾切除后自体移植。在外伤性脾破裂行脾切除后,为保存脾脏的免疫功能,可行脾移植,常用腹腔内种植和躯体种植两种方法,最佳部位是大网膜、脾床或腹膜褶。如患者病情严重,腹腔已严重污染、病理性脾破裂等则不宜行脾移植。

2.脾切除术:适合于以下一些疾病。

(1)严重的脾破裂。

(2)脾本身疾病,如脾肿瘤等。

(3)脾功能亢进。

(4)充血性脾大。

(5)作为肿瘤根治的一部分。

(6)其他。

单纯脾破裂无空腔脏器损伤者,腹腔出血可回输,但如出血在 48 小时以上且有中度发热,则不宜回输,脾破裂病人的预后取决于脾脏损伤的程度、诊断早晚和出血速度、失血量的多少、合并伤的轻重。

(韩建峰 薛崇飞 邓康支良韩瑞)

# 第十二章　腹膜、网膜、腹膜后间隙疾病

## 第一节　急性化脓性腹膜炎

　　腹膜炎是致病因素侵犯腹膜而导致腹膜腔炎性病变的疾病总称。就发病机制而论,有急性和慢性、原发性和继发性之分;就病因而言,可分为细菌性和非细菌性腹膜炎;而按炎症波及的范围,则可相对地分为弥漫性与局限性两类。急性化脓性腹膜炎通常系指急性、继发性、细菌性、弥漫性腹膜炎,是腹部外科最常见的急腹症。

### 一、病因

　　1.空腔脏器的急性穿孔、破裂,消化液外溢。除腹部损伤外,最常见的为胃十二指肠溃疡穿孔。另外,手术后胃肠吻合口漏也是较常见的原因。

　　2.腹内任何脏器的感染性疾病波及腹膜、脓肿破裂、坏疽穿孔等。如急性阑尾炎、急性胆囊炎、急性胰腺炎等。

　　3.脏器的缺血性坏死。如肠扭转、肠系膜血管栓塞、卵巢囊肿蒂扭转等。

### 二、病理

　　急性化脓性腹膜炎的基本病理变化为腹膜的充血水肿、大童炎性渗出,继而纤维素性增生。实质上这是机体的抗炎反应,前者可稀释毒素、减轻刺激,后者可局限炎症的扩散。但由此也可致机体水、电解质及酸碱平衡紊乱和因粘连所的肠梗阻。脓性渗出物的积聚与局限可形成腹腔内脓肿。病程后期则多陷于感染性休克及多器官功能障碍综合征。

### 三、诊断

(一)临床表现

急性化脓性腹膜炎临床以腹痛、腹部压痛和腹肌紧张等腹膜刺激征为主要表现。

　　1.症状:腹痛可为骤起或在渐进性腹痛基础上骤然加重加剧。腹痛均为持续性;腹痛程度虽因病因及患者反应等因素而有所差异,但一般多为难以忍受的剧烈疼痛。不论腹痛扩散的范围多大,始终以原发病灶部位最为显著。伴随腹痛的发作,往往有恶心、呕吐。

　　2.体征:

　　(1)下肢屈曲侧卧强迫体位。

　　(2)腹式呼吸运动减弱甚至消失。

186

（3）全腹压痛及腹肌紧张，以原发病灶部位最为明显；重症可为"板状腹"。

（4）肝浊音界缩小或消失，腹腔积液较多者可叩出移动性浊音。

（5）肠鸣音减弱或消失。

（6）脉率加快，体温上升。

（7）直肠指诊可有盆腔积液或积脓征象。

（8）病程后期可有重度脱水、电解质及酸碱平衡紊乱，感染性休克，多器官功能障碍综合征等表现。

（二）辅助检查

1.实验室检查：WBC 计数常升达$(12\sim20)\times10^9$/L，中性粒细胞比例可升达 0.85~0.95，常可见中毒颗粒。

2.X 线检查：腹部 X 线透视或腹部平片，若见膈下游离气体影，提示消化道穿孔。

3.B 超检查：可揭示腹腔异常积液。

4.诊断性腹腔穿刺：可抽获胆汁着色液或脓性液体。

5.诊断性腹腔灌洗：鉴别诊断困难时为避免阴性剖腹探查可采用。

（三）鉴别诊断

1.内科急腹痛：急性胃肠炎、急性坏死性肠炎、中毒性痢疾、肠伤寒、大叶性肺炎、胸膜炎、心包炎、心肌梗死、糖尿病酮中毒、尿毒症等诸多疾病均可表现有腹痛。但此类腹痛或为神经反射性或为局限于黏膜表面的炎症所致，故疼痛多以脐为中心而游移不定，腹部亦无固定的压痛点及肌紧张。若有发热，则发热多在腹痛发作之前。

2.妇产科急腹症：宫外孕破裂、卵巢囊肿蒂扭转、急性输卵管炎及急性盆腔炎等可从停经史、腹部包块、压痛部位及直肠或阴道指诊等方面鉴别。

3.不适于急诊剖腹术的外科急腹症：原发性腹膜炎的鉴别见下节。输尿管结石，腹膜后间隙的积血、感染等仔细综合分析病史、体征，应不难鉴别。

## 四、治疗

治疗原则为消除病因，尽快使炎症局限、脓性渗出吸收或引流。一般多需要以手术为中心的综合治疗。

（一）非手术治疗

1.适应证：

（1）原发性腹膜炎、急性盆腔炎。

（2）症状体征较轻，一般情况较好者或炎症已有局限化趋势者。

2.治疗措施：

（1）禁食、胃肠减压。

（2）维持水、电解质及酸碱平衡，并补充热量与营养素。

（3）应用抗生素，并注重厌氧菌感染的防治。

（4）适当给予镇静、止痛药。

（5）可配合以针刺等中医药疗法。

(二)手术治疗

1.适应证：

(1)原发病变严重,如脏器的坏死、破裂。

(2)病因不明但I晦床表现典型,且无局限化趋势者。

(3)病情重度,腹腔积液多,重度腹胀,并有休克表现者。

(4)经积极非手术治疗 6~8 小时后,症状、体征不见好转或反而加重者。

2.手术方法:急性化脓性腹膜炎剖腹探查的原则在于尽可能对原发病灶做根本性处理,清除腹腔积液积脓,并合理放置引流物。

(1)切口应以最接近原发病灶为原则。病因不明者,可做右侧腹直肌切口;此种情况下,一般先做 8cm 左右小切口,进腹后根据积液或脓液的性状、脓苔沉积或附着最多的部位等再将切口向上或向下延长。

(2)对原发病灶尽可能做根本性处理,但也应只限于处理原发病灶。如切除坏疽的阑尾、胆囊及坏死的肠段等。若病灶因炎性水肿和粘连等因素不易切除或患者情况不能耐受彻底切除手术时,应取简单有效的病灶及腹腔引流术。涉及结肠的原发病灶,应按急诊结肠手术原则处理;应多考虑安全的造口、转流、病灶外置等处理方法。

(3)清理腹腔。尽量吸除腹腔内渗液,食物残渣及肠液;病灶局部可采用少量多次生理盐水冲洗,并吸除后再用纱布擦净。一般情况下,不宜做腹腔冲洗,以免感染扩散。但若腹腔污染广泛而严重,则需对腹腔进行彻底冲洗。剔除所有腹膜与肠管表面的脓苔的所谓"彻底清创术"应在患者情况允许时选择性应用。

(4)放置引流;放置引流指征:①坏疽病灶未能切除或有大量坏死组织未能清除时。②空腔脏器的吻合、缝合处有泄漏可能时。③估计术后仍将有较多的渗血或渗液时。④局限性脓肿引流。⑤术后需继续做腹腔灌洗者。引流物一般放置在病灶附近及盆底;常用的引流物有烟卷引流、橡皮或硅胶引流管、双套管等,可根据引流的指征及需引流的时间长短而选择。

# 第二节　原发性腹膜炎

原发性腹膜炎又称自发性细菌性腹膜炎,系指腹腔内无原发病灶的急性感染性弥漫性腹膜炎。现已不多见。常发生于严重肝病或肾病患者。临床主要表现为发热、腹痛和腹部压痛、腹胀及腹水迅速发生或加重,常伴有血压下降或中毒性休克以及肝、肾功能衰竭,病死率甚高。

## 一、病因病理

病原菌多为需氧革兰阴性菌,其中大肠杆菌占首位(40%~50%),其次为链球菌、肺炎克雷伯菌、肠球菌、葡萄球菌等,偶有厌氧菌感染。细菌侵入腹腔多经由血循环或淋巴途径;肠黏膜屏障受损时细菌可直接穿透肠壁进入腹腔;女性尚可经生殖道侵入。原发性腹膜炎多见于严重肝病或肾病合并腹水患者,多种因素与发病有关:

1.机体防御功能低下包括,全身性免疫系统、肝脏单核—吞噬细胞系统功能低下,以及肝硬化腹水杀菌活力和调理素活性降低等。

2.门静脉高压致肠黏膜屏障功能受损,肠道内细菌可直接穿透肠壁进入腹腔。

3.肠道细菌移位进入门静脉系统后,经侧支循环直接进入体循环。

4.原发性腹膜炎发病前常有呼吸道、泌尿系或胆道感染。

## 二、诊断

(一)临床表现

主要症状为突发急性腹痛,开始部位不定,很快向全腹扩散;腹痛剧烈程度不一;常伴有畏冷、发热、恶心、呕吐等;后期则有肠麻痹表现。主要体征为腹部压痛、反跳痛、肌紧张、腹胀、肠鸣音减弱等;直肠指诊可有明显触痛。然后腹水迅速增长,出现全身中毒症状,重者可有低血压、肝性脑病及感染性休克。

(二)辅助检查

1.血 WBC 计数升高,中性粒细胞比例可达 0.90 以上。

2.腹腔穿刺可获草黄或草绿色、多无臭味的脓性液体,涂片细菌检查可见相应菌种及大量中性粒细胞。

3.腹水白细胞和中性粒细胞计数:腹水白细胞计数超过 $0.5×10^9$/L、中性粒细胞大于 0.50,可确诊原发性腹膜炎。

4.血培养及腹水培养:约半数患者血培养可检出与腹水培养相同的细菌,特别是有 1/3 腹水培养阴性的病人,血培养可呈阳性。

## 三、治疗

一经确诊或疑及原发性腹膜炎,即应尽早开始选用有效抗生素为主的内科治疗。

1.抗生素:早期经验用药多选用氨苄西林或哌拉西林加第三代头孢菌素或氟喹诺酮类[氨苄西林 4~8g/d、哌拉西林 6~12g/d、头孢噻肟(凯福隆)2~4g/d、头孢他啶(复达欣)2~4g/d、环丙沙星 0.75~1.0g/d、甲硝唑 0.5g/d,分上、下午二次静脉滴注。然后,再根据细菌培养及药敏试验结果选用和调整。

2.若非手术治疗不能控制症状发展,腹部体征加重,或诊断上不能排除继发性腹膜炎者,应剖腹探查。确定为原发性腹膜炎者,做腹腔引流。一般于双侧下腹及盆腔放置引流管。

3.积极防治中毒性休克、肝性脑病,纠正水、电解质紊乱及酸碱失衡。

4.加强原发病治疗及全身支持治疗。

5.预防复发:诺氟沙星可作为预防用药,每日 400rng 口服,长期应用或间断使用,亦可每周口服环丙沙星 750mg。

# 第三节　结核性腹膜炎

结核性腹膜炎（tuberculous peritonitis）是由结核杆菌引起的慢性、弥漫性腹膜感染。多继发于腹腔器官的结核。可见于任何年龄，以青壮年最多见，多数在 20~40 岁之间。以女性为多，男女之比约为 1:2。近年来发病率已明显下降。

## 一、病因病理

本病绝大多数继发于体内其他结核病灶。感染途径以腹腔内的结核病灶直接蔓延为主，肠系膜淋巴结结核、肠结核、输卵管结核是常见的直接原发病灶。少数可由血行播散引起。腹膜结核的病理改变主要有三种类型：

1.腹水型：亦称渗出型。腹膜上满布粟粒样结节，腹膜充血并大量渗出；腹水多呈草黄色。慢性者可有腹膜增厚、结节增大及纤维化。

2.粘连型：最多见。腹水吸收、纤维化，大网膜、肠系膜、肠管及壁腹膜之间广泛粘连。

3.干酪型：也称包裹型。腹腔内有局限性积液或积脓液往往呈干酪样；脓肿可侵蚀肠管及腹壁，形成内瘘、外瘘或混合瘘。上述两种或三种类型的病变往往并存，称为混合型。

## 二、诊断

### （一）临床表现

临床上可分为急、慢两种类型，慢性型多见。急性型起病急骤，以急性腹痛或骤起高热为主要表现，腹部可有较广泛的轻压痛及轻度肌紧张，并有发热及腹胀；但全身中毒表现均不如细菌性腹膜炎重。慢性型则多有一般结核病的全身表现，如低热、乏力、消瘦、食欲缺乏、贫血等症状，典型的病理分型也多在此类病人中出现。腹水型以高度腹水为突出表现，腹壁紧韧，有轻压痛。粘连型一般也有腹胀，腹壁柔韧，腹部触诊有揉面感。干酪型可有腹部包块，可有慢性不全性肠梗阻表现；包裹性脓肿可穿破腹壁形成外瘘或瘘管。

### （二）辅助检查

1.血液检查：轻至中度贫血，急性期白细胞计数和中性粒细胞比例可见升高。红细胞沉降率一般均见加快。

2.腹水检查：腹水外观呈草黄色、浑浊，静置后易凝固，比重大于 1.016，蛋白定量大于 25g/L，白细胞计数多超过 $500×10^6$/L，以淋巴细胞为主。腹水浓缩找结核杆菌，有时阳性；一般细菌培养阴性，但腹水豚鼠接种阳性率可达 50% 以上。

3.胃肠 X 钡餐检查：可发现有肠结核、肠粘连、肠内瘘、慢性肠梗阻等征象；腹部平片有时可见钙化影。

4.超声检查：常可探及腹水、肠间粘连、包裹性积液或非均质性肿块等。

5.腹腔镜检查：对诊断困难者为避免损伤过大的剖腹探查可做腹腔镜检查，但对腹膜有广泛粘连者应属禁忌。目视观察见腹膜、网膜与脏器表面有散在或集聚的灰白色结节，浆膜失去正常光泽、浑浊粘连。并应同时做活检以确诊。

### 三、治疗

（一）抗结核治疗

应坚持早期、联合、全程规范化的抗结核治疗原则，以达到彻底治愈、避免复发及防止并发症的目的。一般使用 3 种或 4 种药物联合强化治疗。异烟肼 0.3~0.4g，每日晨间顿服，利福平 0.45g，每日一次口服，乙胺丁醇 0.75g，每日一次口服；需要时可另加用链霉素（0.75g，每日肌内注射一次）或吡嗪酰胺 0.25~0.5g，每日 3 次，4 种药联合治疗 2 个月，然后继续用异烟肼和利福平治疗至少 7 个月。有血行播散病灶或显著结核毒血症者，在抗结核药物治疗的同时，可加用泼尼松短期治疗，每日 30~40mg，分次口服。治疗期间应注意药物的不良反应。

（二）加强支持治疗

适当休息，增强营养；必要时给予静脉输液及肠内肠外营养治疗。

（三）腹腔放液

腹水型者，特别是急性渗出阶段，每周可适量放腹水一次，并腹腔内注射异烟肼100mg、链霉素 0.25g。

（四）手术治疗

1.手术指征：

(1)非手术治疗无效的粘连性肠梗阻。

(2)干酪型并发肠瘘或肠穿孔。

(3)诊断不明，难于与腹内肿瘤或急腹症鉴别。

2.手术方式：

(1)粘连松解术。

(2)肠段切除术。

(3)短路吻合术。

(4)小肠插管造口术。

(5)原发性结核病灶(肠系膜淋巴结结核、肠结核、输卵管结核等)切开剔除、搔刮及切除术。

# 第四节　腹腔脓肿

**【腹腔脓肿】**

腹腔脓肿系腹内异常渗出的流注被某些脏器或组织粘连包裹于某一间隙而形成的脓肿。因解剖位置的关系，多见于膈下及盆腔，肠间、结肠旁沟、髂凹等处亦常波及。

## 一、膈下脓肿

广义的膈下间隙包括自膈肌以下至横结肠及其系膜的整个结肠上区,而狭义的膈下间隙仅指右肝上间隙和左膈下间隙。因脓液可在各间隙之间扩散,故现已多将广义膈下间隙内的脓肿统称为膈下脓肿。

## 二、病因病理

膈下脓肿多继发于急性化脓性腹膜炎,也可是腹部手术,特别是上腹部手术的并发症,偶尔可因胸腔感染波及。病原菌多来自谓肠道,多为混合感染;菌种以大肠杆菌、铜绿假单胞菌、变形杆菌等需氧菌和脆弱类杆菌、厌氧性球菌等厌氧菌为主。感染途径以直接播散为主,但也可经由门静脉系统或淋巴系统侵入。膈下脓肿一般为单发,也可为多发。未能及时引流的脓肿可向胸腔蔓延甚至穿入胸内,其他较少见的并发症尚有脓肿与结肠、胃、食管、支气管、胆道等之间的内瘘。

## 三、诊断

(一)临床表现

1.全身症状:膈下炎症初期无典型症状,脓肿形成后有弛张型发热、脉率加快、寒战、出汗、不思饮食、衰弱等全身中毒症状。

2.局部症状:患侧上腹部疼痛,并向肩背部放射,咳嗽及深呼吸时疼痛加重;可伴有呃逆。炎症波及膈上胸膜及肺时,可有咳嗽、胸痛及气促。

3.体征:患侧呼吸动度变小,局部可有深压痛或叩击痛,严重时可出现局部皮肤凹陷性水肿。患侧肺底呼吸音减弱或消失。

(二)辅助检查

1.血常规:WBC计数及中性粒细胞比例均显著升高。

2.X线检查:患侧膈肌抬高,活动度受限或消失;肋膈角模糊或有积液;含气脓肿可出现气液平面;左膈下脓肿可见胃受压推移改变。

3.B超检查:可明确脓肿的大小及范围,并可为诊断性穿刺进行定位。

4.CT检查:能准确确定脓肿的部位、大小及范围。

5.诊断性穿刺:应在X线或B超引导下进行。穿刺阴性并不能排除脓肿的诊断。

## 四、治疗

(一)非手术治疗

1.脓肿尚未形成的感染早期,应强化以抗生素为主的抗感染治疗。抗生素的使用以广谱、足量为原则,必要时应二联甚至三联用药。

2.对较小且较接近体表的脓肿可试行穿刺抽脓并注入抗生素的保守治疗方法。

3.积极进行以输液、输血、营养治疗为中心的全身支持治疗。

（二）手术治疗

为防止严重并发症,较大的脓肿及症状较重者应及早手术引流。引流途径视脓肿所在部位而定,一般有以下三种切口及进入脓腔途径。

1.经前腹壁:适用于位置较靠前的脓肿。肋缘下斜行切口直达腹膜前,略做潜行分离,穿刺证实脓肿位置后,切开引流。若脓肿位置较高,可经腹膜外途径在膈肌与腹膜间向上分离;亦可切开腹膜进行分离,只要不分破脓肿周围的粘连,一般不会污染游离腹腔。

2.经后腰部:适用于位置靠后的脓肿。沿第 12 肋做切口,骨膜下切除第 12 肋。穿刺证实脓肿位置后,平第 1 腰椎横行切开肋骨床,进入腹膜后间隙,切开脓肿引流。

3.经侧胸壁:适用于右肝上间隙高位脓肿,应分两期进行。右腋中线第 8、9 肋处做切口,切除部分肋骨,直达胸膜外。用碘仿纱布填塞创口,使胸膜与膈肌形成粘连。1 周后经此切口穿刺证实脓肿位置后,沿针头方向切开胸膜和膈肌,引流脓腔。

## 【盆腔脓肿】

### 一、诊断

1.全身症状:发热、脉速、乏力等,因盆腹膜吸收毒素能力较低,全身中毒症状较膈下脓肿明显为轻。

2.局部症状:常有典型的直肠或膀胱刺激症状,如大便次数多而量少、黏液便、里急后重、尿急、尿频等。

3.直肠或阴道指诊:可触及盆腔内包块,包块有触痛且压向直肠前壁,有时有波动感。还可经阴道后穹隆做诊断性穿刺。

4.B 超检查:可确定脓肿的诊断。

### 二、治疗

早期应以抗感染、局部治疗(温热盐水灌肠、会阴部理疗等)为主。脓肿形成后,可经直肠前壁或阴道后穹隆引流。

# 第六节　肠系膜囊肿

### 一、病因病理

肠系膜囊肿病因上大致可分三类:

1.先天性发育异常,如肠源性囊肿、结肠系膜浆液性囊肿、皮样囊肿等。

2.肿瘤性囊肿,如囊性淋巴管瘤。

3.其他,如寄生虫性囊肿、外伤性囊肿等。

肠源性囊肿覆有肠黏膜上皮和肠壁各层组织,最多见于回肠系膜,也见于空肠系膜和小肠系膜根部。

浆液性囊肿覆有间皮细胞,多发于横结肠系膜和乙状结肠系膜。囊肿大小自数厘米至 20cm 不等,多为单发性单房囊肿。囊内液常为黄白色或草黄色、透明,若合并出血或感染,则为暗红色或脓性液。

囊状淋巴管瘤由众多扩张的淋巴管组成,常为多发性,呈大小不等(直径 1~10cm 以上)乳白色囊状物,囊内为无色透明或乳糜样液。多发于回肠系膜,有时可弥漫性满布于整个小肠系膜。

## 二、诊断

肠系膜囊肿多见于儿童。初起时多无症状。囊肿增大至一定体积或合并囊内出血、感染后,可出现腹部隐痛或胀痛。腹部可扪及表面光滑的肿块,多无压痛,部分有囊性摩,依其发生的部位的不同而有不同的活动度。

诊断要点为腹部囊性肿块,钡餐可有肠管受压推移,B 超及 CT 可确立诊断。

## 三、治疗

诊断明确后做囊肿摘除术或囊肿连同部分肠管及系膜切除术。

## 四、护理

小的肠系膜囊肿无须治疗,肠系膜囊肿增大后,易并发急腹症,一旦确诊,应早期手术。

1、囊肿剜出 为最理想的手术方式,在不影响肠管血供的情况下,应力争施行本手术。

2、囊肿、肠管切除加肠管端端吻合 由于多数肠系膜囊肿与肠管甚为靠近,单纯剜出常不可能,而必须将囊肿与相连的肠管一并切除,然后再做肠管端端吻合。在囊肿引起肠梗阻或肠坏死时,整块切除尤为必要。

3、囊肿与肠腔吻合或袋形缝合 若囊肿巨大,或因囊肿位于肠系膜根部,切除时有伤及大血管的可能,则可考虑囊肿与肠腔吻合或做袋形缝合。但因有复发、感染及癌变的危险,一般不宜采用。

4、囊肿部分切除 当囊肿分布范围广泛或有多囊时,如行囊肿全切,会引起大段肠管血运障碍,此时可行囊肿部分切除,剩余部分囊壁完全裸露在腹腔,或采用 3% 碘酊涂拭残囊内膜,减少其分泌。有人发现残囊内膜的分泌液,可经腹膜完全吸收从而达到吸收与分泌平衡。

5、腹腔镜手术 利用腹腔镜行腹腔内某些疾病的手术是近年发展起来的一门新技术,具有损伤小、愈合快等诸多优点,可用腹腔镜切除囊肿。对淋巴管瘤引起的难治性腹水,有报道在淋巴管造影明确诊断的同时,注入碘化油,可通过栓塞淋巴管而获得治愈。

# 第七节　原发性腹膜后肿瘤

本书所述的原发性腹膜后肿瘤系指原发于腹膜后间叶组织、神经组织、淋巴组织以及胚胎残余组织等的良、恶性肿瘤,不包括肾上腺、肾、输尿管和胰腺的肿瘤,也不包括腹膜后淋巴结转移性肿瘤。

## 一、病理

腹膜后肿瘤以恶性居多(约80%),约15%发生于10岁以下。其病理分类参见表11-1临床较多见的为恶性淋巴瘤、纤维肉瘤、脂肪肉瘤等。有些肿瘤形态虽为良性,但切除后易复发,如黏液瘤等,常视为恶性;有些肿瘤虽为孤立存在的实质性肿瘤,但有局部浸润生长倾向;有些肿瘤常多发且有恶性变可能,如脂肪瘤、纤维瘤、副神经节瘤等。大部分腹膜后肿瘤有明显的复发倾向。

## 二、诊断

(一)临床表现

1.症状:原发性腹膜后肿瘤生长常缓慢,加之腹膜后潜在间隙也较大,因而肿瘤生长发展的余地较大,以致肿瘤在相当长的时间内可无明显症状。随着肿瘤的增大,逐渐出现肿瘤的占位压迫症状。

(1)对消化道的推压可发生恶心、呕吐、腹胀、便秘甚至肠梗阻症状。

(2)对泌尿系统的压迫可导致单侧或双侧肾盂积水。

(3)对静脉及淋巴管的压迫可导致精索静脉曲张、下肢及阴囊水肿。

(4)对神经的压迫或侵犯可引起腰背部、腹部、会阴部、下肢疼痛或感觉异常等。病程晚期可有发热、乏力、食欲缺乏、体重减轻等全身症状。嗜铬细胞瘤有阵发性高血压症状。

2.体征:常见体征为腹部肿块。若肿瘤已对周围脏器产生严重的推压甚或侵犯,可有相应的体征出现。

(二)辅助检查

1.超声检查:对实质性肿瘤和囊肿的鉴别有助,但对少数神经源肿瘤和均匀一致的囊肿仍可能混淆,对囊性肿瘤或寄生虫性囊肿、感染性脓肿、外伤性血肿尚难分辨,经B超引导进行穿刺有利明确诊断。彩色多普勒对腹主动脉瘤的排除极为可靠。

2.腹部X线正、侧位平片可发现肿块阴影或局部钙化影。

3.全消化道钡餐可见胃及肠管被推压的征象。

4.静脉或逆行肾盂造影可显示输尿管及肾脏的移位、受压以及对侧肾的功能等。

5.CT:可显示肿瘤的部位、范围以及与邻近解剖结构的关系,还可早期发现复发病变。亦可在CT引导下做细针穿刺细胞学检查。

6.血管造影:腹主动脉或选择性腹腔动脉造影可根据血管分支的分布及其行径、形态的改变判断肿瘤的血供来源及肿瘤的定位。下腔静脉造影可显示其受压移位情况及是否被侵犯。

7.磁共振成像(MRI):MRI 对腹膜后肿瘤的分辨力高于 CT,且可获得矢状面图像。

8.腹膜后淋巴造影对淋巴结肿大的检出率达 90% 以上,有助于诊断或鉴别淋巴系肿瘤。

## 三、治疗

(一)手术治疗

1.手术指征:除淋巴瘤外,对腹膜后良、恶性肿瘤均应及早手术探查。

2.术前准备:为提高腹膜后肿瘤的切除率,往往需要多科的通力合作;术前应根据各项检查资料初步明确手术范围,必须做好大范围、多脏器切除的准备:

(1)按结肠手术准备肠道。

(2)按肾切除手术要求确认对侧肾解剖及功能正常。

(3)按大血管受侵做好血管移植准备。

(4)准备足够的同型血。

3.手术原则:视肿瘤包膜完整程度、对周围器官及组织的浸润情况,做肿瘤的完全切除、部分切除或包膜内切除。

(二)放、化疗及综合治疗

恶性淋巴瘤对放疗敏感,放疗总量以 30~50Gy 为最佳剂量。对复发病例仍可重复放射治疗。化疗对恶性淋巴瘤也有一定的缓解率,某些软组织肉瘤用多柔比星等治疗也有不同程度的效果。采用介入放射学技术做区域性化疗更有可能提高疗效并减轻不良反应。近年来,免疫疗法(如干扰素、胸腺素、白细胞介素-2、TIL 细胞治疗)也已进入临床试验治疗阶段。

(薛崇飞 邓康 支良 韩瑞 韩建峰)

# 第十三章　上肢骨折

## 第一节　锁骨骨折

锁骨骨折是一种常见的损伤,各年龄段均可发生,多见于儿童及青壮年。

### 一、解剖概要

锁骨呈"S"状,在其中 1/3 与外 1/3 交界处,即锁骨前后曲交界处,恰为棱形骨转为扁平状骨处。该部位锁骨最窄、最薄弱,因此当外力延及上肢或肩部传导时在锁骨弯曲处会产生一剪切应力而引起骨折。所以,该部位为锁骨骨折好发部位。其他部位如锁骨外 1/3 处骨折较次之,锁骨内 1/3 骨折甚少。

### 二、病因与分类

一般为间接和直接暴力所致,大多为间接暴力。如跌倒时,肘部或肩部先着地,暴力沿上臂传导冲击锁骨而引起骨折。按骨折部位分为三种损伤类型:

1.锁骨中 1/3 骨折　最为常见。直接暴力或间接暴力均可造成此部位骨折。骨折时其近端因胸锁乳突肌牵拉向后上方移位。远端因上肢重量及锁骨下肌牵拉作用向前内移位,其断端常为斜形,其次为横形或螺旋形。

2.锁骨外 1/3 骨折　多发生于跌倒时肩部先着地。锁骨骨折部位位于喙锁韧带远端时可分为以下三型:

Ⅰ型:骨折无移位,喙锁韧带完整。

Ⅱ型:骨折有移位,并常波及肩锁关节,喙锁韧带以骨折近端止点处剥离。骨折远端受上肢重力牵引向前下移位,并随上肢及肩胛骨移动。易发生骨迟缓愈合或骨不连。

Ⅲ型:锁骨外端关节面骨折,不易诊断。所有韧带(肩锁及喙锁韧带)断裂,易发生骨不连。

3.锁骨内 1/3 骨折　最为少见。一般因直接暴力所致。如果肋锁韧带无损伤,则骨折一般无明显移位。如果损伤胸锁关节面,易引起创伤性关节炎。

### 三、临床表现及诊断

1.有明确外伤。

2.典型锁骨骨折临床表现　锁骨位于皮下,位置表浅。骨折后出现肿胀、瘀斑,肩关节活动使疼痛加重,患者常用健手托住肘部,减少肩部活动引起的骨折端移动而导致的疼痛。头部向患侧偏斜,以减轻因胸锁乳突肌牵拉骨折近端活动而导致疼痛。

3.体征　锁骨局限肿胀、压痛,可扪及骨折端,有骨擦感。若胸锁关节或肩锁关节部隆起,压之可复位,多说明该处关节有脱位。

4.X线检查锁骨正位片可以明确诊断,锁骨外1/3骨折时需要注意是否有喙锁韧带损伤,不能肯定诊断时,可拍双肩应力X线片。

## 四、治疗

锁骨骨折的治疗方法较多,但均有不同的缺点和不足。到目前为止,尚无十分理想的治疗方法。下面介绍常见的治疗方法。

(一)非手术治疗

1.三角巾或颈腕吊带悬吊　适用于青枝骨折及无移位的裂隙骨折。一般固定3~6周即可痊愈。

2.手法复位外固定

(1)手法复位:对于少年或成人有移位骨折,不必强求解剖复位。只要两端接触及与健侧等长,无上下成角畸形,预后和功能均能达到满意。尤其是婴幼儿,绝对无必要为取得较好复位而反复整复,更不宜随意采用手术治疗。即使有0.5 cm以内重叠移位,10°成角均可接受。

具体方法:患者坐位,骨折部局部麻醉,术者在患者背后,用膝顶住患者背部,两手握住患者上臂使肩向后、上、外牵拉。患者挺胸即可达到复位。也可在前方,同时由另一术者用拇、食指捏住骨折的近、远端进行复位。

(2)固定方法:复位成功后,术者维持复位姿势,另一助手将棉垫分别放在两侧腋窝,在骨折处放一薄棉垫,经肩一背一肩,用无弹性绷带作横8字固定,然后用胶布条作横8字加强固定。

注意事项:

①应密切观察有无神经血管受压症状。若患者出现双手麻木,桡动脉搏动触不清,表明固定过紧,应及时调整以解除症状。

②术后1周左右,由于骨折区肿胀消失或因绷带张力降低,常使固定的绷带松弛而导致再移位,因此复位后2周内应经常检查固定是否可靠,及时调整固定的松紧度。

(二)手术治疗

适应证:(1)患者不能忍受8字绷带固定的痛苦;

(2)复位后再移位,影响外观;

(3)合并神经、血管损伤;

(4)开放性骨折;

(5)陈旧性骨折不愈合;

(6)锁骨外端骨折,合并喙锁韧带断裂。

切开复位时应根据骨折部位、骨折类型及移位情况选择钢板螺钉或克氏针固定。在选用钢板时,要按锁骨形状进行预弯处理,并将钢板放在锁骨上方,尽量不放在前方。

# 第二节　肱骨外科颈骨折

肱骨外科颈骨折是肱骨上端骨折中最常见的骨折,也是比较难治的骨折。

## 一、解剖概要

肱骨外科颈为肱骨大结节,小结节移行为肱骨干的交界部位,是松质骨和密质骨的交接处,位于解剖颈下 2~3cm。因有臂丛神经,腋血管在内侧经过,所以骨折可合并神经血管损伤。

## 二、病因与分类

肱骨外科颈骨折可发生于任何年龄,但以中老年人为多,尤其是有骨质疏松者,骨折发生率增高。根据骨折移位情况可分为无移位骨折、外展型骨折、内收型骨折和粉碎型骨折。

1.无移位骨折　无移位的肱骨外科颈骨折包括:裂缝骨折和嵌插骨折。裂缝骨折多由直接暴力所引起,多数为骨膜下骨折。嵌插骨折是由较小的间接暴力向上传达所造成的。

2.外展型骨折　受伤时手掌着地,暴力向上传达。外力使患肢外展时即产生外展型骨折。即骨干对肱骨头来说取外展位。两折段形成向内、向前的成角移位,严重者可出现向内、向前的侧方移位,也可出现重叠移位。

3.内收型骨折　受伤时,外力使上肢内收,手掌或肘部着地,外力沿上肢纵轴向上传导冲击所致。骨折后,远折段相对肱骨头取内收位,两骨折端可有部分嵌插或远端重叠移位于近折端的外侧,产生向前、向外的成角移位或侧方移位。

## 三、临床表现及诊断

根据伤员的受伤史、肩部的疼痛、肿胀、瘀斑、肩部主动活动功　能丧失,骨折处有明显压痛。外展型骨折除此之外,于肩部稍下方凹陷,上肢呈外展畸形,但肩部仍饱满,无方肩,可与肩关节脱位相鉴别。内收型骨折上臂呈内收畸形,有时可在肩部外侧触及远折端。

正侧位 X 线片可详细了解骨折情况,明确诊断。

## 四、治疗

对无移位骨折无须复位,用三角巾将患肢悬吊于胸前 4~5 周后,即可行早期功能锻炼。

对外展型骨折、有轻度移位者亦可不用复位,用三角巾悬吊 3 周后,即可进行早期功能锻炼。中度以上的成角移位,可行手法复位,小夹板外固定。对重度移位的青年患者,或合并肱骨大结节骨折移位,且手法复位困难者,应行手术治疗。

对内收型骨折,轻度移位者亦可不用复位,用外展夹板或石膏绷带固定4周即可。特别是对老年患者,虽有移位,但愈合后对功能无明显障碍者,可不必复位。对有关节囊或肱二头肌腱嵌夹影响复位者,特别是青年患者需切开复位。

# 第三节　肱骨干骨折

肱骨干骨折系指肱骨外科颈以下1~2 cm至肱骨髁上2 cm之间的骨折。好发于骨干的中部,其次为下部,上部最少。中下1/3骨折易合并桡神经损伤,下1/3骨折易发生不连接。肱骨干骨折约占全身骨折1.31%。

## 一、病因与分类

肱骨干骨折分上、中、下1,3段骨折,下面分别介绍其发病原因、移位特点及伴发损伤。

(一)肱骨上1/3段骨折

该段骨折大都由直接暴力所致,多为横骨折或粉碎性骨折,因骨折线在三角肌止点以上,近侧骨折端受到胸大肌、大圆肌和背阔肌的牵拉作用向内侧移位,远侧骨折端因三角肌的牵拉作用而向外向上移位。

(二)肱骨中1/3段骨折

多由打击伤、挤压伤或火器伤等直接暴力所致,多为横形骨折、粉碎性骨折或开放性骨折,有时可发生多段骨折,该段骨折线位于三角肌止点以下,近侧骨折端因受三角肌和喙肱肌的牵拉作用而向外向前移位,远侧骨折端受到肱二头肌和肱三头肌的牵拉而向上移位。

(三)肱骨下1/3段骨折

该段骨折多由间接暴力所致,如投掷标枪或翻腕扭转前臂时,多为斜形骨折或螺旋形骨折,该段骨折位于肱骨滋养动脉入口以下,血运较差,是易发生骨不连的部位。另外,因该段桡神经紧紧贴于骨干的桡神经沟内,故易发生桡神经的损伤。因此,在诊治过程中,必须认真检查。

## 二、临床表现及诊断

此种骨折均有明显的外伤史,骨折症状比较明显,可有局部疼痛,肿胀明显,压痛剧烈,有上臂成角畸形、反常活动及骨擦音者,如摄X线片检查,不仅可以确诊骨折,还可明确骨折部位、类型及移位情况以利指导治疗,合并桡神经损伤者,可出现典型垂腕,各掌指关节不能伸直,拇指不能外展,第1~2掌骨间背侧皮肤感觉丧失。

### 三、治疗

根据骨折的类型和水平、患者的年龄、骨折移位的程度及合并损伤的存在与否决定选择适宜的治疗方法。

（一）横断、短斜形及粉碎性骨折

适当麻醉下，手法闭合复位，然后用小夹板或"U"形石膏固定，并尽早鼓励患者作握拳屈肘活动，以减少断端分离而导致骨折不愈合。

（二）长螺旋骨折或长斜型骨折

在手法复位后，用小夹板或"U"形石膏固定，亦可采用上肢悬垂石膏固定，通过石膏悬垂重力的牵引作用，使骨折得以复位与固定，但必须注意悬垂石膏上缘应高出骨折平面2.5 cm，下至腕关节，肘屈曲90°，前臂中立位。因此，多数上1/3骨折是不适用的。石膏应用后应尽早开始功能锻炼，既防止分离又有助于断端彼此靠拢，同时应避免腕、肘及肩关节后期出现功能障碍。

上述两种情况骨折固定时间一般为6~8周。

（三）肱骨干骨折切开复位内固定的适应证

1.开放性不稳定性肱骨干骨折，伤后时间在8 h以内，经过彻底清创保证不会引发感染者。

2.闭合性骨折：因骨折端间嵌入软组织或手法复位达不到功能复位的要求或肱骨有多段骨折者。

3.肱骨干骨折合并同侧肘关节和肩关节骨折需早期活动者。

4.肱骨骨折合并血管或桡神经损伤，需要手术探查处理者。

（四）手术内固定的材料与方法

切开复位内固定必须选择最适宜的内固定方法和内固定器械，必须达到牢固严格的内固定要求。

1.钢丝螺丝钉一般用于肱骨中1/3段骨折，如横断形骨折或短斜形骨折，最好采用6孔钢板螺丝钉内固定，术后要用夹板或上肢石膏托固定。

2.髓内针内固定法适用于中段及上段骨折或多段骨折，使用的髓内针不宜过长，因肱骨下1/3细而扁和上臂肌力不太强，髓内针过长易将骨折端撑开，影响骨折愈合。使用本法治疗肱骨干骨折，可以维持肱骨干的顺列，但不宜控制旋转，术后一定时间内要附加外固定。

## 第四节　肱骨髁上骨折

肱骨髁上骨折系指肱骨远端内外髁上方的骨折。以小儿最多见，占小儿肘部骨折的30%~40%，多发年龄为5~12岁。

201

## 一、病因与分类

肱骨髁上骨折 多发生于运动伤、生活伤和交通事故。根据暴力的来源和方向的不同,肱骨髁上骨折可分为伸直型、屈曲型和粉碎型三类。其中以伸直型最多,占90%以上。

1.伸直型 跌倒时,肘关节呈半屈状手掌着地,地面的反作用力经前臂传导至肱骨下端;将肱骨髁推向后上方,同时由上向下的体重和冲力,将肱骨干下部推向前下方,在肱骨髁上部骨折,骨折的近侧端向前移位,远侧端向后移位。骨折线方向由后上至前下方斜行经过。移位严重者,骨折近侧端常损伤肱前肌并对正中神经和肱动脉造成压迫或损伤。

2.屈曲型 多系肘关节屈曲位,肘后着地,外力自下而上,尺骨鹰嘴直接撞击肱骨髁部,使髁上部骨折。骨折远侧段向前移位,近侧段骨端向后移位。骨折线自前上方斜向后下方。很少合并血管神经损伤。

3.粉碎型 多见于成年人。

## 二、临床表现及诊断

患者多系儿童,有跌倒的外伤史,肘关节肿胀、疼痛,甚至出现张力性水疱,肘关节功能障碍,可有骨擦感和异常活动。肘关节骨性标志倒等三角形保持正常。拍摄X线片正侧位可了解骨折形态及移位情况。伸直型若移位严重时,有时会合并血管神经损伤。肱动脉损伤,多为损伤刺激痉挛或压迫所致。亦可因血肿及肱二头肌筋膜对张力之限制所致。

## 三、治疗

1.手法复位、骨牵引及外固定 无移位或轻度移位的肱骨髁上骨折儿童,可上肢石膏外展架固定,定期复查。对严重移位肱骨髁上骨折,施行手法复位,尺骨鹰嘴克氏针持续牵引,待肘部肿胀消退,行石膏外展架固定。

2.手术治疗 新鲜的肱骨髁上骨折很少有切开复位的指征,一般采用手法复位方法即可解决。但合并有血管和神经损伤时,应考虑手术探查。

(1)血管损伤探查术:合并血管损伤应早期检查,但应注意到,在桡动脉搏动消失而皮肤色泽和温度正常,经手法复位后,动脉搏动常可逐渐恢复正常。需作探查术的指征应是在骨折复位后,肢体远端剧痛、苍白、麻痹、无脉、感觉异常等早期缺血性挛缩表现时,应及时手术探查。

手术操作:臂丛局麻或全麻下,取肘前正中"S"形切口,在肱二头肌内侧暴露正中神经和肱动脉。沿动脉方向逐渐暴露,必要时切断肱二头肌腱膜。清除血肿,找出压迫动脉的因素。如动脉破裂则应行修补术。若动脉发生痉挛变细,可用0.5%~1%普鲁卡因沿血管外膜封闭,用热生理盐水热敷,通常可以恢复。移位的骨折给予复位及内固定。

(2)开放复位内固定:经手法复位失败者可以施行开放复位。

## 四、并发症

1.血管损伤 在上臂下段、肱动、静脉和正中神经在肱二头肌腱内侧,被肱二头肌腱膜和深筋膜紧紧约束在深部。这是肱骨髁上骨折容易发生血管神经损伤的局部因素。肱动脉被骨折断端刺破临床上比较少见。多因损伤刺激而产生痉挛和受机械性压迫所致。如断端对血管的挤压或因肘窝血肿致局部张力加大,再加上前方肱二头肌腱膜对张力的约束,起了止血带作用。故临床发现桡动脉搏动消失,应引起注意。

2.缺血性肌挛缩　由于骨折端刺激、挫伤、固定过紧致肱动脉损伤、痉挛,或前臂筋膜室产生的张力性肿胀,影响血运,致患肢远端的血供发生障碍。当缺血持续6~8 h,肌肉即可发生坏死,晚期坏死肌肉被纤维组织代替而挛缩,尤其多发生于前臂屈肌群,轻者仅手指不能伸直,腕关节屈曲后手指尚可伸展。严重者手指和腕关节均呈屈曲僵硬状态,形成爪形畸形,并出现手套形知觉减低区。

3.神经损伤　以正中神经损伤为最多,桡神经次之,尺神经最少见。骨折所造成的神经损伤一般多为挫伤,在3个月内多能自行恢复,无须过早地进行手术探查。若未能恢复,再行手术探查。

4.肘内翻　是肱骨髁上骨折最多见的并发症。原因如下:①骨折时损伤肘部骨骺,生长不平衡,在发育过程中无移位的骨折亦会导致携带角改变;②尺偏移位致两骨折端的内侧被挤压而塌陷或形成碎骨片而缺损,虽经整复固定,而尺偏移位倾向存在,而导致迟发性尺偏移位;③骨折远端沿上臂纵轴内旋,导致骨折远端骑跨于骨折近端,再加上骨折线下之肢体重力,肌肉牵拉和患肢悬吊于胸前时的内旋影响,易造成尺偏移位;④正位X线片显示骨折线由内上斜向外下,复位时常易将骨折远段推向尺侧,复位后内侧骨折线较高,断端不稳定,骨折远段易向内上方移位,导致尺偏移位。

5.创伤性骨化　又称骨化性肌炎,因骨膜破裂,骨膜下血肿通向软组织,经过机化、钙化后,在关节附近软组织内产生广泛的骨化,影响关节活动。早期x线片上软组织内呈现云雾状阴影,以后逐渐骨化局限。

# 第五节　前臂双骨折

## 一、解剖概要

前臂骨骼由尺、桡两骨组成。尺、桡两骨皆为微弓形的长管骨,尺骨有向后轻度凸出的生理弯曲,桡骨有向桡侧轻度凸出的生理弯曲。尺骨上端为构成肘关节的重要组成部分,桡骨下端为构成腕关节的主要组成部分。两骨由上、下尺桡关节及骨间膜紧密相连,前臂旋转活动是桡骨围绕着尺骨,二骨间有骨间膜紧密相连,可以任意作旋前和旋后活动,当前臂中立位时,两骨中部距离最宽,为1.5~2.0 cm,此时骨间膜上下一致紧张,亦为最紧张,二骨间约骨间嵴互相对峙,很稳定。旋后位次之,旋前位骨间隙最窄,骨间膜最松弛,骨间嵴亦不对峙,二骨间约稳定即消失,在治疗尺、桡骨干骨折时,应利用上述关系,设法紧张骨间膜。

起止于前臂的肌可分为屈肌、伸肌、旋后肌与旋前肌4组,前2组肌约牵拉力的骨折是发生重叠移位、侧方移位及成角移位的主要因素,后二组肌的牵拉力为发生旋转移位的主要因素。

## 二、病因与分类

1.直接暴力　多由于打击或机器车轮挤压致伤,造成两骨同一平面的横骨折或粉碎性骨折,常合并有较严重的软组织损伤。

2.间接暴力　跌倒时手掌着地,地面的反击力沿腕及桡骨下段向上传导,致桡骨中1/3部位骨折,多为横形骨折或锯齿状骨折。

3.扭转暴力　多为机器的转轮或皮带绞伤或向后跌倒,手臂极度旋前撑地,尺桡骨相互旋转而产生骨折,致二骨折成角相反,如桡骨向背侧成角,尺骨向掌侧成角,即二骨折方向不一致,使手法整复困难。

## 三、临床表现及诊断

患者均有明显外伤史,前臂伤后疼痛、肿胀及功能障碍,特别是前臂不能旋转活动,肢体骨折部位的压痛明显,且有肢体环形压痛,局部有明显畸形,有时可听及骨擦音,即可诊断前臂骨折,X线摄片检查便可确诊,又可明确骨折类型、移位方向等,有助于手法复位和外固定治疗。应注意:X线摄片应包括上、下尺桡关节,以免遗漏关节脱位。

## 四、治疗

治疗尺桡骨骨干双骨折的关键在于恢复前臂的旋转功能, 中西医结合手法复位分骨、小夹板内加分骨垫等,能将双骨折同时复位和稳妥固定,防止骨折再移位。

(一)手法复位

前臂骨干双骨折的移位较复杂,有重叠、成角、旋转及侧方移位4种。4种骨折具有多种方向的复杂移位。手法复位时,请注意避免顾此失彼。前臂具有旋转功能,骨折后,旋转移位也是矛盾的主要方面。因此,尺、桡骨骨干双骨折移位时,应重点解决旋转移位。

复位时,前臂远折段约旋转移位方向应对准近折断的旋转方向。

1.麻醉　臂丛阻滞或局部麻醉。

2.体位　仰卧患肩外展90°,屈肘90°。

3.患者的体位和伤肢的适中位放置后,用一布带绕住肘关节,掌侧向患者的头侧或背侧固定在铁钩上,作为对抗牵引,用扩张板撑开牵引带,以利骨折整复后施行石膏外固定。助手一手握住伤肢拇指,另一手握住2~4指进行牵引。5min后,在继续牵引情况下,将前臂放在以远侧骨折端对向近侧骨折端7个指的方向。如尺桡骨在上1/3内骨折,因旋后肌使桡骨近端旋后,远侧骨折端应放在旋后位;尺桡骨在中1/3骨折,骨折线在旋前圆肌下方,桡骨近端处于中间位,应将远侧骨折端放在旋后中间位,再以手法复位或整复侧方移位。

4.手法复位的技巧及注意问题

（1）骨折部位及类型关系，如尺桡骨在上 1/3 部位骨折者，因尺骨位于皮下，上段较粗，能触摸清楚，可考虑先整复尺骨骨折的移位；如下 1/3 骨折部位者，因桡骨下段较粗，位于皮下可以触摸清楚，可先整复桡骨骨折的移位，如尺骨的骨折端为一个横形骨折，另一个为斜形骨折，可先整复横形骨折端的移位，如尺桡中 1/3 部位的骨折者，可考虑两骨折端的移位同时整复，且以用牵引加大成角手法整复为好。

（2）在手法复位过程中，每个步骤均要注意两侧骨折端的骨间膜作用，若骨折端发生并拢成角移位，骨间膜将发生萎缩，要及时将两侧骨端分开，才有利骨折端移位的整复对位。

（二）小夹板固定

在牵引条件下，前臂敷去淤消肿药膏，铺薄棉垫，于尺桡骨折部位的掌侧及背侧，分别放一骨垫，并用 2 条胶布固定，在上 1/3 和中 1/3 段骨折时，于前臂背侧上下端各置放一纸压垫，掌侧骨折部位放置一块纸压垫，施行三点挤压，维持尺桡骨干背弓的生理弧度，再将掌侧、背侧、尺侧及桡侧 4 块夹板放妥，并用布带捆扎 4 道，使布带松紧适当。肘关节屈曲 90°，前臂中立位，并用三角巾将伤肢悬吊于胸前，要时时观察，以防捆扎过紧产生肌缺血坏死。

（三）上肢石膏

在上石膏同时，要在尺桡骨前后加压塑形，使尺桡骨向两侧撑开，以免骨折端发生再移位。石膏固定后立即纵形剖开，以防发生血循环障碍。若尺桡两骨折端或其中一骨折端为不稳定性骨折，上肢石膏加压塑形固定后，还需用铁丝手指夹板作手指持续牵引，以维持骨折的对位。术后抬高伤肢，在伤员无痛苦的情况下，即开始全身及伤肢功能锻炼。

骨折复位后不论用何种外固定，均需严密观察手的血运，注意手皮肤温度、颜色、感觉及手指活动情况等，如伤肢或手疼痛剧烈、肿胀严重、手皮肤青紫或苍白、手指麻木、不能活动和无脉搏，这是间隙综合征的先兆，应立即放松外固定，必要时手术探查或切开减压处理。

（四）术后处理及功能锻炼

1.注意患肢手指血液循环及肿胀程度，及时调整横带的松紧度，以免发生缺血性肌挛缩等并发症。

2.定期复查了解骨折有无再移位及骨折愈合情况。术后 2 周内每隔 2~3 d 复查一次，特别对于不稳定骨折，更应注意有无发生再移位，如有再移位发生，须及时矫正。

3.功能锻炼：复位、固定后 2 周内，可作前臂及上臂肌舒缩、握拳等动作，肿胀基本消退后，可作肩肘关节活动，活动频率和范围逐渐增大，但早期不宜作旋转活动，4 周后拆除前臂圆柱托板，除继续加强上述功能锻炼外，可加做前臂旋转活动及用手推墙，使上、下骨折端产生纵轴挤压力。.

（4）术后 7~9 周可摄片复查，拆除小夹板。稳定骨折可考虑适当提前拆除夹板。

# 第六节　尺骨上 1/3 骨折合并桡骨头脱位

尺骨上 1/3 骨折合并桡骨头脱位亦称孟氏(Monteggia)骨折。该损伤可见于各年龄组,但以儿童和少年多见。因此,要充分了解小儿肘部解剖特点及其临床特征,以免造成漏诊、误诊或处理不当。

## 一、病因与分类

Monteggia 骨折脱位是骨折与关节脱位同时发生的损伤,直接暴力和间接暴力均可造成,而以间接暴力所致者为多。通常按损伤机制和 X 线表现,即尺骨骨折成角与桡骨小头移位方向作为分类依据。一般分为前侧型(Ⅰ型)、后侧型(Ⅱ型)、外侧型(Ⅲ型)和尺桡骨双骨折合并桡骨小头前脱位的特殊型(Ⅳ型)。

1.前侧型(Ⅰ型或伸直型)　约占孟氏骨折的 60%。多见于儿童。桡骨头向前脱位,尺骨骨折有移位则向掌侧成角。跌倒时,肘关节处于伸直位或过伸位,前臂旋后,手掌着地,外力自肱骨向下传导,地面的反作用力通过掌心向上传导,先造成尺骨上 1/3 斜形骨折,暴力转移至桡骨上端,使桡骨头冲破或滑出环状韧带,向前外方脱出。在成人,直接暴力作用于尺骨侧也可造成伸直型骨折,骨折多为横断型或粉碎型。

2.后侧型(Ⅱ型或屈曲型)　约占孟氏骨折的 15%。多见于成人。桡骨头向肘后外侧脱位,尺骨骨折如有移位则向背侧成角。当暴力作用时,肘关节处于微屈位,前臂旋前位置,手掌着地,外力通过肱骨干向下后方向传导,地面反作用力自手掌向上传导,先造成尺骨上 1/3 横断或短斜形骨折,桡骨头在肘关节屈曲和向后的外力作用下,即造成脱位。

3.外侧型(Ⅲ型或内收型)　约占孟氏骨折的 20%。多见于幼儿,亦可见于年龄较大的儿童。桡骨小头向外侧或前外侧脱位,尺骨青枝骨折如有移位则向外侧成角。跌倒时,身体向患侧倾斜,肘关节处于伸直内收位,前臂旋前位,手掌着地,由于上、下外力传导至肘部,在肘内侧向外侧作用,造成尺骨冠状突下方纵行劈裂或横断骨折,即尺骨近端干骺端骨折,骨折端移位较少或仅向桡侧成角。暴力继续作用和尺骨骨折端的推挤,使桡骨头向外侧或前侧脱位。

4.特殊型(Ⅳ型)　约占孟氏骨折的 5%。多见于成年人。临床上此型最为少见。桡骨头向前脱位,合并尺骨和桡骨中 1/3 或中上 1/3 双骨折。通常认为此型系肘关节伸展位时引起尺桡骨双骨折,同时造成桡骨头前脱位。

## 二、临床表现及诊断

有明显的外伤史,肘部和前臂疼痛、肿胀,前臂旋转功能及肘关节活动功能障碍。Ⅰ型可在肘前窝触到桡骨头,前臂短缩,尺骨向前成角。Ⅱ型可于肘后触及桡骨头,尺骨向后成角。Ⅲ型可于肘外侧触及桡骨头和尺骨近端向外侧成角。Ⅳ型桡骨头处于肘前,尺桡骨骨折处有畸形及异常活动。检查时还应注意腕和手指的感觉和运动功能,以明确是否因桡骨头向外脱位而合并桡神经损伤。桡神经深支损伤为最常见的并发症,故应详细检查,以防漏诊。

对孟氏骨折需根据受伤史、临床症状和体征,并认真阅读 X 线片,从而做出正确诊断。在有明显重叠或成角移位的尺骨上、中段骨折、X 线片必须包括肘、腕关节,以免遗漏桡骨头脱位的诊断。

儿童内收型尺骨上 1/3 骨折合并桡骨头脱位,有时易被误诊为尺骨鹰嘴骨折。两者必须加以鉴别,前者在桡骨头压痛明显,可触及脱出的桡骨头,前臂旋转功能障碍;后者压痛仅局限于尺骨鹰嘴,桡骨头处无压痛,前臂旋转功能尚好且无疼痛。X 线片患侧桡骨干纵轴线通过肱骨小头的中心。

### 三、治疗

1. 手法复位　应用手法治疗新鲜的闭合性孟氏骨折是一种有效而简便的治疗措施。根据不同的损伤类型,采用不同的手法操作。

(1)桡骨头脱位合并无移位的尺骨骨折:可不用麻醉。二位助手分别握住患肢上臂和腕部(肘关节的位置依骨折类型而定)进行牵引和对抗牵引。术者以拇指沿桡骨头脱位相反的方向按压并使前臂作旋前旋后动作,桡骨头即可复位。然后轻轻作肘关节伸屈活动,如不再脱位,即表示复位是稳定的。复位后,上肢用石膏固定,前臂保持中立位或轻度旋后位。

(2)有移位骨折的各型损伤:臂丛局麻或全麻。患者取仰卧位,肩关节外展 90°,肘关节屈曲程度视骨折类型而定。上臂绕以布带向地面悬吊重量作对抗牵引,助手的双手分别握紧伤肢拇指和第 2~4 指向上作牵引, 也可将患肢手指用油瓶结缚扎吊于盐水架上;用万能石膏台更好,然后按各型采用不同手法。

①前侧型:将肘关节屈曲 90°,前臂旋后,术者以拇指自前向后按压桡骨头,同时将前臂做旋转动作,有时可听到桡骨头复位响声或有复位感。由于牵引和桡骨的支撑作用,尺骨骨折成角移位可同时获得复位。若骨折未能复位,可将肘关节屈曲略小于 90°,在维持桡骨头复位的情况下,将尺骨骨折屈曲复位。

②后侧型:牵引时将肘关节自 90°略加伸展达 120°~130°,术者拇指向前按压桡骨头,然后将向后成角的尺骨骨折复位。

③外侧型:牵引方法与前侧相同。术者拇指加压方向应自外向内。此型多发生在年龄较轻者,尺骨骨折多为近端青枝骨折,移位不明显,但若偏歪会阻碍复位,故需加以整复。

④特殊型:牵引后,复位的主要注意力仍在桡骨头脱位。然后按尺桡骨双骨折处理。

复位后,采用上肢石膏管型或石膏托固定。石膏凝固前,术者以一手鱼际按压桡骨头和尺骨成角处;另一手鱼际在对侧加压以对抗,慢慢放松牵引至石膏定型。然后将石膏剖开,剖开缝内填塞少许棉花,以绷带包扎。令病孩回家后抬高伤肢。1周后肿胀消退,应更换石膏,继续固定 3~5 周。在石膏固定期间做全身和局部未固定的关节功能活动。

2. 手术治疗　手术治疗的目的在于矫正尺骨畸形及维持桡骨头稳定性并恢复其功能。

(1)适应证:①某些经手法复位失败者,多系青壮年;②陈旧性损伤,肘关节伸屈功能受限及前臂旋转障碍。

(2)开放复位和骨折内固定:桡骨头虽能复位,而尺骨骨折位置不良时应切开复位,钢板或髓内针内固定。有时破裂的环状韧带妨碍桡骨头的复位,或桡骨头的脱位是自近端穿过环状韧带,交锁于肱骨外上髁处。此时切开复位宜采用桡骨上1/4和尺骨上1/3后外侧切口,可兼顾两者。术中先将桡骨头复位,尺骨切开复位,三棱针或四孔钢板内固定。行内固定术后,应用长臂前后石膏托制动4~6周。Ⅰ、Ⅲ、Ⅳ型骨折固定于前臂旋转中和位,屈肘110°;Ⅱ型骨折固定于屈肘70°位,石膏去除后,行功能锻炼。

早期未治疗或治疗不当而致畸形愈合或不愈合者,应区别情况进行处理。如果仅是轻度尺骨成角畸形愈合、桡骨头脱位,则尺骨最好不予处理,而仅切除桡骨头;如为中度的尺骨成角畸形,桡骨头脱位,则行桡骨头切除、尺骨骨突切除及骨间膜松解术,即可改善前臂的旋转功能。如为严重的尺骨成角畸形愈合、桡骨头脱位,应做尺骨的截骨多位内固定术及桡骨头切除术,术中同时松解骨间膜。当尺骨不愈合、桡骨头脱位或半脱位,应行尺骨内植骨术,桡骨头同时切除。对陈旧性骨折畸形愈合的儿童,桡骨头则需修复,不可切除桡骨头,以免影响桡骨的长度,造成肘关节畸形。此时可将桡骨头复位,环状韧带重建,尺骨斜形截骨延长内固定。

合并桡神经深支损伤为一常见并发症,桡骨头复位后几乎都能自行恢复,无须手术探查。

# 第七节　桡骨中下1/3骨折伴尺桡下关节脱位

桡骨中下1/3骨折合并尺桡下关节脱位是一种既有骨折又有脱位的联合损伤,又称盖氏骨折。多见于成人,儿童少见。桡骨下1/3骨折极不稳定,整复固定较难,尺桡下关节脱位容易漏诊,造成不良后果。儿童的桡骨中下1/3骨折可合并尺骨下端骨骺分离,而不发生尺桡下关节脱位,治疗时应注意。

## 一、病因与分类

直接暴力与间接暴力均可造成桡骨下1/3骨折合并尺桡下关节脱位。以间接暴力所致多见。直接暴力如机器绞伤或直接打击伤,桡骨多为横断或粉碎性骨折。桡骨远折端常因旋前方肌牵拉而向尺侧移位,常合并尺骨下1/3骨折。间接暴力多为向前跌倒时,手掌先着地,暴力通过桡腕关节向上传达至桡骨下1/3处,因该处为应力上的弱点而发生骨折,骨折线多呈短斜或横断,螺旋形少见。骨折远端向上移位并可向掌侧或背侧移位。同时,三角纤维软骨盘及尺侧腕韧带被撕裂或尺骨茎突被撕脱,造成下尺桡关节脱位。

按照骨折的稳定程度及移位方向,临床上可分为三种类型。

Ⅰ型:桡骨远端青枝骨折合并尺骨小头骨骺分离,均为儿童,此型损伤轻,易于整复。

Ⅱ型：桡骨下 1/3 横形、短斜形、螺旋形骨折，偶见粉碎性骨折。短缩移位明显，下尺桡关节脱位明显。前臂旋前位致伤时桡骨远折段向背侧移位，前臂旋后位致伤时桡骨远折段向掌侧移位。临床上以掌侧移位者多见。此型损伤较重，下尺桡关节掌背侧韧带、三角纤维软骨盘多已断裂。骨间膜亦有一定的损伤，该型属于不稳定型。

Ⅲ型：桡骨下 1/3 骨折、下尺桡关节脱位，并合并尺骨干骨折或尺骨干外伤性弯曲。多为机器绞伤所致。损伤重，可能造成开放性伤口。此时除下尺桡关节掌、背侧韧带、三角纤维软骨盘破裂外，骨间膜多有严重损伤。

## 二、临床表现及诊断

均有明显外伤史。伤后前臂及腕部疼痛、肿胀和压痛。移位明显的前臂及腕部疼痛、肿胀，桡骨将出现短缩和成角，下尺桡关节压痛，腕关节呈桡偏畸形，尺骨小头常向尺侧、背侧突起。有异常活动和骨擦音，前臂活动功能受限。摄 X 线片检查可确诊并了解骨折移位情况，有利于手法复位，拍片时还应包括腕关节，以免漏诊而影响治疗效果。

## 二、治疗

桡骨下 1/3 骨折合并下尺桡关节脱位的治疗，要力求达到解剖复位或近于解剖复位，尤其对骨折断端的成角和旋转畸形必需矫正，以防前臂旋转功能丧失。

1.手法复位外固定　Ⅰ型骨折可按桡骨下端骨折处理，成角畸形矫正后，骨折即保持稳定。Ⅱ型骨折先整复桡骨骨折的重叠、成角和侧方移位，后整复下尺桡关节的掌背侧及内外侧分离脱位；或先整复下尺桡关节脱位，后整复桡骨骨折。Ⅲ型骨折先矫正尺骨弯曲畸形，再整复下尺桡关节脱位，然后再按尺、桡骨双骨折手法整复骨折。骨折移位整复后，可行上肢石膏加塑形固定，因桡骨骨折处常见不稳定型，在拇指加持续牵引治疗。

2.开放复位内固定　适用于骨折端嵌入软组织、手法复位失败、桡骨骨折畸形愈合或桡骨骨折不愈合等。一般采用桡骨背侧切口，显露骨折端，将其解剖对位，用钢板螺钉或髓内针内固定治疗。术后以短臂石膏挂前后托，前臂中立位制动 4~6 周，使得下尺桡关节周围的损伤组织愈合。去除石膏后，进行功能锻炼。

（李振）

# 第十四章 下肢骨折

## 第一节 股骨颈骨折

股骨颈骨折多发于老年人，也可见于中青年及儿童。老年患者以女性较多。在我国，随着人的寿命延长，其发病率有上升趋势。在股骨颈骨折的临床治疗中存在骨折不愈合（15%左右）和股骨头缺血坏死（20%~30%）两个主要问题。因此，如何提高治愈率及防止股骨头坏死是骨科医生面临的重要课题。

### 一、解剖概要

#### （一）股骨头

股骨头近似圆形，约占一圆球的 2/3，其表面有关节软骨覆盖，其顶部稍后有一小窝，称为股骨头凹，为股骨头圆韧带附着处，股骨颈的轴心线与股骨干的纵轴线形成一个颈干角，正常范围为 110°~140°，平均 127°，大于此范围称为髋外翻，小于此范围者称为髋内翻。股骨颈长轴与股骨干的额状面又形成一个角度，称为前倾角。在成人，该角为 12°~15°。从股骨干后面粗线上端内侧的骨密质起，有由很多骨小梁结合成相当致密的一片骨板，向上通过小粗隆前方，向外侧放散至大粗隆，向上与股骨颈后方皮质融合，向内侧与股骨头后内方股骨质融合，以加强干颈间之连接与支持力，称为股骨距。股骨距与抗张力和抗压力小梁形成一个完整合理的内负重系统。加强了这两组骨小梁最大受力处的连接。相当于起重机臂上下两根主梁间的撑梁。从顶面看，股骨距与髋外旋肌的作用方向基本一致，具有对抗上述肌肉加于股骨上段的压缩力的作用。股骨距与股骨上端骨折的治疗关系密切，股骨颈骨折时内固定物置人时应仅贴股骨距进入股骨头颈部，这样可使内固定更牢固。人工股骨头置换时，假体置于股骨距的合适部位，可减少松动和下沉的发生率。

#### （二）股骨头及颈的血供

股骨头的供血来自旋股内动脉主干终末支外骺动脉（上支持动脉），此动脉 2~6 小支由股骨头颈交界之外上部进入股骨头，给股骨头之外侧 2/3~3/4 供血；其次是旋骨外动脉发出的下骺动脉（下支持动脉），此动脉有 1~2 支在股骨头软骨内下缘处进入头部，给股骨头之内下 1/4~1/2 供血；圆韧带动脉（内骺动脉）发自内动脉，一般供给股骨头凹窝部分，来自股骨上端之骨髓内动脉无独立分支达头部，以上各动脉在股骨头内可互相吻合。

210

股骨颈骨折后,股骨头的血液供应可受损。骨折后股骨头坏死与否主要与其残存血供和代偿能力有关。因此,股骨颈骨折应早期复位并采取内固定手术,以利于使扭曲受压与痉挛的血管尽早恢复。另外,选择内固定物时应以对血供损伤小、固定牢固类型为佳。

### 二、受伤机制

股骨颈骨折系指股骨头以下至股骨颈基部之间的骨折,除基部外,余者均属关节囊内的骨折。其发生机制为间接暴力所致,为股骨颈抵于髋臼后缘时遭到扭转应力而引起,老年人骨质疏松较普遍,股骨颈部张力骨小梁变细,数量逐渐减少甚至消失,最后压力骨小梁数目也减少,均可使股骨颈生物力学结构削弱,使股骨颈脆弱。另外,因老年人神经肌肉功能减退,不能有效地抵消髋部有害应力,加之髋部受到应力较大,局部应力复杂多变,因此不需要多大的暴力,如平地滑倒,由床上跌下,或下肢突然扭转,甚至在无明显外伤的情况下都可以发生骨折。而青壮年股骨颈骨折,往往由于严重损伤如车祸或高处跌落致伤,偶有因过度过久负重劳动 或行走,逐渐发生骨折者,称之为疲劳性骨折。

### 三、分型

(1)按伤后时间:可以分为新鲜骨折和陈旧性骨折。

(2)按骨折线部位:①头下型:骨折线位于股骨头与股骨颈的交界处。②头颈型:骨折线由股骨颈上缘股骨头下开始,向下至股骨颈中部,骨折线与股骨纵轴线的交角很小,甚至消失,这类骨折由于剪力大,骨折不稳,远折端往往向上移位。③1/2 颈型:也称颈中型,骨折线通过股骨颈中段。临床上此型较少见。④基底型:骨折线位于股骨颈基底部。因在关节囊外,也有人将之归类于转子部骨折。

(3)按骨折线走行分型:可分为内收型骨折和外展型骨折。内收型骨折是指远端骨折线与两髋嵴连线所形成的角度(Pauwels 角)大于 50°,而外展型骨折是指此角小于 30°;前者属于不稳定型骨折,容易变位,而后者属于稳定型骨折。

(4) 按骨折移位程度分型:Gardenlt 按骨折移位程度分为 4 型:Ⅰ 型:不完全骨折;Ⅱ型:完全骨折,但无移位;Ⅲ 型:骨折部分移位,股骨头外展,股骨颈轻度上移并外旋;Ⅳ型:骨折完全移位,股骨颈明显上移并外旋。

### 四、临床表现和诊断

患者有跌伤史,髋部疼痛,不敢站立和走路,患肢缩短,呈 45~60°外旋畸形,患侧髋部,股三角区有压痛。在患肢足跟部或大粗隆部扣打时,髋部也感觉疼痛。嵌顿型骨折的患者有时仍能行走,疼痛亦减轻,但有外旋畸形,局部有纵向叩击痛。X 线正侧位片可明确诊断。部分嵌插型骨折在伤后早期 x 线可能为阴性。因此,高度怀疑骨折而 x 线未能显示骨折者,可嘱患者卧床休息 2 周后,再拍片复查,如确有骨折,因骨折局部的骨质吸收,骨折线则清晰可见。

### 五、治疗

1.非手术治疗

(1)持续骨牵引或皮牵引:主要适用于无移位外展型骨折,将伤肢置于外展位持续牵引,每隔2周拍片一次。如发现移位,应及时行内固定术。4周后可逐渐坐起活动,3个月后可持拐下床活动。

(2)石膏固定法:儿童无移位骨折或轻度移位者,可在手法复位后用髋人字石膏固定3个月。为防止股骨头坏死,至少应在半年后才可下床活动。石膏固定法不适用老年患者。

(3)对于年老体弱者,不能耐受手术或不愿手术者,考虑其即使长期卧床,骨折亦难于愈合,还增加并发症的发生率。因此,可在伤后4周左右,骨折处疼痛已基本消失后即持拐下床,虽然骨折可能因此而不愈,但却可获得较好的功能。

2. 手术治疗 股骨颈骨折手术的适应证为内收型骨折及有移位倾向的外展型骨折。手术可分为两类:内固定术和人工关节置换术。

(1)内固定术:自1930年Smith-Petersen首次应用三翼钉以来,固定物已有了很大的发展,据不完全统计,股骨颈骨折的内固定器材共有76种之多,但至今仍无一种能被普遍接受。归纳起来,主要4类:Smith-Petersen钉(三翼钉)为代表的单钉类;多钉固定类:包括现在常用Moore钉、Deyerle钉、Knowles钉、Neufeld钉、史氏钉、三角针、多根螺纹钉或多根带钩螺纹钉;滑移式钉板固定装置类;加压内固定类,其主要特点是所用的内固定钉带有螺纹,属此类有单钉或多钉式,单钉者如活动翼粗螺丝钉,多钉者如Gard朗交叉螺丝钉、Smyth三角固定钉等。有关各种内固定方法的优劣,各家的说法不一。相同的内固定物在不同的使用者之间其疗效亦有差距,不同的内固定方法亦可取得相似的疗效,关键是复位与固定的好坏。另外,并发症的发生与受伤当时股骨颈部血供破坏的程度、患者本身骨质疏松程度及股骨头血供特点等因素有关,并非单纯靠内固定物的改进所能解决。

股骨颈骨折的复位:准确良好的复位是内固定成功的重要条件。复位方法有两种:闭合复位和切开复位。一般多采用闭合复位,只有在闭合复位不能取得解剖位置及患者不宜作人工股骨头置换时,才采用切开复位。

常用的几种手术方法:①Smith-Petersen三翼钉固定术。②加压螺纹钉内固定术。③板钉内固定术,带接骨板的钉种类较多,其中Richard。加压滑动鹅头钉是较好的一种。④多根钉(或针)内固定术。多根钉内固定后强度要大于三翼钉,而其占位总面积不超过三翼钉,因此对股骨头颈部血运干扰较少,有利于骨折愈合。

(2)人工关节置换术:人工股骨头置换术具有关节活动较好、可早期下地活动、减少老年人长期卧床的并发症等优点,如应用不当可以发生一系列并发症。包括:①术中因操作不当而发生不同部位的骨折。②术后深部感染往往导致手术失败。③人工股骨头脱位。④人工股骨头向股骨干内下沉及松动。⑤髋臼磨损。所以,应严格掌握手术适应证及禁忌证。

人工股骨头置换术的适应证:股骨头、颈粉碎性骨折。年龄为65岁以上,对骨折不愈合或股骨头坏死者可放宽至 55 岁。全身情况较差,预计不能耐受长期卧床及二次手术,但能耐受一次手术者。内固定术失败者。

# 第二节 股骨粗隆间骨折

股骨粗隆间骨折是老年人常见的损伤,由于局部血运丰富,骨折后极少不愈合。因粗隆部骨质松脆,故骨折多为粉碎型,易发生髋内翻,高龄患者长期卧床引起并发症较多。

## 一、病因与分类

股骨粗隆间骨折可由直接或间接外力或两种以上外力引起。直接外力即外力直接作用于粗隆部,或沿股骨干长轴作用于粗隆部。例如:老年人骨质疏松,肢体不灵活,当下肢突然扭转、跌倒或使大粗隆直接触地致伤,易造成骨折。间接外力指粗隆部受到内翻及向前成角的复合应力,因而常以小粗隆为支点,有时伴发小粗隆蝶形骨折。

股骨粗隆间骨折分型方法很多,下面介绍 Evan 提出的一种简单分类法,将骨折分为稳定性和不稳定性两组;按照 Evan 标准分为 4 型。

Ⅰ型:骨折线由上外方向小转子,无骨折移位,为稳定性骨折。

Ⅱ型:骨折线至小粗隆上缘,该处骨皮质可压陷或否,骨折移外呈内翻变位。

ⅢA型:小粗隆骨折变为游离骨片,粗隆间骨折移位,内翻畸形。.

ⅢB型:粗隆间骨折加大粗隆骨折,成为单独骨折块。

Ⅳ型:除粗隆间骨折外,大小粗隆各成为单独骨折块,亦可为粉碎性骨折。

以上各型骨折为顺粗隆间骨折,骨折线的走行方向大致与粗隆间线平行。还有一类骨折线与粗隆间线方向相反,即骨折线自大粗隆下方斜向内上方走行,到达小粗隆上方,小粗隆也可能成为游离骨片。

## 二、临床表现和诊断

患者多为老年人,伤后患髋部疼痛、肿胀,瘀斑明显,拒绝活动患肢,不能站立或行走。骨折移位明显者,局部剧痛,患肢短缩,内收外旋,患侧大转子上升。无移位骨折或轻微移位的稳定骨折,上述症状比较轻微。叩击足跟部常在髋部引起剧烈疼痛。患部压痛明显,压痛点多在大转子处。髋关节正、侧位 X 线片可明确骨折类型及移位情况。、

## 三、治疗

患者多为高龄老人,因此首先应注意全身情况,预防由于骨折后卧床不起而引起危及生命的各种并发症,如肺炎、褥疮和泌尿系感染等。骨折治疗目的是防止发生髋内翻畸形,具体治疗方法应根据骨折类型、移位情况、患者年龄和全身情况等,分别采取不同的方法。

1.牵引治疗 适应所有类型的粗隆间骨折。对无移位的稳定性骨折并有较重内脏疾患不适于手术者,严重粉碎性骨折,不适宜内固定及患者要求用牵引治疗者均可适用。对Ⅰ、Ⅱ型稳定性骨折,牵引8周,然后活动关节,用拐下地,但患肢负重须待12周骨折愈合牢固之后,以防髋内翻的发生。对各型不稳定性骨折牵引,牵引重量要足够,约占体重的1/7,要维持足够的时间,一般应为8~12周,保持患肢于外展位,防止内收和外旋。此方法的缺点是:膝关节长期处于伸直位,易于发僵,需要很好地康复以恢复膝关节屈伸活动。因此,去牵引后应重点练习膝关节活动,然后用拐下地,16周后,患肢才逐步负重。

2.手术治疗 保守治疗的方法是较为理想的,但从损伤到骨折愈合需长期卧床,长时间关节制动,使患者肢体的功能,特别是膝关节活动恢复较慢,膝关节永久性活动受限也很常见,加之其他并发症的出现,易导致老年患者死亡率增高。因此,近年来,对粗隆间骨折采用作内固定和早期活动来降低死亡率和残疾率以及其他骨折并发症的发生。

股骨粗隆间骨折的手术治疗方法很多,手术治疗的目的是整复骨折,取得稳定的内固定。内固定器材种类很多,常用的有角状钉式接骨板如 Jewett,Thornton,Holt 接骨板,压缩螺丝钉和侧方接骨板如 Richards,Zimmer 及 Calandruccio, 可屈性髓内钉如 Ender 钉,20世纪90年代初采用 Gamma 钉,即一根带锁髓内针,斜穿一根通过股骨头颈部的粗螺丝钉,因主钉通过髓腔,从生物力学分析,力线离股骨头中心近。因此,Gamma 钉股内侧可承受较大应力,可达到早期下地负重的目的。近年来,动力髋关节螺钉(DHS)和动力髁螺钉(DCS)也得到广泛应用。动力髋关节螺钉可广泛用于各种类型的粗隆部骨折。但是对于各种不同类型的骨折又有其各自不尽相同的处理方法,对年轻患者,有较大的骨折块、股骨的机械质量较强时,最好选用髁钢板固定,能使得内固定物与骨骼牢固形成一体,从而使股骨近端达到解剖重建。在一般情况下,也可应用动力髁螺钉。动力髁螺钉对股骨头颈内骨质损伤较多,而且需要附加螺钉固定才能提供控制旋转的稳定作用。在老年患者,骨折块碎小,且骨质疏松更为明显,此时动力髋关节螺钉是较理想的内固定物。

# 第三节 股骨干骨折

## 一、解剖概要

股骨是人体最长的管状骨,上端呈圆柱形,向下延行呈椭圆形,至髁上部位则呈三角形,骨干皮质厚,表面光滑,后方有一粗线为肌肉附着处,切开复位时可作为骨折复位的标志,整体观股骨呈向前、向外的弧度。股骨的血液供应来自于骺端、骨膜和骨的营养血管,骨膜的血运来自附着于股骨的肌肉,营养动脉来自股深动脉的贯穿支,当股骨中上1/3骨折时,股动静脉与骨折端有肌肉相隔,不易伤及股动静脉,当下1/3骨折时,断端因重力和腓肠肌牵拉向后移位,较易损伤腘动静脉。股骨外面的肌肉和筋膜犹如一个张力性支架,形成间室,包围股骨,它可吸收股骨所承受的各种应力,是对股骨的有力支持,特别是伸膝装置,对膝关节屈伸活动起重要作用。股骨干骨折后,局部广泛出血,加上骨折时的骨外膜撕脱,持久的固定,股四头肌将失去弹性和活动功能,从而影响恢复,因此,应注意防止股四头肌发生纤维变性,萎缩或粘连。

## 二、病因分类

直接暴力,如重物击伤、车轮辗轧、火器伤等,多致粉碎性骨折或横骨折。间接暴力,如从高处跌下、机器绞伤,可引起股骨的斜形骨折或螺旋骨折。儿童的骨质韧软,骨折时可以折断一侧骨密质,而对侧骨密质保持完整,即青枝骨折。股骨干的骨折可分为:上 1/3,中 1/3 和下 1/3 骨折。骨折的移位按肌肉的拉力和不同的暴力而异。股骨的上 1/3 骨折后,近折段受髂腰肌、臀中肌、臀小肌和髋关节外旋诸肌的牵拉而屈曲、外旋和外展;而远折段则受内收肌群的牵拉而向上、向后、向内移位,导致向外成角和缩短。股骨中 1/3 骨折后,其畸形主要是按暴力的撞击方向而成角,远折段又因内收肌的牵引而向外成角。股骨下 1/3 骨折后,远折段受腓肠肌的牵拉而向后倾倒,如此远折段可压迫或刺激腘动脉、腘静脉和胫神经、腓总神经。

## 三、临床表现与诊断

从大腿的外形,很容易做出骨折的诊断。有剧烈疼痛、肿胀、缩短、畸形和肢体的异常扭曲,髋膝不能活动。完全骨折可有骨擦音,但不可随意测试。对股骨干骨折,特别是下 1/3 骨折,应摸足背动脉和胫后动脉;X 线片可证实和明确骨折的部位和类型,以及移位情况,作为复位的依据,但要注意髋部及膝部体征,以免有其他部位的损伤漏诊。

## 四、治疗

在急诊治疗时,患肢可暂时用夹板固定,这不但能减轻疼痛,也能防止软组织的进一步损伤,同时,应及时处理休克。

1.非手术疗法,这比手术治疗的危险性小,大多数的股骨干骨折都能用非手术疗法治疗,只是住院时间略长些,不负重的时间也长些。可用固定持续牵引或平衡持续牵引治疗。对横骨折,可在全麻下作手法复位,然后用牵引装置维持复位,大腿用 4 块夹板固定,必要时内加衬垫。一般需牵引 8~10 周。在早期,应定期复查,同时加强大腿肌的操练,直至有明确的牢固 X 线愈合现象,才能负重,对斜形、螺旋形和粉碎性骨折,一般可直接做持续骨牵引,为了缩短患者卧床时间,可用功能性石膏支架固定:即牵引 3~4 周后,用大腿石膏加膝以下支架固定,鼓励患者扶杖下地活动。

2.对无移位或移位较少的新生儿产伤骨折,将患肢用小夹板或圆形纸板固定 2~3 周,对移位较多或成角较大的骨折,可稍行牵引,再行固定,因新生儿骨折愈合快,自行矫正能力强,有的移位、成角均可自行矫正。3 岁以下的儿童一般均可采用垂直悬吊牵引,将两下肢用皮带牵引向上悬吊,通过滑车系统,使臀部悬离床面,恰好可放置便盆,依靠体重,做对抗牵引,患肢大腿绑木板固定,为防止骨折向外成角,可使患儿面向健侧躺卧,牵引3~4 周后,根据 X 线显示骨折愈合情况而去掉牵引。儿童股骨横骨折,常不能完全牵开而呈重叠愈合,开始虽然患肢短缩,但因骨折愈合期血运活跃,患骨生长加快,一年左右两下肢可等长。超过3岁的儿童,一般不宜用此悬吊牵引法,因血液供应不能达到足趾而引起缺血性坏死,用此法时应经常检查两足的血循环和感觉有无异常,以防止发生并发症。

3.手术疗法:股骨干上、中疗横骨折,可用髓内钉作内固定。内固定可防止成角和缩短,但愈合速度并不加快,手术本身将有感染的危险,不可轻易施行。髓内钉内固定的明确指征有:①非手术治疗失败。②伴有多发性损伤,如头部损伤。③伴有股动脉损伤而需修补者。④老年人不宜卧床过久者。⑤病理性骨折,最理想的方法是闭合插钉,但需要影像增强器设备和精湛的技术。近年来采用闭合带锁髓内钉内固定,经皮插入螺钉,可控制骨段旋转和套叠,适用于粉碎、斜形、螺旋骨折,也适用于股骨干下段骨折,但需有良好X线设备和精湛的技术,有的学者主张作加压接骨板内固定或经皮骨骼穿针外固定,但应慎重使用。

对陈旧性骨折而有严重成角畸形者,在早期可用手法折骨,再按新鲜骨折处理;若时间过久,可切开凿断,作内固定和植入自体骨,术后用髋人字石膏固定,固定应偏长,若缩短较多,软组织(包括血管、神经)已挛缩、凿断后,以作持续骨牵引为妥,因剧烈的一次牵引复位可损伤血管神经,引起不良后果。

# 第四节　股骨髁上骨折

股骨髁上骨折指发生在腓肠肌起点以上2~4 cm范围内的骨折。它多发生于青壮年。

## 一、病因与分类

股骨髁上骨折可由直接暴力或间接暴力引起,以间接暴力多见。膝关节僵直而骨质疏松者,由于膝部杠杆作用增强,也易发生此类骨折。该病根据暴力作用方式可分为屈曲型和伸直型,以屈曲型多见。

（一）屈曲型

多在屈膝位时受伤,骨折线呈横形或短斜面形,骨折线从前下斜向后上,其远折端因受腓肠肌牵拉及关节囊紧缩而向后移位。锐利的骨折端有刺伤或压迫股动、静脉及胫神经的可能;近折端向前伸出,可刺破髌上囊及前面皮肤而成为开放性骨折。

（二）伸直型

跌倒时处于伸膝位,或遭受后方暴力打击,远折端向前移位,近折端在后重叠移位,骨折线呈横断或斜形。此种骨折患者,如腘窝有血肿和足背动脉减弱或消失,应考虑有腘动脉损伤。

## 二、临床表现与诊断

多有严重外伤者,伤后大腿中下段肿痛严重,患肢缩短、畸形,可触及异常活动和闻及骨擦音,功能障碍。在屈曲型骨折,有时可触及髌骨上方突出的骨折近端;在伸直型骨折,折端前后重叠,不易触及骨折端,但患部前后径增大。如局部出现较大血肿,且胫后、足背动脉搏动减弱或消失,应考虑到腘动脉损伤的可能,若出现足跖屈、内收、旋后及趾跖屈运动消失并呈现仰趾状、足底反射及跟腱反射消失、伴小腿后 1/3、足背外侧 1/3 及足底皮肤感觉明显减弱或消失时,应考虑到胫神经损伤的可能。根据外伤史、局部症状体征及 X 线摄片检查,可确定诊断及分型。

### 三、治疗

大多数股骨髁上骨折可用骨牵引及早期使用股骨石膏支架治疗。明确骨折的类型和骨折的整复是保证良好疗效所必需的。若牵引不能使骨折取得适当的整复和对线,有软组织嵌入,或老年患者即使几天的牵引就能导致严重的并发症,或是同一肢体存在着股骨髁上骨折和胫骨骨折,就存在切开复位内固定的适应证。

1.石膏外固定 适用于无移位骨折及儿童青枝骨折。用长腿石膏管型屈膝 20°,固定 6 周开始练膝活动。

2.骨牵引整复,超关节夹板固定法 适用于有移位的股骨髁上骨折。对屈曲型骨折采用股骨髁上牵引,伸直型采用胫骨结节牵引,牵引重量一般为 7~10 kg,加以手法,可以复位。如复位困难,可在麻醉下行牵引及手法复位。对屈曲型骨折,将骨折远端向前(上)提,助手将骨折近端向后(下)推压,骨折可复位;对伸直型骨折,手法整复方法则相反。复位后用内、外侧下端分叉的夹板固定,此分叉嵌在牵引针上,4~6 周去牵引,改用超关节夹板固定,X 线片上出现骨性愈合时则去除夹板。

3.手术治疗 股骨髁上骨折的治疗主要有两个问题,一为骨折复位不良时,因其邻近膝关节,易发生膝内翻或外翻及过伸等畸形,二为膝上股四头肌与股骨间的滑动装置,易因骨折出血而粘连,使膝关节伸屈活动障碍,尤以选用前外侧切口前置内固定物为严重。因此,切开复位内固定的要求应当是:选用后外侧切口,内固定物坚固并放置于股外侧,术后可不用外固定,尽早练习膝关节活动。手术一般采用 L 型钢板内固定、Ender 钉固定、带锁髓内针内固定、AO 髁钢板内固定和动力髁螺钉内固定。

# 第五节 髌骨骨折

### 一、解剖概要

髌骨是膝关节的重要组成部分,是人体中最大的籽骨,为股四头肌伸膝作用的主要支点,对股四头股的伸膝作用可增强约 30%。另外,对稳定膝关节及保护股骨上髁起重要作用。髌骨处于膝前方,呈三角形,与股骨髁上部分形成髌骨关节;股四头肌的肌腱沿髌骨的前方向下形成髌韧带,止于胫骨结节上,其两旁为髌旁腱膜,为膝关节的重要支持带。髌骨结合股四头肌腱、髌韧带和两旁的髌旁韧带,构成了一套完整的伸膝装置。

## 二、病因与分类

髌骨骨折可分为两大类,即横骨折和粉碎骨折。

1.横骨折 为间接暴力所致,是由于股四头肌突然强力收缩,将髌骨分成两半。髌骨可在中央断裂,也可在两极断裂。随骨折程度的不同,多合并有不同程度的关节囊、髌旁腱膜及股四头肌扩张部的破裂。

2.粉碎骨折 主要由直接暴力引起,如跌倒时髌骨着地引起的骨折。一般骨折很少移位,合并有周围韧带的撕裂亦少见,但髌骨关节损伤严重。

## 三、临床表现与诊断

髌骨骨折多见于 30~50 岁的中年人,局部有压痛、肿胀及皮下瘀血,膝关节完全伸直不能,不能负重。X 线检查可明确骨折的类型及移位程度。

## 四、治疗

髌骨骨折属关节内骨折,要求恢复关节面完整的正常解剖关系,尽量保全功能,防止并发骨性关节炎,早期进行功能锻炼。按骨折的移位情况及骨折类型的不同进行相应的治疗。

1.无移位骨折:保持膝关节于伸直位,一般以长腿石膏托固定。

2.4~6 周后开始功能锻炼。若关节腔有积血,应抽尽积血,加压包扎。

3.横骨折:若分离小于 3 mm 可按无移位骨折处理;若分离大于 3mm,可行钢丝或张力带内固定术;若上下极撕脱,骨片很小,可切除之,将肌腱缝于骨面上,缝线应穿越骨面中央;术后用石膏托固定 3 周。

4.粉碎骨折:若移位不严重,后关节面基本完整,可作髌骨环扎术。若移位较重,且年龄较大者,可行髌骨切除术,重建伸膝装置或行人工髌骨置换术。术后石膏固定 3~4 周,开始功能锻炼。

# 第六节　胫骨平台骨折

## 一、解剖概要

胫骨平台即胫骨髁,为胫骨上端的膨大部分,分为内侧髁和外侧髁,呈三角形,两髁上均有上关节面,与股骨下端内外侧髁形成膝关节的主体部分。因其为海绵骨所构成,松质骨多而密质骨少,故易发生骨折,且外踝发生骨折多于内髁。

### 二、病因与分类

根据暴力作用方向,其病因可分为以下 3 种:

1.外翻应力　最多见,可致胫骨外踝骨折。

2.垂直应力　可引起胫骨内外髁同时骨折,形成"Y"型或"T"型骨折。

3.内翻应力　可引起胫骨内髁骨折。

根据其骨折特点将其分为以下 4 型:

Ⅰ 型:单纯楔型骨折,较少见,骨折面可在冠状面或点状面。

Ⅱ 型:单纯压缩性骨折,外侧胫骨平台塌陷,平台本身增厚。

Ⅲ 型:Ⅰ 型与 Ⅱ 型合并与关节面压缩及外侧皮质骨折。

Ⅳ 型:"T"型与"Y"型骨折或两髁的粉碎性骨折。

也可根据其骨折移的程度将其分为以下 3 类:

Ⅰ型:轻度移位,单髁或双髁无移位骨折或移位小于 5 cm,塌陷小于 2 cm。

Ⅱ 型:中度移位,单髁或双髁骨折,关节面塌陷小于 10 cm,骨折移位及劈裂。

Ⅲ 型:重度移位,单髁或双髁骨折,塌陷在 10 cm 以上,有移位、劈裂及粉碎。

### 三、临床表现及诊断

外伤后膝关节肿胀疼痛,活动严重受限,关节内积血。若为外翻和内翻损伤,常合并有侧副韧带损伤,其局部的压痛点即为损伤处;若侧副韧带断裂,侧方稳定性试验为阳性。膝关节的正侧位片可明确显示其骨折情况。

### 四、治疗

治疗原则为尽量恢复膝关节面的平整,纠正膝外或内翻畸形,减少创伤性关节炎的发生,早期进行功能锻炼。

1.保守疗法　用于无移位骨折。可以用长腿石膏管型固定,也可行牵引疗法,4 周后去除外固定及牵引行膝关节屈伸锻炼。

2.手术治疗　可用骨栓或槽形角状钢板作为内固定器材。行骨栓固定者,应在长腿石膏固定 4 周后开始行膝关节活动。用钢板固定者,不需外固定,可早期行小范围膝关节锻炼。

# 第七节　　胫腓骨干骨折

### 一、解剖概要

胫骨是连接股骨下方支承体重的主要骨骼,腓骨是附连小腿肌的重要骨骼,并承担 1/6 的承重。通过上、下胫腓关节联结骨间膜,将胫、腓骨结合成为一个整体,增强下肢的持重力量。胫骨的横切面是三棱形,至下 1/3 呈四方形,故在中 1/3 与下 1/3 交接处,骨的形态转变,是容易发生骨折的诱因之一。胫骨的前内侧位于皮下,故骨折端极易穿破皮肤而形成开放性骨折,胫骨虽有生理弓形,但膝踝两关节面是相互平行的,故两关节仍能均匀持重。两关节的平行关系是作为胫腓骨干骨折复位是否符合要求的一个标准。

## 二、病因与分类

1.直接暴力 重物直接撞击或车轮辗轧,可引起横骨折、短斜骨折或粉碎骨折。两骨折往往在同一水平,由于胫骨处于皮下,容易发生开放性骨折。

2.间接暴力 高处跌下、强烈扭转或滑跌,可引起长斜骨折或螺旋骨折。两骨均骨折时,腓骨的骨折面往往高于胫骨的骨折面,骨端尖锐,很容易刺破皮肤,造成开放性骨折。由于不是直接暴力,所以软组织损伤较小,出血也少。对这类骨折,应摄胫腓骨全长 X 线片,以免漏诊。

## 三、临床表现

局部疼痛、肿胀和畸形较显著,表现为成角和重叠移位。应注意是否同时伴有腓总神经损伤、胫前、胫后动脉损伤,胫前区和腓肠肌区张力是否增加,往往骨折引起的并发症比骨折本身所产生的后果更严重。

## 四、治疗

小腿骨折治疗的主要目的是恢复小腿的长度,对线和持重功能。腓骨的复位与胫骨的复位同样重要,但一般应首先满足胫骨的复位。

(一)开放复位内固定

胫腓骨骨折,一般骨性愈合期较长,长时间的石膏外固定,对膝、踝关节的功能必然造成影响。另外,由于肌肉萎缩和患肢负重等因素,固定期可能发生骨折移位。因此,对不稳定骨折采用复位内固定者日渐增多,并可根据不同类型的骨折采用不同的术式和内固定方法。

1.螺丝钉内固定 斜形或螺旋形骨折,可采用螺丝钉内固定,于开放复位后,用 1~2 枚螺丝钉在骨折部固定,用于维持骨折对位,然后包扎有衬垫石膏,2~3 周后改用无垫石膏固定 10~12 周。但 1~2 枚螺丝钉仅能维持骨折对位,只起到所谓"骨缝合"的作用,固定不够坚固,整个治疗期间内必须有坚固的石膏外固定。

2.钢板螺丝钉固定 斜形、横断或粉碎骨折均可应用。由于胫骨前内侧皮肤及皮下组织较薄,因此,钢板最好放在胫骨外侧,胫前肌的深面。

3.髓内钉固定 胫骨干的解剖特点是骨髓腔较宽,上下两端均为关节面。一般髓内钉打入受到限制,且不易控制旋转外力;又因胫腓骨骨折手法复位比较容易,不稳定骨折需要卧床牵引的时间较短,因此,以往胫骨髓内钉的应用不如股骨髓内钉普遍。

多段骨折,对未移位或用手法可以整复的稳定性骨折,用小夹板外固定。不稳定性或开放性骨折,清创术后行跟骨牵引固定。创口愈合后,小夹板固定 4~6 周。然后除去牵引继续用夹板外固定。

4.外固定架　有皮肤严重损伤的胫腓骨骨折,外固定架可确保骨折固定,并有利于观察和处理软组织操作,尤其适用于肢体有烧伤或脱套伤的创面处理。

(二)开放性胫腓骨骨折的治疗

小腿开放性骨折的软组织伤轻重不等,可发生大面积皮肤剥脱伤、组织缺损、肌肉绞轧挫灭伤、粉碎骨折和严重污染等。早期处理时,创口开放或是闭合,采用何种固定方法必须根据不同伤因和损伤程度做出正确的判断。小腿的特点是前侧皮肤紧贴胫骨,清创后勉强缝合常因牵拉过紧而造成缺血、坏死或感染。因此,对污染严重、皮肤缺损或缝合后张力较大者,均应清创后令其开放。如果骨折需要内固定,也可在内固定后用健康肌肉覆盖骨折部,令皮肤创口开放,待炎症局限后,延迟一期闭合创面或二期处理。

(三)手法复位外固定

适用于稳定性骨折或不稳定性骨折牵引3周左右,待有纤维愈合后,再用石膏或小夹板进行外固定。

对于单纯腓骨骨折,单纯腓骨干骨折较少见,多由直接暴力打击小腿外侧所致。在骨折外力作用的部位,骨折线呈横形或粉碎。因有完整的胫骨作为支柱,骨折很少移位,但腓骨头下骨折时,应注意有无腓总神经伤,一般腓骨骨折如不影响踝关节的稳定性,均不需复位,用石膏托或夹板固定4~6周即可,如骨折轻微,只用弹力绷带、缠紧、手杖保护行走,骨折即可愈合。

# 第八节　踝部骨折

踝部骨折是最常见的关节内骨折,多见于青壮年,男性多于女性,主要由间接暴力引起,约占全身骨折的3.92%。

## 一、分类

踝部骨折,由于外力作用方向、大小和受伤时肢体的姿势不同,可形成各种不同类型的骨折。Ashurst 和 Bromer 按踝部外伤的机制与骨折特点分为内翻、外翻和外旋型骨折,并根据骨折的严重程度分为单踝、双踝和三踝骨折,以及高处跌落等所致的纵向挤压骨折和直接暴力引起的骨折。

1.内翻(内收)型骨折　受伤时,踝部极度内翻位,距骨在踝穴内受到强力内收的应力,距骨向内侧撞击内踝,引起骨折,可分3型。

Ⅰ度:单纯内踝骨折,骨折缘由胫骨下关节面斜向内向上,接近垂直方向。

Ⅱ度:如暴力较强,内踝发生撞击骨折的同时,外踝发生撕脱骨折,称双踝骨折。

Ⅲ度:如暴力较强,在内外踝骨折的同时距骨向后撞击胫骨后缘,发生后踝骨折(三踝骨折)。

2.外翻(外展)型骨折　受伤后,踝关节极度外翻,距骨在踝穴内受到强大外展应力。首先是内侧副韧带牵拉内踝,而发生内踝撕脱骨折,按骨折程度可分为3型。

Ⅰ度:单纯内踝撕脱骨折,骨折浅、呈横形或短斜形,骨折面呈冠状,多不移位。

Ⅱ度:暴力持续下去,距骨体向外踝撞击,发生外踝斜形骨折,即双踝骨折。如果内踝骨折的同时胫腓下韧带断裂,可发生腓骨下端分离,此时距骨后外移位,可在腓骨下端相当于联合韧带上方,形成扭转外力,造成腓骨下1/3或中1/3骨折。

Ⅲ度:如果暴力过强,距骨撞击胫骨下关节面后缘,发生后踝骨折,即三踝骨折。

3.外旋骨折　发生在小腿静止足部强力外旋,或是小腿静止足部强力内转时,距骨体的前外侧撞压外踝前内侧,迫使其向外、向后移位,造成腓骨斜后或螺旋形骨折,骨折而呈矢状,亦可分为3型。

Ⅰ度:骨折移位较少,如有移位,其发生规律为远骨折端向外、向后并向外旋转。

Ⅱ度:如果暴力较强,发生内侧韧带断裂或发生内踝撕脱骨折,即双踝骨折。

Ⅲ度:强大暴力,距骨向外侧移位,并向外旋转,撞击后踝,发生三踝骨折。

4.纵向挤压骨折　从高处跌落,足跟垂直落地时,暴力由小腿纵轴向下传导,足前部着地后,撞击力向上前方反击,可致胫骨前缘骨折,伴踝关节向前脱位。如果暴力过大,可造成胫骨下关节面粉碎性骨折,横断骨折次之,直接暴力多有软组织开放性损伤,并常与足部外伤合并发生。

凡严重外伤,发生三踝骨折时,踝关节完全失去稳定性并发生显著脱位,称为POTT骨折。有时还可同时有神经、血管、肌腱、韧带及关节损伤。

Weber(1972)为了适应AO学派的手术治疗,根据腓骨骨折的高度以及与下胫腓骨联合、胫距关节之间的关系分为A、B、C 3型。

A型:外踝骨折低于胫距关节的水平间隙,主要由旋后应力引起,外踝可为撕脱骨折,或为外踝韧带断裂。如合并内踝骨折则其骨折浅,为接近垂直的斜形骨折。此型下胫腓联合无损伤。

B型:主要由强力外旋应力引起,外踝骨折位于下胫腓联合水平,并呈冠状面斜形骨折,下胫腓联合损伤的可能性有50%,可同时发生后踝、内踝骨折或三角韧带损伤。

C型:腓骨骨折浅、高于下胫腓联合水平,其中主要由外展应力引起者为C型,腓骨骨折仅略高于下胫腓联合水平。而由外展与外旋联合应力引起者为C型,其腓骨为高位骨折,常可达腓骨之中下1/3水平。C型均有下胫腓联合损伤,可同时合并后踝、内踝骨折或三角韧带断裂。

Lange-Hanson根据力学机制将骨折分为以下几种类型:

Ⅰ型:旋后内收型(SA),即受伤时足处于旋后位,距骨在踝穴内受到强力内收应力,踝关节外侧受到牵拉,内踝受到距骨的撞压外力所致。Ⅰ度骨折为单纯外踝骨折或韧带断裂。Ⅱ度为同时有内踝骨折。

Ⅱ型:旋后外旋型(SE)为受伤时足部处于旋后位,距骨受到外旋应力,以内侧为轴,发生向外后方的旋转移位,冲击外踝,使之向后外方脱位。Ⅰ度为下胫腓韧带损伤,Ⅱ度为同时有外踝斜形骨折,Ⅲ度为Ⅱ度加后踝撕脱骨折,Ⅳ度为Ⅲ度加内踝骨折或三角韧带断裂。

Ⅲ型:旋前外展型(PA),受伤时足处于旋前位,距骨受到强力外展或外翻外力,踝关节内侧结构受到强力牵位,外踝受到挤压外力。Ⅰ度为内踝撕脱骨折,Ⅱ度为同时有下胫腓韧带损伤,Ⅲ度为Ⅱ度加外踝骨折。

Ⅳ型:旋前一外旋型(PE),受伤时足处于旋前位,踝骨受到外旋应力,以外侧为轴,向前方旋转,踝关节内侧结构受到牵拉破坏。Ⅰ度为内踝撕脱骨折,Ⅱ度为Ⅰ度加下胫腓间韧带损伤。Ⅲ度为Ⅱ度加外踝骨折,Ⅳ度为Ⅲ度加后踝骨折。

Ⅴ型:垂直压缩型(VC),为高处跌下等垂直暴力所致的损伤,可根据受伤时足部处于跖屈或背伸位,分为跖屈型或背伸型,表现为前缘或后缘压缩性骨折,单纯垂直则为胫骨下端粉碎性骨折。

## 二、临床表现及诊断

局部肿胀、压痛和功能障碍是关节损伤的主要临床表现。诊断时,首先应根据外伤史和临床症状以及 X 线片显示的骨折类型,分析造成损伤的机制。因为不同方向的暴力,虽可发生同样的骨折,但其整复和固定方法则不尽相同。例如,外翻可以发生内踝撕脱性骨折,强力内翻距压迫也可造成内踝骨折。但仔细研究 X 线片及局部体征,可以发现外翻所致的撕脱骨折,肿胀、疼痛、压痛都限于内踝撕脱部,骨折浅、多为横断型。外踝及外侧副韧带一般无症状。足外翻时内踝痛加剧,内翻时外踝部无疼痛。反之,内翻所致的内踝骨折,外侧副韧带一般都有严重的撕裂伤,内翻时疼痛显著,外翻时不严重,内踝骨折缘多呈斜形。

## 三、治疗

踝关节面比髋、膝关节面积小,但其支撑的体重却大于髋膝关节,而踝关节接近地面,作用于踝关节的陌生应力无法得到缓冲,因此,对踝关节骨折的治疗较其他部位要求更高,踝关节骨折解剖复位的重要性越来越被人们所认识,骨折后如果关节面稍有不平或关节间隙稍有增宽,均可发生创伤性关节炎。

(一)无移位骨折

用小腿石膏固定踝关节于背伸 90°中定位,1~2 周待肿胀消退,石膏松动后,可更换一次,石膏固定时间一般为 6~8 个周。

(二)有移位骨折

1.手法复位 外固定手法复位的原则是采取与受伤机制相反的方向,手法扒压移位的骨块使之复位。如为外翻骨折则采取内翻的姿势。足部保持在 90°背伸位,同时用两手挤压两踝使之复位。内翻骨折,足部 90°背伸位然后外翻整复。合并胫腓骨分离者,用双手对抗挤压踝部,使之复位。三踝骨折时,应先复位内、外踝,再复位后踝。后踝复位时,足先稍向背屈,然后用力将足跟向前扒挤,以矫正下距骨后移,使之复位。骨折复位后,小腿石膏固定 6~8 周。

对有胫腓骨分离的骨折,石膏固定后,患肢负重时间应在 8 周以后,以免胫腓骨负重过早发生分离。

2.手术复位 内固定对踝关节骨折的治疗应要求解剖复位。对手法复位不能达到治疗要求者,仍多主张手术治疗。

(1)适应证

①手法复位失败者。

②内翻骨折,内踝骨折块较大,波及胫骨下关节面1/2以上者。

③外翻外旋型内踝撕脱骨折,尤其是内踝中部骨折,骨折整复不良,可能有软组织嵌入骨折线之间,将发生骨折纤维愈合或不愈合者。

④足背强度背伸造成的胫骨下关节面前缘大骨折手法不易复位者。

⑤开放性骨折,经过彻底清创术后。

⑥陈旧性骨折在 1~2 个月以内,骨折对位不良,踝关节有移位者。

⑦陈旧性骨折,继发创伤关节炎,影响功能者。

(2)手术原则

踝关节发生骨折的力学机制极为复杂,因此类型较多,不同类型之间的骨折部位和移位情况,可有很大差异。手术治疗应根据骨折类型,选用不同的方式,一般原则为:一是踝穴要求解剖对位。二是内固定必须坚固,以便早期功能锻炼。三是须彻底清除关节内骨与软骨碎片。四是如决定手术应尽早施行,如果延迟,尤其在多次手法操作之后再行手术,关节面不易正确对位,影响手术的效果。

①内踝骨折:常用拉力螺钉内固定,术后可早期活动关节。

②外踝骨折:因关节面与腓骨纵轴有 15°倾斜,应用钢板塑型紧贴骨面内固定。

③若两踝骨折均复位内固定后,胫腓骨间韧带损伤可不作修补,但胫腓前下韧带损伤需要修复。

④后踝骨折与关节囊附着, 一般可用手法使其复位。若骨折片占关节面的 25%~35%,应手术复位拉力螺钉内固定。

# 第九节　跟骨骨折

跟骨骨折是跗骨骨折中最常见者,约占全部跗骨骨折的 60%。

## 一、解剖概要

跟骨是一块长而带弓的骨体,其后端为着地点,跟腱附着于跟骨关节的中线,有强大跖屈作用。跟骨上关节面与距骨形成距骨下关节,前面与骰骨形成跟骰关节。跟骨的载距突承受距骨颈,也是跟舟韧带的附着处,该韧带很牢固,足以支持距骨头,承担体重。跟骨关节与后关节突的边线与前后关节突的边线交叉成角。正常跟骨的结节关节角约为 40°。

## 二、病因与分类

多由高处跌下,足部着地,足跟遭受垂直撞击所致,使跟骨压缩或劈开。有时跟骨骨折不易被发现,个别仅从椅子上跳到地面,也可能发生跟骨骨折。因此,若患者有足跟着地的外伤史,并有足跟疼痛时,应怀疑有跟骨骨折的可能。

跟骨骨折的分类取决于是否波及距骨下关节。若已波及,再按其严重程度进行分类。

(一)不波及跟距关节的跟骨骨折

1.跟骨结节纵行骨折,多为高处坠下,足跟外翻位结节底部着地,结节的内侧隆起部受剪切外力所致。

2.跟骨结节水平(鸟嘴形)骨折,为跟腱撕脱骨折的一种。

3.跟骨载距突骨折,为足内翻位时,载距突受到距骨内下方冲击而引起。

4.跟骨前端骨折,临床较少见。

5.接近跟距关节的骨折,为跟骨体的骨折,损伤机制亦为高处跌下跟骨着地,或足跟受到从下面向上的反冲击力而引起。

(二)波及跟距关节的跟骨骨折

(1)外侧跟距关节塌陷骨折,多为高处跌下,跟骨着地所致。骨折线自后内侧斜向前外侧,进入距下关节。由于重力压缩,常伴有外侧断端变位,带有大块距下关节出血。跟骨中央的骨质亦被压缩,易发生严重创伤性关节炎。

(2)全部跟距关节塌陷骨折,是常见的跟骨骨折。跟骨体因受挤压完全粉碎下陷,严重者可累及跟骰关节。必然会产生创伤性关节炎。

## 三、临床表现与诊断

后跟疼痛、肿胀,有瘀斑,足底扁平、增宽,有外翻畸形。X线片对识别骨折类型很重要,从侧位片可识别原发骨折线,断块和外侧密质骨的关系以及半月形骨块的旋转程度。特殊的斜位片能更清楚地显示距骨下关节。跟骨轴位摄片能显示距骨下关节和载距突。

## 四、治疗

不波及距骨下关节的跟骨骨折,一般只需用管形石膏固定4~6周,然后开始锻炼。若结节向内侧移位,可用两手挤压,再用管形石膏固定。鸟嘴状骨片分离者若手法复位失败,可手术复位,螺丝钉固定。鼓励早期活动。

波及距骨下关节的跟骨骨折,若无明显移位或第I度骨折,可用管形石膏固定4~6周,然后开始锻炼。若后内室部分塌陷和旋转,应切开复位,将塌陷骨块撬起,使关节面平整,用钢针做内固定,防止塌陷,外用石膏固定。对严重粉碎性骨折,先用手法塑捏成型,再用管形石膏固定。有人提倡在伤后初期行三关节或跟距关节固定术。疗效较晚期手术佳。

# 第十节 足骨骨折

## 一、解剖概要

足共有 28 块骨,其间由韧带相联结,受内在肌和小腿肌控制。正常足有三个主要足弓:内侧纵弓、外侧纵弓和前跖骨弓。足有三项功能:负重、走跑和跳以吸收震荡力。治疗足骨骨折的目的是恢复上述的正常解剖关系及其功能。

## 二、跖骨骨折

跖骨骨折在足部最为常见,原因有重物压伤、肌肉牵连和严重扭伤等。重物直接打击足背致伤,可以造成任何部位骨折或多发骨折。间接暴力多为足趾固定时足部扭曲外力造成的跖骨干骨折。尤易造成中间 3 条跖骨螺旋形骨折或第 V 跖骨基底撕脱骨折。此外,第 Ⅱ、Ⅲ跖骨颈及第 V 跖骨近端容易发生应力性骨折。第 1 跖骨是支持体重的重要组织,如有骨折,应力求恢复解剖轴线,使其能恢复负重功能。直接暴力打击足背可以发生足背皮肤严重挫伤和撕裂伤,足部迅速肿胀,影响血循环。骨折远侧可移位至骨折端的跖侧形成重叠畸形。跖骨颈骨折时,跖骨头可明显移位转向跖侧。

对无移位骨折,小腿石膏固定 4 周左右即可。有移位骨折,尤其骨折远端与近骨折端形成重叠畸形时,必须做好复位,否则必将形成疼痛性残疾,影响足部负重。一般需要用牵引复位,手法复位失败时可开放复位,克氏针固定。

第 V 跖骨基底骨折发生率虽不太高,但在跖骨骨折中则较常见。跖骨基底由韧带与骰骨牢固相连。当足部跖屈,前足内翻时,腓骨短肌猛烈收缩,可发生第 V 跖首基突撕脱骨折。骨折块可由腓骨短肌牵拉移位。对跖骨骨折诊断并不困难,在踝关节损伤后,足背外侧轻度肿胀,第 V 跖骨基底部压痛,做足的被动内翻动作时疼痛加剧,此时应考虑有此种骨折的可能。拍摄足斜位 X 线片即可证实。治疗采用石膏固定 6 周。

## 二、趾骨骨折

趾骨骨折发生率占足部骨折的第 2 位。多因重物砸伤或踢碰硬物所致。前者多为粉碎或纵裂骨折,后者多为横断或斜骨折,常合并皮肤或甲床损伤。第 5 趾骨由于受踢碰外伤的机会多,因此骨折亦较常见。第 2、3、4 趾骨骨折发生较少。第 1 趾骨较粗大,其功能上的重要性相当于其他趾的总和,第 1 趾近端,骨折较常见,远端骨折多为粉碎性。趾骨骨折一般无移位不需特殊治疗。移位较严重者,可手法复位,石膏固定 3~4 周,必要时亦可开放复位,克氏针内固定。

(李振)

# 第十五章 胸腰骶椎损伤

## 一、胸椎脊柱损伤

由于胸椎活动幅度较小,加之有胸廓的保护,且胸椎后关节呈前后排列使胸椎的稳定性增强,胸椎损伤较为少见;但由于胸椎椎管狭窄,关节活动范围小,容易发生脊髓损伤和椎体粉碎性损伤。

(一)病因

正常成人胸椎骨折或脱位多为强大暴力所致。

1.压缩外力 它引起压缩和爆裂性损伤。

2.牵张外力 它引起的损伤伴有横向结构的损伤。

3.轴向扭转外力 它引起旋转性损伤。

(二)检查

1.X 线检查 常规拍脊柱正侧位,必要时拍斜位。X 片基本可确定骨折部位及类型。但 X 线片的缺点是常低估了骨折与软组织损伤的程度及脊髓神经损伤的程度,并不能完全显示所有的脊柱骨折。

2.CT 检查 CT 扫描能提供更多的有关病变组织的情况,有利于判定移位骨折块侵犯椎管程度和发现突入椎管的骨块或椎间盘,并能诊断硬膜外和蛛网膜下腔血肿。

3.磁共振检查 对判定脊髓损伤状况极有价值,它可以显示脊髓损伤的部位,病变程度。如出血、水肿、压迫、血肿、萎缩、变性等。

4.体感诱发电位 是测定躯体感觉系统(以脊髓后索为主)的传导功能的检测法。

(三)临床表现

局部疼痛、皮下瘀血、脊柱畸形、局部压痛或伴有脊髓损伤的定位体征。T1 损伤时表现为手的内在肌功能障碍伴双下肢运动障碍;T2 以下脊髓损伤表现双下肢迟缓性瘫痪,肌张力低下或无张力。损伤平面一下深、浅感觉丧失。

(四)诊断标准

1.创伤病史 明确的创伤病史是胸椎损伤的前提。

2.症状体征 局部疼痛、皮下瘀血、脊柱畸形、局部压痛,常可触及棘突漂浮感或伴有脊髓损伤的定位体征。

3.辅助检查 结合 X 线片、CT 检查以及 MRI 检查即可诊断。

## 二、胸腰段损伤

胸腰段是指 T11-~L2 段,是脊柱最易损伤的部位,临床发病率高。

（一）病因

胸腰段是脊柱最易损伤的部位,这是由于胸椎相对固定,而腰椎活动度较大,创伤时形成杠杆,力往往集中在胸腰段。胸椎是后凸弯曲,腰椎是前凸弯曲,胸腰段为两曲度的衔接点,亦是力矩的支点。胸椎的小关节方向为冠状面,腰椎的小关节突方向为矢状面,胸腰段小关节方向改变遭旋转负荷的破坏。胸腰段椎管与脊髓的有效间隙相对狭窄,易造成脊髓压迫。该部位是脊髓与马尾神经移行区,如有神经损伤,可出现脊髓或马尾神经损伤症状。

（二）检查

1.常规拍 X 线片　前后位片要检查椎体高度的丢失及横突和肋骨骨折,如椎体排列不齐提示侧方骨折脱位。另外注意有无棘突的偏移,椎弓根外形及间距是否改变。侧位片检查椎体高度的丢失有无骨块突入椎管。椎体的移位表示骨折脱位,棘突间增宽提示后韧带撕裂。

2.CT 检查　CT 对脊柱损伤有很高的诊断价值,特别是对脊柱的稳定性判断有很大帮助。轴向扫描可以显示椎管是否完整,骨块突入椎管的程度,椎板有否骨折。重建显示更加直观。

3.MRI　最好行 MRI 检查了解脊髓或马尾神经受损情况, 是准确判断后韧带损伤的方法。

（三）临床表现

局部疼痛,活动受限或伴有脊髓损伤的定位体征或伴有马尾神经受损。

（四）诊断标准

1.明确的创伤病史。

2.症状、体征　局部疼痛、皮下瘀血、脊柱畸形,或伴有脊髓损伤和马尾神经损伤的定位体征。

3.结合 X 片、CT 检查以及 MRI 检查即可诊断。

## 三、下腰椎损伤

国外资料报道发生于 L3~L5 段的占 12.8%,发生于 L3~L5 段的爆裂骨折占 25%。

（一）病因

下腰椎较其上位的椎骨更加坚固, 因而通常是在受较大暴力的情况下才发生骨折,如压缩暴力、扭转暴力、平移暴力、侧屈暴力、屈曲牵张暴力等。

（二）检查

1.常规拍 X 线片　X 线片是下腰椎损伤最基础的辅助检查,通常拍正侧位片,X 线片可观察伤椎的部位、骨折的类型、畸形的形态和严重程度、脱位的程度及稳定性。

2.CT 检查　可提供椎体的骨折情况和椎管内的占位情况,应常规检查。

（三）临床表现

剧烈疼痛,局部压痛或叩痛,瘀血或血肿,常有后畸形,神经损害可有括约及功能障碍,缩肛反射消失,马鞍区感觉消失等。

（四）诊断标准

1.病史　有明确创伤史,常为高能量损伤。

2.症状、体征　主诉伤区剧烈疼痛,局部压痛或叩痛,瘀血或血肿,常有后畸形,神经损害可有括约及功能障碍,缩肛反射消失,马鞍区感觉消失等。

3.常规 X 线片、CT 检查。

## 四、骶尾骨骨折

骶骨骨折并不少见。

（一）病因

对青壮年而言此类骨折常因高能量损伤产生,对老年人某些并不严重的损伤亦可造成。

（二）检查

1.常规 X 线片　是诊断骶骨骨折的重要手段。特别注意髂骨的旋转,骶骨孔有无变化及骶骨的压缩情况。

2.CT 检查　对骶骨的诊断意义极大,了解骨折情况,及骨块对神经的侵害情况但对横行骨折易漏诊。

（三）临床表现

1.低位骶骨横行骨折症状主要为伤区肿胀,皮下瘀血,行动不便。

2.骶骨纵行骨折往往是高能量损伤,有骶髂关节及骶骨处肿胀、疼痛、活动受限、不能坐立翻身、骨盆变形,下肢短缩,骨盆挤压试验阳性,"4"字征阳性等。

（四）诊断标准

1.病史　常有明确创伤史,滑到、高处坠落或交通事故。

2.症状、体征　伤区肿胀,皮下瘀血,行动不便,活动受限,不能坐立翻身,骨盆变形,下肢短缩,骨盆挤压试验阳性,"4"字征阳性等。

3.常规 X 线片、CT 检查对骶骨骨折的诊断意义极大。

## 五、骶髂关节损伤

骶髂关节损伤后造成的骨盆不稳定及许多严重的并发症常是导致伤亡即病残的主要原因。

（一）病因

大多为高能量损伤,尤其多见于交通事故、高处坠落即重物砸伤,常伴有头颅、胸腹脏器损伤。

（二）检查

1.常规 X 线片　是诊断骶髂关节损伤的主要手段。骨盆前后位片不能完全反映骨折的全貌,常常需加照骨盆出入口位、髂骨斜位和闭孔斜位。

2.CT 检查　对骶髂关节损伤诊断非常重要, 常能发现 X 线片上不能发现的骨折,三维重建能给出一立体图像,利于治疗方案的选择。

（三）临床表现

骶髂关节损伤除骨折本身的症状外，更主要的表现是严重的伴发损伤的临床表现。如各部分脏器损伤的表现，失血性休克的表现及生殖泌尿系统的表现等。

（四）诊断标准

1.创伤史　大多为高能量损伤，问清受伤时间方式，暴力的大小。

2.症状　首先看有无各部分脏器损伤的表现，然后再了解骨盆的状况。

3.体检　常规做骨盆挤压试验阳性，"4"字症试验阳性。特殊体征：①Destot 征：腹股沟韧带上方下腹部、会阴部及大腿根部皮下血肿；②Ruox 征：大转子到耻骨结节间距离缩短。

4.X 线片、CT 扫描。

（李振）

# 第十六章　颈椎退行性疾病

## 一、颈椎病

颈椎病是指颈椎间盘退变本身及其继发性改变、压迫或刺激了邻近组织如神经根、脊髓、椎动脉、交感神经等所引起的临床表现。椎间盘退变或骨质增生,不一定都有症状,有的患者病变在 X 线片上表现严重但无症状,有的患者病变不重但症状重,这要看各人的条件、因素不同而各异。多节段病变者症状较重,病变主要发生在下颈椎,C5~6 最多,C4~5 次之,需要手术的患者,常常是多个椎间隙受累。

(一)流行病学

流行病学调查发现 50 岁左右的人群中颈椎病的发病率为 25%,60 岁人群中的发病率为 50%,70 岁的发病率更高,几乎达到 100%,可见颈椎病的发病率随着年龄增长而成倍增长。目前随着 CT、MRI 先进影像技术的发展,对颈椎病的认识日益深入,对颈椎病的诊断治疗提高了一个新的水平。

(二)病因及病理生理

颈椎病的发生与颈椎的解剖特点和生理功能有着直接关系。颈椎系连接头颅和胸椎之间的中枢,活动范围及承受重量大,尤其生理活动及负重的主要节段,即 C4~5、C5~6 和位于胸椎上方的 C6~7,最容易发生病变。颈椎间盘、椎体及其附件的变化是颈椎病发生、发展的病理解剖基础。

1. 颈椎间盘变性　颈椎间盘变性是颈椎病的发生和发展中所有病变中最基本的病变。中年以后,由于长期劳损导致椎间盘营养障碍,使之产生进行性椎间盘变性。这种变性一经发生,就可能在某种外力作用下造成纤维环破裂和髓核突出,使相应椎间隙变狭窄,并引起椎间各种韧带和后关节的关节囊松弛等一系列变化,因此出现椎间关节的不稳定,椎体后和椎间关节常可引起半脱位。同时,椎间盘由于变性、转化,并向周围膨出,将前、后纵韧带推开,促使骨质增生;又由于颈椎关节(LLlschka 关节)处骨质增生导致脊髓、神经根和(或)血管的病理性变化。

2.椎体及其附件的变化　椎间盘变性引起的椎体间异常活动,刺激了骨膜下新骨形成。椎体前、后纵韧带松弛破坏了颈椎的稳定性,增加了上下椎体和钩椎关节创伤与磨损的机会。创伤常常使局部出血肿胀,又引起韧带下方、椎体上下缘骨质增生和骨刺形成,也可能是韧带本身受到引力牵引而形成骨刺。同时,小关节和钩椎关节发生骨质增生,黄韧带肥厚和钙化,这一系列病理变化都能使椎管腔狭窄或椎间孔变形和狭窄。当病变发展到一定程度时,就可能由于一种因素和几种因素共同作用导致颈脊髓、神经根或椎动脉等组织受压或牵拉并出现与此相应的临床症状和体征。

如果从病理变化发生发展过程的角度来理解颈椎病的概念，颈椎病是颈椎间盘变性，颈椎椎体、钩椎关节及椎间关节的骨质增生引起椎管、椎间孔及横突孔变形及狭窄，以及由此引起的临床症状，这三者的存在称为"颈椎病"，或者通常称谓的"颈椎综合征"。

（三）检查

1.X 线检查　①颈椎生理曲度变直或反向成角；②椎间隙狭窄，椎体退行性变（包括 Luschka 关节）；③椎间不稳定（过伸、过屈位片水平移位>3mm，成角移位>15°）；④椎管矢状径<12mm。

2.椎动脉血流图　左右椎动脉不对称，转颈时患侧出现的波幅明显下降。

3.MRI 检查　椎动脉变窄，椎间隙对应脊髓部分受压。脊髓变性时 T2 加权高信号。

4.CT 检查　对诊断后纵韧带骨化帮助很大。

（四）分型、临床表现和诊断标准

1.局限型颈椎病

（1）颈项疼痛。

（2）颈肌痉挛、僵硬。

（3）局部压痛：可位于颈椎旁肌、斜方肌、胸锁乳突肌和冈上下肌。

（4）X 线征象：颈椎椎生理弯曲改变，有时可见椎体骨质增生。

2.脊髓型颈椎病

（1）有一个缓慢的进行病程。

（2）运动障碍：脊髓呈节段性脊髓前角损害，其范围较固定，可表现出明显锥体束征：①单侧脊髓受压（脊髓前角、锥体束和脊髓丘脑束损害征）；②双侧脊髓受压（双侧脊髓传导束的感觉和运动障碍）。

（3）感觉障碍：传导束型浅感觉减退。

（4）X 线征象：①椎间隙狭窄；②椎体后缘增生；③椎管矢状径<12mm；④颈椎动力学摄片常提示病变部位有松动。

（5）MRI：示硬膜囊受压呈束腰状改变。

3.神经根型颈椎病

（1）具有间歇性发作的病程。

（2）一侧性颈臂神经根痛与牵拉有关。

（3）颈椎横突处压痛。

（4）神经根牵拉试验阳性。Spurling 征，又称压头试验。具体操作为：患者端坐，头后仰并偏向患侧，术者用手掌在其头顶加压，出现颈痛并向患手放射则为阳性。

（5）感觉、运动障碍：病损神经根支配的皮节区感觉以及所支配肌肉的运动功能障碍。

（6）X 线征象：①生理弯曲消失；②椎间隙狭窄、椎体缘钙化；③钩椎关节增生。

（7）MRI：矢状位见硬膜囊前方受压，横断面见硬脊膜囊前方受压。

4.椎动脉型颈椎病

（1）椎-基底动脉供血不足的表现：脑晕、复视、眼震、耳鸣、耳聋、恶心、呕吐、猝倒、持物失落、转颈受限等。

（2）压痛：乳突后下方及胸锁乳突肌后缘的后上方（乳突尖和枢椎棘突连线中外 1/3 交界处的下方），该部是寰椎和枢椎横突孔之间的一段椎动脉的体表投影。

（3）MRI：观察椎动脉受压部位及程度。

5.混合型颈椎病如神经根和脊髓型颈椎病，这是一种混合型疾病，神经根和脊髓同时遭受压迫、刺激或损伤。神经根和脊髓功能受损症状并存，可以是一种或一个致压物，也可以是一种以上致压物所致。

6.交感型颈椎病　关于交感型颈椎病问题，许多学者持否定态度。由于该型颈椎病症状的复杂性和多变性很容易造成误诊。一般认为颈脊髓没有交感神经细胞，脊神经没有白交通支，颈椎病病变波及颈段硬脊膜、后纵韧带、小关节、神经根和椎动脉等组织时，可以反复地刺激颈部交感神经而出现一系列临床症状，又称 Barre-Lieou 症候群。

（1）头颅与五官症状：①枕颈部痛伴头眩晕；眼部：眼睑无力，瞳孔扩大，眼球胀痛，流泪，视物不清，这是交感受到刺激的表现；②眼球内陷，眼干涩，眼睑下垂，瞳孔缩小；面部充血，无汗，这是交感麻痹现象。

（2）血管症状：①血管痉挛：肢体发凉，麻木或无汗，温觉减退；②血管扩张：指端发红，烧约感，喜冷怕热，疼痛过敏。

（3）其他：心率过缓、过速、心前区痛；血压忽高忽低，出汗过多或过少。

此型诊断通常较为困难，有些症状的出现从解剖生理学角度很难做出完善解释，难以即刻确诊。有时候患者被长期误诊为神经官能症、冠心病等疾病。　.

（五）鉴别诊断

1.胸腔出口综合征　主要由于颈肋、束带、前斜角肌等因素压迫臂丛下干及脊神经而引起上肢症状，多以感觉障碍为主，并可引起手部肌肉萎缩及肌力改变。本病包括以下 5 种类型，即前斜角肌综合征、颈肋综合征、肋锁综合征、第 1 肋综合征和过度外展综合征。其主要表现为臂丛下干受累，自上臂的尺侧到前臂和手的尺侧的感觉障碍，同时尺侧腕屈肌、指浅屈肌、骨间肌也受累。在患者的锁骨上窝处可触及条索状的前斜角肌或颈肋。Adison 征多为阳性。即让患者端坐头后仰，头转向患侧，深吸气后屏住呼吸。检查者一手抵住患者下颌，略加阻力，另一手摸患侧桡动脉，若脉搏减弱或消失为阳性。

2.运动神经元病　主要包括三种疾病，即肌萎缩型脊髓侧索硬化症、进行性脊肌萎缩症、原发性脊髓侧索硬化症。该病的病因还不清楚，在临床上主要引起上肢为主的四肢瘫痪，易与脊髓型颈椎病混淆。本病目前尚无有效的疗法，预后差，手术可加重病情或引起死亡。运动神经元病一般均无感觉障碍，而颈椎病患者一般均有感觉障碍的症状和体征。本病起病迅速，发展较快；肌萎缩常见且可发生于身体任何部位，主要以上肢、舌肌、胸锁乳突肌最为常见，患者还可出现延髓麻痹现象，主要表现为发音含糊，影响进食和吞咽，饮水呛咳；影像学检查基本正常，肌电图和肌肉活检可有助于本病的诊断。

3.偏头痛　青年女性，持续时间短，伴随症状有恶心、呕吐；多有家族史，X 线片正常。

4.美尼尔综合征　系内耳淋巴回流受阻引起。本病有三大临床特点：发作性眩晕，耳鸣，感应性、进行性耳聋。其诊断特点为：突然发作的剧烈眩晕且有耳蜗症状，伴恶心呕吐;发作时出现规律性的眼睛水平震颤,一般有明显缓解期,前庭功能减弱,神经系统检查无异常发现。发病经过时间长于1周,X线表现正常。

5.颈髓(颈膨大部)肿瘤 颈椎病与颈髓部肿瘤的鉴别见表16-1。

**表 16-1 颈椎病与颈髓部肿瘤的鉴别**

| 颈椎病 | 颈髓肿瘤 |
| --- | --- |
| 病程症状有明显缓解期 | 进行性加重的病程 |
| 传导受压症状运动障碍相对明显 | 运动和感觉障碍 |
| 脑脊液动力、生 时有部分梗阻,血 | 多为梗阻,完全梗阻多见,血白化检查 白细胞可增高 细胞增高明显 |
| X线特征颈椎有退行性变 椎弓根变形,其间距增宽, 椎间孔扩大 MRI硬脊膜囊受压髓内信号改变 | |

## 二、颈椎间盘突出症

颈椎间盘突出症是指颈椎间盘遭受急性或慢性的外力或过度活动所支其后方的纤维环部分或完全断裂,纤维环和髓核一同突出;但也与随年龄的增长,与髓核失去一部分而弹性减低、纤维环松弛有关。

(一)流行病学

一般认为,颈椎间盘突出症远比腰椎间盘突出症少见,其发病率次于腰椎居第二位。但1950年Haley和Detty经90例尸检结果表明,颈椎间盘突出症高于腰椎间盘突出症1倍,可见颈椎间盘突出症是一种多发和常见的疾病。据统计,本病发病男女之比为4:1,年龄40岁以下居多,病变部位以C5~6最为多见,次为C4~5与C6~7。

(二)病因和病理生理

椎间盘由髓核和纤维环组成。正常的髓核为一种胶状体,含水量很高吸水性很强,因其内在压力的渗透压而能吸收、排出水分,其营养靠椎体内血液的弥散作用来供应,髓核发生变性后,其中的硫酸软骨素的含水量逐渐减少,膨胀力和弹性均减弱,易被压缩;髓核的胶质结构变为不均匀,呈泥浆样。此种改变在60岁以上的老年人可视为正常变化;而与年龄不相称早期出现时,则视为异常改变。纤维环变性后,其纤维相互分离形成裂隙环断裂,失去牵张力和弹性。当颈部急性或慢性损伤,使间盘后方较薄弱的纤维环破裂时,易致髓核突出。

Stookey根据临床症状不同,将颈椎间盘突出的方向分为3种类型:①向正中突出可使脊髓损害;②向后外侧突出,同侧脊髓与神经根损害;③向外侧突出至椎间孔,仅有同侧神经根损害。

(三)检查

1.颈椎间盘突出症的检查

(1)颈椎正侧位X线片:常未见骨改变,有些可见颈部正常前 凸消失或向后凸,突出间盘间隙狭窄。年轻患者可无椎间隙改变。

(2)CT 或 CTM:可明确损伤部椎间盘突出,多偏于一侧,该侧神经根受压。脊髓造影可明确突出节段,部位和梗阻情况,区别完全陛或不完全性梗阻。

(3)MRI 检查:能观察间盘突出和脊髓或神经根受压的程度,对颈椎间盘突出诊断意义最大。

2.颈椎间盘突出脊髓损害的检查

(1)颈椎正侧位 X 线片可有发育性颈椎管狭窄或后纵韧带骨化(OPLL),亦可有退变性椎管狭窄。

(2)MRI 可明确损伤部椎间盘突出压迫硬膜囊或脊髓致使其后移,有时尚可见脊髓中央处有损伤之异常信号。

(四)临床表现

根据椎间盘突出的大小、方向和神经组织受损不同,其临床表现各异。临床上椎间盘突出至椎间孔所致神经根损害者最为多见,单侧发病居多,亦可为双侧。

1.症状

(1)颈肩臂痛麻木:多在颈部急、慢性创伤作用下,出现颈肩疼,颈僵直犹如落枕,有的如刀割样,为持续性,重者疼痛难忍,夜不能寐。间盘突出破裂时可呈现放射痛,至肩胛或枕部。神经根受压时,出现上臂、前臂及手指的麻木。

(2)颈部活动受限。

(3)肢体乏力感,若有脊髓损害时,有显著的肢体功能障碍。

2.体征

(1)颈部僵直,颈活动受限,患侧颈部肌肉紧张,棘突及其旁,肩胛骨内侧缘及受累神经所支配的肌肉有压痛。患侧臂丛部可有压痛。

(2)压头、上肢牵拉试验阳性,对诊断有一定意义。①压头试验方法:嘱患者头后仰或偏向患侧,用手力向下由轻至重压迫头,出现放射痛为阳性;②牵拉试验方法:检查者一手扶颈,另一手将患侧上肢外展,两手反向牵拉,若有放射痛则为阳性。

(3)感觉障碍,损伤神经支配区域皮肤痛觉减退或过敏。

(4)肌力减弱,以神经根损害程度而定。常见的三角肌、肱二头肌或肱三头肌及握力减弱。

(5)上肢腱反射低下。

(6)神经检查观察感觉,腱反射及肌力变化,对确定病变部位有所帮助。

(7)若有脊髓损伤,因损伤部位与程度不同,可有单侧或四肢瘫,不全损伤者,深感觉(位置觉)存在。伤后 24 小时至 3 个月,可有程度不同的恢复,此时,深反射(腱反射)活跃或亢进,且出现病理征(Hoffmann 及 Babinski)阳性。

(五)诊断

未见骨损伤但 MRI 有间盘突出脊髓或神经根受压,诊断不难,当外力不大,颈过伸伤时,呈现严重的脊髓损害,虽然颈椎 X 线片未见骨损伤,但可见由不同原因所致的颈椎管狭窄(发育性或退变性颈椎管狭窄)或(OPLL)存在,其椎管储备间隙小,是导致脊髓损害的潜在因素,常被忽略。亦是造成误诊误治的主要原因。当椎间盘受损,突向椎管内,就椎管宽窄而言,显而易见,后者极易伤及脊髓,呈现临床症状。

(六)鉴别诊断

1.颈椎病 不论何种类型的颈椎病,均发病缓慢,无颈部创伤史。颈椎 X 线片有程度不同的骨退行性改变。最多见的神经根型,其神经根损害的临床表现同颈椎间盘突出症,多有椎间孔骨赘或椎间关节,钩椎关节骨质增生。故其症状,外科治疗以及治疗结果不能混为一谈。

2.颈椎肿瘤 原发恶性颈椎骨肿瘤及转移癌,多先出现颈痛,逐步加重,亦可有神经根及脊髓损害之临床表现,但 X 线片可见颈椎破坏改变,断层片观察骨破坏更加清晰,肿瘤类别有待病理结果而定。

3.颈椎管内占位性病变 发病缓慢,临床上为神经脊髓损害的表现呈进行性加重,除颈椎 x 线片检查外,需行 MRI 检查,腰穿取脑脊液蛋白定量检查为异常所见多可确诊。

4.脊椎结核 可有结核病史,近年来临床所见,结核中毒症状常不典型,可有神经脊髓损害。X 线片所见骨质稀疏,椎前软组织影增宽,骨破坏,病变椎间隙狭窄等。

## 三、颈椎管狭窄症

颈椎管狭窄症是指颈椎管存在先天性或发育性骨性狭窄的基础上,颈椎间盘退行性改变引起颈椎间盘膨出或突出,相邻椎体后缘和小关节突骨赘形成,后方黄韧带肥厚内陷等,使位于椎管内的颈脊髓和神经根产生压迫和刺激从而引起临床症者称为颈椎管狭窄症。

(一)流行病学

白种人的椎管一般比黄种人要粗,因此出现脊髓型压迫的比例小;亚洲的黄种人就比较容易出现脊髓压迫。将正常人和轻、中、重三种颈髓压迫症的人群进行比较后发现,症状越重者颈椎管的直径越小,正常人的椎管最宽。

(二)病因和病理生理

1.先天性因素。

2.发育性椎管狭窄最多见。

3.后天性因素

(1)退行性变致椎体后缘骨刺突向椎管,使脊髓受压。一般在 C5~6 发生最多。

(2)黄韧带肥厚:多为颈椎局部不稳定所致黄韧带反复摩擦,代偿性肥厚,而使脊髓背侧受压。

(3)动态性狭窄:因颈椎间盘变性所致颈椎不稳定,当颈椎过伸时出现脊髓压迫,亦可出现交感神经症状。

(4)如爆散性椎体骨块突入椎管,陈旧性骨折脱位,受伤早期处理不当而造成;或椎板骨折等。

4.疾病性因素病因不太清楚的 OPLL,强直性脊柱炎致成 OPLL,氟骨症所致颈椎管狭窄或 OPLL,特发性弥漫性骨肥厚症(DISH)。

（三）检查

1.X 线　骨性椎管狭窄是本病存在的基础,这包括两个概念,一个是椎体中部的椎管前后径狭窄,是由于发育性的因素造成的;另一个是椎管以椎体边缘为主的骨增生部位的椎管狭窄,通过观察颈椎 X 线侧位片可以判断这样的情况。

2.MRI　MRI 可以反映出脊髓本身的受压情况,以及受压部位局部的髓内信号改变。因此 MRI 可以用来判断脊髓压迫的程度,脊髓受压后的形态和髓内信号改变。

3.CTM　CTM 是在脊髓造影的基础上进行 CT 检查。脊髓造影后 1 小时,在颈椎的间盘和椎体上下缘以及在椎体的中部进行 CT 扫描。CTM 可以清晰地判断脊髓受压后的形态变化,比单纯的 CT 检查更为有用。CTM 可以看出脊神经根的走行和受压情况。

（四）临床表现

1.脊髓压迫症　一般首先出现脊髓中央灰质受压的临床表现,随着压迫的加重逐渐出现周围白质受压的症状。灰质受压表现为髓节性功能障碍,可以出现上肢某些部位的麻木,肌力下降,腱反射降低或消失,有时需要和神经根损伤相区别。一旦白质受累就会出现受损部位以下腱反射亢进,出现病理反射,严重的会出现痉挛步态,下肢的肌力下降和感觉障碍。

2.颈神经根压迫　颈部神经根受压,首先表现为沿着神经根分布区域的疼痛,经常相当严重,如同放电样的感觉,神经根受压很少会两侧上肢同时出现。神经根障碍不同于单纯髓节障碍的表现,髓节多为双侧,神经根及本是单侧的。

（五）诊断标准

1.X 线诊断　通常认为椎管直径在 14mm 以上为正常,12~14mm 为相对狭窄,12mm 以下为绝对狭窄。但是 X 线片的测量只是对骨性椎管大小的判断,黄韧带肥厚以及颈椎不稳等因素也必须考虑。除了椎管前后径外,棘突前缘和椎间关节后缘之间的距离<1mm 也提示颈椎管狭窄。Lintner 等则认为椎管前后径和椎体前后径的比值(canal-body ratio,CBR)<0.8~0.9 提示椎管狭窄。

2.MRI 诊断　MRI 上可以看到 T2 像上脊髓前后的蛛网膜下隙变薄或者消失,椎管正中部分前后径减小,相对于脊髓椎管的容积变小。横断像上可以看到脊髓扁平化,脊髓在椎管内的相对体积增大。

## 四、颈椎不稳症

颈椎不稳泛指颈椎在生理负荷下,椎体在前后方向上位移,当呈现相应临床症状时,称为颈椎不稳症。

（一）病因及病理生理

当颈椎间盘变性后,由于纤维环的耐牵伸力和耐压缩力减退,早期表现为纤维组织的透明变性,形态改变而失去正常功能,渐呈现裂纹甚至完全断裂,髓核突出或脱出,经椎管较宽者,可无临床症状。其退变节段之间隙变窄,前后纵韧带松弛,颈椎活动时,可出现椎体向后或向前滑移的 X 线影像,临床上 C3~4 及 C4~5 居多,且有相应的临床症状。除退变性不稳外,还有创伤性不稳、病理性失稳、先天性失稳、医源性失稳。

（二）检查

临床上呈现交感神经刺激的症状时,需常规行颈椎正、侧位及颈椎过伸、过屈侧位 X 片检查较为重要。

（三）临床表现

失稳是颈肩痛的常见原因,退变性颈椎失稳的临床表现较多,主要表现为以下几个方面:

1.颈部症状　颈肩痛或上肢痛主要表现为颈型颈椎病症状,包括颈部不适、僵硬感、活动不便及颈部疼痛等。部分患者屈伸颈部时可感到头颈部有异常的前后滑动感。

2.根性症状　当不稳的椎节由于椎节位移,继发神经根管狭窄时,则可使脊神经根遭受刺激或压迫而引起程度不同的根性症状。表现为:上肢麻木、疼痛、烧灼感、感觉减退、双上肢无力、握力差、手指不灵活、不能做细小动作等。

3.椎动脉供血不足症状　由于椎间松动和位移,钩椎关节变位刺激或压迫椎动脉而发生痉挛,导致一过性供血不足,患者可有眩晕、猝倒等症状。尚可有头痛、头晕、恶心、呕吐、耳鸣、视物模糊、眩晕、步态不稳等。

4.脊髓症状　主要是椎节位移后椎体边缘刺激或压迫脊髓前方,或压迫脊髓前中央动脉,产生四肢的运动和感觉障碍,此类症状不多见。

5.体征　静后有局限性压痛,颈肌痉挛,颈屈伸运动因疼痛受限,但神经检查常无改变,肩部被动活动正常。

（四）诊断标准

相应的临床症状、体征加上过伸、过屈位 x 线片检查,并且需除外耳、眼源性疾患及血管性疾患和神经内科疾患,结合分析方可确诊。必要时可行高位硬膜外封闭辅助诊断。

X 线片颈椎不稳的判断:在颈椎过伸、过屈侧位片上,椎体后缘相对其下一椎体的向前或向后的水平位移。于过屈位及后伸位前后移位之和,即为椎体间水平位移范围。在相邻两椎体的下缘各做一只直线,两直线相交成角就是该椎体间角度变化。颈屈位与颈后伸位两角度之和即为角度位移。水平位移≥3.5mm,角度位移≥11°,即为失稳。

## 五、颈椎后纵韧带骨化症

后纵韧带骨化(ossification of the posterior longitudinal ligament,OPLL)的组织学改变为脊椎后纵韧带的异常增厚及骨组织形成,放射学影像上可见沿椎体及椎间隙后方分布的条索状高密度区,这种改变在颈椎最为多见。

（一）流行病学

随国家和地区不同,OPLL 的发生率差异很大,因其在日本发生甚多,故曾有"日本人病"之称。有关资料显示,OPLL 在日本及部分东亚地区的发生率为 2%~3%。一般认为此病主要见于黄种人,而其他人种相对少见。国内北医三院骨科对 3694 份 X 线片进行观察,检出 20 例 OPLL,占 0.54%,男:女为 4:1。国外的统计结果也是男性发生率明显高于女性。另外,不同年龄组 OPLL 的发生率也相差很大,40 岁以下发生较少,而 50 岁以上发生率明显增高。需指出 OPLL 的发生率不等同于发病率,前者远远高于后者,这是因为无症状的 OPLL,即所谓"哑型 OPLL"为数甚多。

（二）病因

目前普遍认为 OPLL 与以下两种因素密切相关：

1.全身内分泌因素　糖尿病、肢端肥大症、甲状腺功能低下等均与 OPLL 有明显相关性。

2.局部创伤因素　颈椎间盘退变或颈椎骨质退变长与 OPLL 相伴,为数不少的 OPLL 患者曾有过颈部创伤史。

一般认为在颈椎退变情况下,后纵韧带附着部位应力发生变化,使其易于在此部位发生创伤及变性,从而引起骨化。

（三）病理生理

后纵韧带分为浅、深两层,其中央部借纤维组织与椎体和椎间盘连续相接,而两侧仅与椎体上下缘相连。OPLL 通常开始于后纵韧带与椎体纤维性连接的部位,这很可能与此部位颈椎运动应力集中有关。临床上常可见到不完全性 OPLL 患者的颈椎 X 线片上,骨化相邻部位的椎间不稳现象相当普遍,而当 OPLL 变为完全性,颈椎则相对稳定。由此推测：OPLL 形成是人体对抗颈椎不稳的一种代偿机理。

（四）检查

OPLL 在颈椎侧为 X 线片上表现为椎体及椎间隙后方的高密度条索状或斑块状影像。这种变化在早期有时难以察觉,借助 CT 扫描可清楚显示。

根据 OPLL 在颈椎侧位片上的形态特点,将其分为四种类型。

1.连续型　骨化范围跨越几个椎体及椎间隙,呈一长条索状影,此型约占 27.3%。

2.节段型　骨化位于每一椎体后方,而于椎间隙水平中断,此型约占 39%。

3.孤立型　骨化位于椎间隙后方,呈斑块状,此型占 7.5%。

4.混合型　连续型与节段型骨化合并存在,此型约占 29.2%。

（五）临床表现

OPLL 可不伴任何症状。有症状的 OPLL,即 OPLL 症,在早期可以表现为颈部疼痛及轻度活动受限。虽骨化块不断增大变厚,颈椎管逐渐变为狭窄,脊髓和神经根便可收到越来越严重的挤压,从而造成慢性进行性痉挛性四肢瘫痪的症状与体征,表现为四肢麻木、无力、手指笨拙、步态不稳呈痉挛状,胸腹部束带感、括约肌功能障碍等。体检可见四肢肌张力高,反射亢进,病理征阳性及浅、深感觉减退或消失等。

（六）诊断标准

OPLL 症在临床表现上与颈椎病或造成颈脊髓及神经根压迫的其他疾病难以区分,往往需要影像学检查技术来确定诊断。

1.X 线平片　对于疑有 OPLL 者,应常规拍摄颈椎侧位片。连续型及混合型 OPLL 多能于普通平片显示, 而节段型及孤立型有时却容易漏诊。在已诊断 OPLL 者还应加拍颈椎过伸、过屈侧位片,以便观察颈椎的稳定性,了解骨化临近椎间有无不稳。颈椎 OPLL 有时可伴有上胸椎黄韧带骨化,需特别引起注意。

2.CT 扫描　CT 扫描对于明确椎管水平断面中骨化的形态和大小很有用。对于某些尚不够成熟的骨化,X 线片可能显示不清,而 CT 却多能显示。此外,CT 还能显示合并存在的黄韧带骨化。

3.MRI　OPLL 在 MRI 图像上为低信号，骨化块的存在仅能依据椎体后愿与硬膜囊之间的低信号区的异常增宽来推测,因此欠准确,但 MRI 能清晰显示脊髓形态和脊髓内的信号改变,故与 X 线片及 CT 相配合,仍不失为一种有用的检查技术。

(七)鉴别诊断

1.其他原因引起的颈椎韧带骨化　强直性脊柱炎、弥漫性特发性椎骨肥厚症、氟骨症等均可引起颈椎后纵韧带的骨化,但上述病症都具各自特点,对患者详细地询问病史、体格检查以及有关的放射学检查都有助于鉴别诊断。

2.颈椎病　OPLL 症与颈椎病在临床症状及体征上难以鉴别,但通过放射学检查则可以确定诊断。值得注意的是,OPLL 多与颈椎或颈椎间盘的退变同时存在,这种情况下可根据在影像学图像上何者为造成脊髓压迫并引起相应症状的最主要因素来确定诊断。

3.其他　椎管内占位病变、脊髓空洞症、肌萎缩性脊髓侧索硬化等均可造成 OPLL,所引起相应的脊髓病损症状,但认真分析这些疾病的临床特征并结合影像学检查,一般并不难区分。

(李振)

# 第十七章 颈椎畸形

## 一、枕颈部畸形

枕颈部又称颅椎连接部,指枕骨下方环绕枕骨大孔的区域和寰、枢椎。枕颈部畸形较常见,可表现为脊柱骨数量的增多或减少,形状的改变和椎骨的部分缺损,融合或增多等;常见的畸形有扁平颅底、颅底凹陷、枕骨髁发育不良、寰枕融合、寰椎前后弓发育不良、寰枢椎融合、C2~3融合、先天性齿状突畸形和半椎体等。枕颈部的畸形往往不是单一的,而是多种畸形合并发生。

### (一)扁平颅底

扁平颅底是指颅底与枕骨斜坡所构成的角度增大,使颅底呈扁平状。扁平颅底在临床上与颅底凹陷有所不同。扁平颅底只不过是蝶骨体的长轴与枕骨斜坡所构成的颅底角异常增大,单纯扁平颅底绝大多数不引起神经症状临床意义不大,但常与颈部的其他畸形合并存在。

### (二)颅底凹陷症

颅底凹陷指枕骨大孔周边的骨结构向颅腔内凹陷,枢椎及齿状突上移,突入枕骨大孔内,脑干等神经结构受压。颅底凹陷约占颈枕区畸形的90%。

1.病因及病理生理

(1)原发性:是先天性枕颈结合部的结构发育异常,可能是常染色体显性遗传。常伴发其他脊柱畸形,如寰枕融合、Klippel-feil综合征、扁平颅底、齿状突畸形、Arnold-Chiari畸形等。

(2)继发性:是获得性颅骨畸形。较少见,由引起颅底骨性结构软化的全身性疾病所致,如Paget病、佝偻病、成骨不全、骨软化、类风湿性关节炎、神经纤维瘤病、强直性脊柱炎、甲状旁腺功能亢进等。在疾病进展期,因重力影响导致松软的骨质畸形变。

2.检查

(1)X线片检查是本病诊断的主要依据。常用的测量方法有以下几种:

1)Chamberlain线:颅骨侧位片上,自硬腭后缘至枕骨大孔后上缘的连线,正常者此线经过齿突尖端之上。一般认为,齿状突尖端超过此线3mm,即为颅底凹陷。

2)MeGregor线:颅骨侧位片上,自硬腭后上缘至枕骨鳞部外板最低点的连线。因在侧位片上更容易确定,故临床更常用。齿状突尖超过此线4.5mm就可以考虑为颅底凹陷。

3)McRae线:颅骨侧位片上,枕骨大孔前后缘连线。正常时齿状突尖低于此线。

(2)CT:CT的多角度断层、重建技术可直接地显示斜坡、枕骨髁的情况,并能进行准确测量。MRI能清晰、直观地反映骨畸形对神经组织的影响。

3.临床表现　一般 10 岁以后逐渐发病,10~30 岁多见,少数老年时才出现症状。男性多于女性。头颈部的创伤、感染可诱发症状或使症状急剧加重。症状多进行性加重,表现为轻重不等的枕骨大孔区综合征。

(1)外观:颈项短粗、后发际低。约半数患者伴有斜颈,也可能有面部、颅骨不对称及蹼状颈等畸形。

(2)神经刺激症状:多以颈神经刺激症状为始发,如枕颈部疼痛、颈椎活动受限、一侧或双侧上肢麻木、酸痛、无力等。

(3)后组脑神经症状

1)舌咽神经受累:舌后 1/3 味觉及咽部感觉障碍,咽喉肌运动不良。

2)迷走神经受累:软腭上提不能,吞咽困难,饮水呛咳,声嘶,鼻音重。

3)副神经受累:胸锁乳突肌和斜方肌瘫痪。

4)舌下神经受累:舌肌萎缩、舌运动障碍。

(4)小脑症状:步态不稳、共济失调、眼球震颤、辨距小良等。

(5)延髓及上段颈髓受压:表现为轻重小一的四肢上运动神经元系统瘫痪,以及延髓或脊髓空洞症的表现。例如四肢无力、肌张力高、肌腱反射亢进、手指精细动作障碍、深感觉障碍、感觉分离等。

(6)椎动脉供血不足:反复发作的突发眩晕、视力障碍、恶心呕吐、癫痫、智力减退、晕厥及人格改变等。

(7)颅内压增高:多于晚期出现,表现为头痛、喷射状呕吐,视神经盘水肿,甚至发生脑疝,出现呼吸、循环及意识障碍。

(8)性功能紊乱:约 1/3 的患者有阳痿和性欲低下。

4.诊断标准根据临床表现、X 线检查以及 CT、MRI 等可明确诊断。X 线片检查中上述测量方法中至少有两项明显异常时才能诊断。但 X 线平片测量数值因性别年龄而差异较大,故应综合临床症状、体征、X 线检查以及 CT、MRI 等确定诊断。

5.鉴别诊断　颅底凹陷症的临床表现复杂,无特异性的症状、体征。临床上较易误诊。需与颈椎病、寰枢关节脱位、枕骨大孔区和上颈段肿瘤、脊髓空洞症、原发性脊髓侧索硬化症等鉴别。虽然颅底凹陷常合并多种发育畸形,但不应单以枕颈区其他畸形的存在而诊断颅底凹陷。对疑有颅底凹陷者,应做 X 线、CT、MRI 等检查,明确是否存在枕颈部畸形。

(三)枢椎齿状突畸形

枢椎齿状突畸形是引起寰枢椎不稳的一个先天发育性因素。创伤后较正常人更易发生寰枢关节畸形脱位。齿状突畸形主要包括枢椎分节不良和齿状突发育不全两大类。

1.病因和病理生理　胚胎期形成软骨性颈椎后,若发生分节障碍,则可能导致寰、枢椎之间及枢椎与第 3 颈椎之间不同程度的畸形愈合。齿状突畸形除了因骨化障碍齿状突尖、体不融合以及齿状突体与枢椎不融合外,也可能与感染、创伤或血供不足有关。

齿状突畸形包括未发育(缺如)、发育不良和齿状突骨,Green berg 将齿状突畸形分为五型:

Ⅰ型:齿状突骨。齿状突正常,但其基底部末与枢椎椎体融合。

Ⅱ型:终末骨。齿状突尖与齿状突体分离。

Ⅲ型:齿状突体缺如。齿突尖成为游离的齿突小骨。

Ⅳ型:齿状突尖缺如。齿状突短小。

Ⅴ型:齿状突缺如。齿突尖与体部均未发育。

2.检查 颈椎开口位片可看到齿状突发育情况;颈椎伸屈位片可以判断寰枢关节有无不稳定或脱位;颈椎 CT 三维重建可以清楚显示齿状突形状和寰齿前间隙距离,判断有无寰枢关节不稳或脱位;颈椎 MRI 可显示脊髓受压情况及有无脊髓变性,水肿。

3.临床表现 枢椎齿状突畸形患者多有短颈、后发际低、斜颈。先天性齿状突畸形各型的临床表现无特异性差别。症状多在 10~20 岁左右出现,多以颈部疼痛、僵硬、斜颈或头痛等症状起病,颈部创伤可致一过性的肢体瘫痪;随着脱位程度加重,上颈髓受压,出现轻重不一的四肢瘫痪;椎动脉血循环受阻可出现头晕晕厥,视力障碍等。

4.诊断 儿童时多无症状,常因其他原因就诊检查偶然发现畸形存在。枢椎齿状突畸形常伴有其他畸形。对于无创伤或轻微创伤后逐渐出现头颈偏斜、颈部僵硬或与轻微创伤不相称的严重脊髓损害的伴有短颈、后发际低等畸形的青少年,应考虑此病。影像学检查是诊断寰椎齿状突畸形的主要依据。在颈枕区侧位和开口位 X 线片上,齿状突各部分间以及齿状突、枢椎椎体之间未愈合处,表现为一线状透亮区;缺如的部分,则 X 线片上不能显示。伸屈位片可发现不稳定或脱位征象。由于 3~6 岁时齿突体与枢椎之间完全骨性融合,12 岁左右齿突尖与齿突体骨性融合,故诊断时要予以考虑,避免误诊。

(四)先天性寰枕融合

寰枕融合又称寰椎枕骨化,是寰椎与枕骨基底之间的先天性融合。表现为骨性融合,融合范围可以是全部或部分。常伴有颅底凹陷、先天性齿状突畸形、先天性颈椎融合、脊柱侧凸等其他畸形。

1.病因及病理生理 具体的病因尚不清楚。从发生学上讲,枕骨基底部、寰椎后弓和侧块以及齿状突尖均起源于头端的枕部生骨节;在胚胎发育期的软骨化阶段,上述结构分离障碍,将产生各种畸形。寰枕完全性骨性融合,即寰椎前、后弓与枕骨大孔边缘相连;大部分患者表现为部分性融合,即前弓或后弓融合,单纯枕骨髁与寰椎上关节面融合。寰枕融合寰椎相对高度降低,枢椎齿状突位置上升,甚至突入枕骨大孔;合并扁平颅底或颅底凹陷者,寰椎后弓内陷,内翻,这些改变均导致该平面椎管狭窄,颈脊髓受压。不同形式的寰枕融合,使寰枕关节功能部分或完全丧失,相应的寰枢关节代偿性活动加大。久之,寰枢关节的韧带和关节囊松弛,从而发生寰枢关节不稳或轻微外力下发生脱位,造成严重的颈脊髓受压症状。

2.临床表现 多于青壮年时出现神经损害症状,病情进展缓慢。外观可有短颈、后发际低、斜颈等。常以颈肩部疼痛、颈僵、步态不稳等为首发症状,随着病情进展可出现轻重不一的枕骨大孔区综合征的表现。

3.检查及诊断 对于以后颅窝组织、延脊髓慢性压迫症状为主者,特别是合并有其他畸形者应作影像学检查以明确诊断。屈伸位 X 线片如发现寰枕间有融合或寰椎与枕骨间相对位置无变化,可初步诊断;CT 的平扫、三维重建以及 MRI 检查不仅可以进一步明确骨性融合的部位而且可以反映脑脊髓受压的部位和程度。

(五)寰枢关节先天畸形

寰枢关节脱位以创伤性多见。因枕颈区先天性畸形而继发的寰枢关节脱位称先天畸形性脱位,其症状常在青少年或成年出现。

1.病因及病理生理

(1)先天性寰枕融合:寰枕关节功能丧失,寰枢关节代偿性活动加大,导致寰枢关节周围的韧带、关节囊松弛,发生寰枢关节不稳,轻微的外力作用即发生脱位。合并第 2、3 颈椎融合者,发生寰枢关节脱位的概率更大。

(2)颅底凹陷:由于颅底畸形骨质的存在,即使寰枢关节正常,其活动范围也受到限制。

(3)齿状突发育不良:寰枢关节包括两个中间的车轴关节及两个侧方的磨动关节。由于齿状突缺如、齿状突骨以及齿状突短小等,使车轴关节的稳定性削弱甚至丧失,寰枢其他关节负荷加重,导致韧带及关节囊松弛。

(4)Klippel-Feil 综合征:该综合征是先天性多阶段的颈椎融合畸形,寰枢关节负荷增大,发生慢性脱位。

2.临床表现  寰枢关节先天畸形性脱位的常见症状有颈部疼痛、力弱、感觉障碍、步态异常或共济失调。伤病可能涉及高位颈脊髓的上、下传导束和神经核,还可能影响低位脑神经(舌下、舌咽、迷走和副神经),表现出舌肌萎缩、舌尖歪斜、下咽困难和声音嘶哑等症状。

3.检查及诊断  寰枢关节伤病的诊断主要依据影像检查。最先做的影像检查应该是颈椎过屈、过伸侧位 X 线片,投照时应以寰枢关节为中心。如果侧位 X 线片可疑枢椎齿状突骨折,还应加照开口位,从正位观察齿状突。在颈椎过屈侧位片上应注意观察寰齿前间隙 (寰椎前弓后缘与齿状突前缘的距离)。在屈颈姿势下摄片, 如果寰齿前间隙大于 3mm 则寰椎横韧带有可能松弛或断裂。不过这一诊断指标不是绝对的,要结合患者的具体情况综合考虑,如患者的年龄、性别、创伤的强度、是否并发类风湿性关节炎等。如果一个以往健康的成年人,头颈部经受了一个并不大的外力,屈颈侧位片见寰齿前间隙在 3~4mm,则不能肯定寰椎横韧带是否断裂。应定期复诊,如果在随诊中多次颈椎屈曲侧位片见寰齿前间隙不再增大,就可以认为寰枢关节是稳定的。不可绝对根据寰齿前间隙 3mm 的诊断指标草率地行关节融合术。

寰枢关节伤病的诊断主要依据影像检查。最先做的影像检查应该是颈椎过屈、过伸侧位 X 线片,投照时应以寰枢关节为中心。如果侧位 X 线片可疑枢椎齿状突骨折,还应加照开口位,从正位观察齿状突。在颈椎过屈侧位片上应注意观察寰齿前间隙(寰椎前弓后缘与齿状突前缘的距离)。在屈颈姿势下摄片,如果寰齿前间隙大于 3mm 则寰椎横韧带有可能松弛或断裂。不过这一诊断指标不是绝对的,要结合患者的具体情况综合考虑,如患者的年龄、性别、外伤的强度、是否合并类风湿性关节炎等。如果一个以往健康的成年人,头颈部经受了一个并不大的外力,屈颈侧位片见寰齿前间隙在 3~4mm,则不能肯定寰椎横韧带是否断裂。应定期复诊,如果在随诊中多次颈椎屈曲侧位片见寰齿前间隙不再增大,就可以认为寰枢关节是稳定的。不可绝对根据寰齿前间隙 3mm 的诊断指标草率地行关节融合术。

只有当颈椎 X 线侧位片怀疑有齿状突骨折时开口位片才有意义。在开口位片上应观察齿状突基底部是否有骨折线。在开口位片上齿状突与寰椎两侧块间距不对称是临床上常见的影像。

## 二、颈椎发育异常

下颈段发育异常可表现为多个颈椎间融合、颈椎半椎体畸形、颈椎裂和椎弓不连。

(一)Klippel-Feil 综合征

两个或两个以上颈椎先天性融合(可以是完全融合,或是局限于椎体或椎弓间一部分的融合),称为 Klippel-Feil 综合征。它以短颈、低发际、和颈部活动受限三联症为特征。本病还可伴随其他先天畸形,如颈肋、脊椎裂、腰椎骶化以及其他脏器的先天性发育异常。

1.病因及病理生理 颈椎异常是胚胎早期中胚层发育障碍的结果,先天性融合是分隔障碍造成,而半椎体则是单侧形成障碍的结果。尽管 Klippel-Feil 综合征的病因尚不清楚,但发生于胚胎第 4~5 周的损害有可能改变颈椎和邻近器官的发育;因此在临床上可见到 Klippel-Feil 综合征常与各种先天性畸形并存。

2.临床表现 及诊断短颈、低发际和颈部活动受限三联症是 Klippel-Feil 综合征的临床体征。大多数患者在儿童期很少出现需要治疗的临床症状,成年后可能出现疼痛。但需随访观察患者先天融合的椎体与相邻椎体间的稳定性,可采用定期拍摄过伸、过屈位颈椎片了解是否存在不稳。

(二)颈椎半椎体畸形

颈椎半椎体畸形较少见,可表现为 1/2 或 2/3 的椎体缺如。残余椎体可与上下椎体先天性融合。若椎体前 2/3 缺如,可引起楔形改变,颈椎后凸。

除颈椎外观畸形和颈椎活动受限外,可能出现脊髓神经症状,如锥体束征、运动障碍、肢体麻木以及大小便障碍等。应作 X 线正侧位以及 CT 三维重建检查,观察凹侧椎间盘是否存在,椎弓根是否清晰,椎体终板结构是否正常。

## 三、肌性斜颈

这是一种颈部先天性畸形,在儿童中较常见,多为胸锁乳突肌挛缩引起而称为肌性斜颈。以骨骼发育畸形所致者称为骨性斜颈,较少见。

(一)病因

先天性肌性斜颈的病因,目前尚不清楚。

1.产伤学说 因多见于难产分娩的儿童,约半数为胎位不正的臀位,过去多归咎于创伤。但组织学检查不支持,因胸锁乳突肌纤维化内未见任何含铁血黄素的迹象,无出血证据。

2.宫内学说 认为胎头在宫内姿势不正,受异常压力的压迫所致胸锁乳突肌发育抑制产生继发性纤维组织反应,是发生斜颈畸形因素之一。

3.遗传学说 曾有报道双胞胎中均发生斜颈。据统计19%的患儿有明显家族史。也有发现多伴有其他部位的畸形,提示与遗传因素有关。

(二)病理生理

受累的胸锁乳突肌的病理变化。

1.横纹肌及肌腱的变性坏死 形成弥漫的形状不规则的红染碎块,细胞核大部分消失,残存的核浓缩、不规则,偶见有肌腱及肌纤维完全坏死。

2. 纤维组织增生 变性或坏死的肌纤维间或其周围为新生的毛细血管和成纤维细胞。有时纤维母细胞排列致密,基质中未见胶原纤维形成,或在纤维组织中可见大量的胶原纤维形成以致透明变性,与广泛的纤维化部位,完全代替了原有的横纹肌或肌腱。近年来,从超微结构的研究发现:肌纤维间的线粒体排列紊乱,说明三磷腺苷缺乏,可能促使肌肉产生类似缺血性挛缩的变化。

3.横纹肌再生 在增生的纤维组织中,常见横纹肌的再生,纤维形态大小不规则,可见一个以上细胞核。

上述病理变化和年龄无密切关系,且很少见陈旧性出血。因而可以说胸锁乳突肌主要的病变为肌纤维的变性、坏死、机化、继之纤维组织增生,形成瘢痕致肌肉挛缩。

(三)临床表现

1.斜颈 婴儿出生后1~2周,其家人发现婴儿头斜向一侧,随其发育,斜颈畸形逐渐加重。

2.颈部肿块 当发现斜颈后,于倾斜侧之胸锁乳突肌内可触及肿块,呈梭形,长2~5cm,宽1~2cm,质硬,无压痛,3~4个月后,肿物即逐渐消失。

3.面部不对称 约1岁半后,即出现面部五官不对称,即患侧眼睛下降;下颌转向健侧;颜面变形,健侧面部丰满呈圆形,患侧面部则窄而平;测量双眼外角至同侧口角线的距离,可见患侧变短,且随年龄增加而日益显著。需注意患儿有无合并其他畸形。

(四)诊断

先天性肌性斜颈的诊断较容易。需重视对患儿的及早发现,早期治疗以提高疗效及降低手术治疗率。

(五)鉴别诊断

1.颈部淋巴结炎 因局部炎症刺激而使头斜向患侧,但这时肿块有明显压痛,其不在胸锁乳突肌处,区别不难。

2.寰枢关节旋转固定 可出现斜颈。多因咽部炎症所致周围的关节囊、韧带挛缩或疼痛性痉挛所致。多发生在口咽部感染之后,感染消退后多町自行恢复正常。

3.其他 包括先天性脊椎骨畸形、颈椎结核。尚有癔症性斜颈、颈部扭伤后肌肉痉挛性斜颈以及习惯性斜视引起的斜颈等,应排除诊断。

## 四、颈肋

颈肋的发病率约为 0.5%,几乎一半患者因偶作 X 线片检查而发现,并不出现临床症状。

（一）病因及病理生理

颈肋可直接压迫臂丛神经和锁骨上动脉,更常见的是合并异常纤维条形成压迫。正常锁骨与第 1 肋骨间隙较狭小,臂丛与锁骨下动脉在前斜角肌与中斜角肌之间,从该间隙出胸腔口。若有颈肋或纤维束,或者前斜角肌痉挛或挛缩,均可出现锁骨下动脉与臂丛神经受压症状,故不少学者将两者统称为"胸廓出口综合征"。

（二）临床表现

多见于中年以上的女性,患侧颈肩臂区不适或疼痛。臂丛的下干受压,出现尺神经分布区发麻、沉重感,常因患侧上肢持续活动、牵拉、提物等动作而加重。严重者可出现握力减弱,精细动作不灵活,大、小鱼际肌和骨间肌萎缩。当锁骨下动脉受压时,可以引起肢体发凉、怕冷、患肢易疲劳、手上举时苍白。锁骨下静脉遭受压迫,可产生患肢水肿、浅静脉怒张、手指僵硬、指甲发绀等。

（三）诊断

凡中年女性患者,有颈肩区不适或疼痛,查体发现肩部宽度似较窄、锁骨弯曲幅度较正常小及锁骨上窝较浅,则应怀疑此病,拍胸片协助诊断。若有典型的神经和血管受压症状则诊断更明确。

（四）检查

以下检查有助于诊断。

1.压迫试验 在锁骨上窝压迫神经血管束,可使症状加重。

2.斜角肌试验(Andson 法) 让患者深吸气后闭气,并将头后伸,下颌向患侧旋转,若桡动脉搏动减弱和消失者为阳性,同时在锁骨下可听到杂音。

3.肋锁试验 检查者扣诊患侧桡动脉脉搏。嘱患者将肩部向后、向下移动,使锁骨下动静脉挤压在第 1 肋和锁骨之间。若脉搏减弱或消失为阳性。

4.外展试验将患者的肩关节被动地过度外展,脉搏减弱或消失者为阳性,表示锁骨下动脉被胸小肌肌腱压迫。

5.运动试验 患者双肩外展 90° 并外旋,让患者双手做连续快速伸屈手指动作,患侧肢体迅速自远向近端出现疼痛,而健侧上肢可持续运动 1 分钟以上。

（五）鉴别诊断

1.颈椎病(神经根型) 同样有神经根刺激症状,麻木,感觉异常,肌肉萎缩,颈肩臂放射性疼痛等。X 线摄片显示颈椎有退变性改变、神经孔狭窄、颈椎间盘变窄等改变,而无颈肋。

2.腕管综合征 主要是手指感觉异常,腕掌侧正中有压痛。

（李振）

# 第十八章　脊柱结核

脊柱结核为骨关节结核中最常见的,山血行感染而产生。它好发于儿童及青年,以20~29岁发病率最高,占36.6%,其中以腰椎最多,胸椎次之,颈椎最少。但儿童以胸椎结核多见,可累及几个椎骨和椎间盘,容易产生后突。颈椎结核亦以儿童多见,好发于第1、2颈椎,易造成病理性脱位。成人多发生在腰椎,一般涉及邻近的两个椎体,后突多不甚明显。

## 一、病因学

脊柱结核是一种继发病变,即全身结核病的局部表现,原发灶多在肺部,少数在淋巴结、消化系和泌尿生殖系等。结核杆菌属于裂殖菌纲、放线菌目,分枝结核杆菌又分为牛型、人型、鸟型和鼠型四种。其中人型和牛型结核菌是人类结核病的主要致病菌。结核杆菌外形细长、微曲、两端钝圆。在干燥环境中结核杆菌可以长期生存不死,对湿热比较敏感。

人体初次感染结核病以后,病变很快扩展到局部淋巴结,结核菌通过淋巴结进入血运,再扩散到全身。3~9周后机体对入侵的结核菌及其代谢产物发生过敏性或产生免疫力,此时结核菌素试验由阴性转为阳性。感染后出现血清内抗体和细胞内抗体。结核病变常发生干酪样坏死。干酪样坏死的产生可能由于局部炎症性细胞的堆积,压迫毛细血管,引起局部缺血脏不死;或与菌体蛋白所引起的过敏反应有关。干酪样组织很少吸引白细胞,因此,常没有一般化脓感染的特点。其腐败碎屑也不像一般坏死组织那样快地被吞噬细胞运走。干酪样组织的自溶作用受到抑制,以致长期不被吸收。干酪样组织内部一般呈酸性反应,有时其pH值可低与4.0。干酪样组织软化时,其pH值逐渐升高,向碱性转化。pH值提高后干酪样组织易于钙化。干酪样病灶经过软化、吸收、纤维组织增生而治愈,或被钙化而治愈。在一部分虽已纤维化或钙化的病灶中,仍有结核杆菌存活,处于静止中。软化后干酪样物质常随脓汁流注到身体其他部位而引起新的病灶。当人体患病,营养不佳,精神消沉或接受化疗、放疗及免疫抑制剂治疗后,机体抵抗力差,结核杆菌可通过血流或淋巴到达颈椎局部,原在颈椎局部潜伏或已静止的病灶也可重新活动起来而发生颈椎结核。儿童多未感染过结核病,对结核菌的抵抗力很弱,感染后不但容易发病,而且容易扩散,儿童颈椎结核多在结核活动期发病。因此颈椎结核可发生于原发病灶的活动期,亦可在原发病灶形成甚至静止的几个月,几年或几十年内发病。颈椎结核的发病与颈椎的慢性劳损或积累性损伤有一定关系。大量的临床事实证明,创伤性骨折、脱位或扭伤均不会在局部诱发结核病。在躯干诸骨中脊柱结核的病例数最多,可能与脊柱负重最多有关。从脊柱本身来看,腰椎负重最多,故腰椎病例数最多。下肢负重多于上肢,故下肢病例数也多于上肢。从以上事实来看,劳损对本病的发生有一定关系。

## 二、发病机理

脊柱结核的病灶绝大多数位于椎体,主要由于椎体易劳损,椎体上肌肉附着少,椎体内松质骨成分多,椎体营养动脉多为终末动脉。病灶发生于椎体附件非常少见,约占6.3%。单纯椎弓根结核仅占1%。附件结核易侵犯脊髓引起压迫症状。椎间盘无血液运行,故无原发性椎间盘结核,但容易被结核菌破坏。结核杆菌从原发病灶主要经动脉系统进入椎体,少数通过静脉系统和淋巴管逆流进入椎体。在机体抵抗力下降时进入椎体的菌栓发病形成病灶。大多数(约90%)病例的椎体病灶只有一个。少数病例的病灶在两个或两个以上。每个病灶之间有比较健康的椎体或椎间楹隔开,因此也叫跳跃型病变。

根据病灶的发生部位不同而将椎体结核分成三种类型:边缘型、中心型和骨膜下型。

1.边缘型　临床多见于成人患者,病灶靠近椎间盘,容易穿破软骨板侵犯至椎间盘,波及邻近椎体。以溶骨性破坏为主,死骨较少或不形成死骨。严重时相邻椎体发生塌陷而形成颈椎后突畸形。

2.中心型　此型多见于儿童,成人少见。病灶位于椎体中央。儿童椎体小,病变进展很快波及整个骨化中心,穿破周围的软骨包壳,侵入椎间盘及邻近椎体。成人椎体较大,病变进展慢,早期病变可局限在椎体中心部位,而不侵犯椎间盘及邻近椎体,因此早期症状不明显。病变以骨质破坏为主,形成死骨。少数病例死骨吸收后形成骨空洞,空洞壁的骨质轻度致密。空洞内充满脓汁或干酪样物质。晚期发展严重时,整个椎体可被破坏,发生病理骨折,椎体压缩成楔形,形成颈椎后突畸形。

3.骨膜下型　临床较为少见。病灶多位于椎体前缘,以骨质破坏为主,往往无死骨形成,呈溶冰样改变。常扩散累及上下邻近脊椎。此型病变亦可因椎体外结核病变侵蚀所致。

椎体病变因循环障碍及结核感染,有骨质破坏及坏死,有干酪样改变和脓肿形成,椎体因病变和承重而发生塌陷,使脊柱形成弯度,棘突隆起,背部有驼峰畸形,胸椎结核尤为明显。由于椎体塌陷,死骨、肉芽组织和脓肿形成,可使脊髓受压发生截瘫,发生在颈椎及胸椎较多。骨质破坏,寒性脓肿在脊椎前纵韧带下形成,可穿过韧带至脊椎前筋膜间隙,因重力关系可扩散至远离病变的部位。颈椎结核脓肿可出现在颈椎前使咽后壁隆起,可引起吞咽或呼吸困难;在颈部两侧可出现在胸锁乳突肌后缘的皮下。胸椎结核常形成椎前和椎旁脓肿,也可出现在后纵隔区或沿肋间向胸壁发展;向椎管发展可引起截瘫。腰椎结核脓肿常至盆腔,形成腰肌脓肿,沿髂腰肌向下蔓延到腹股沟或股内侧,从股骨后达大粗隆,沿阔筋膜张肌和髂胫束至股外侧下部;或向后蔓延到腰三角区。这些脓肿,因为没有急性炎症的表现,称为寒性脓肿。脊椎结核在好转过程中,病变的破坏性产物,如脓肿、死骨等可逐渐被吸收,同时有纤维组织充填修复,最后形成纤维愈合和骨性愈合,病程很长。但通过积极治疗,可使病程大为缩短。

## 三、病理改变

1.概述结核病是一种慢性炎症,具有增殖、渗出和变质三种基本病理变化。

(1)渗出为主的病变:多出现在脊柱结核炎症早期,菌量大,毒力强,机体处于变态反应状态或病变在急性发展阶段,病灶表现为充血、水肿与白细胞浸润。早期渗出性病变中有嗜中性粒细胞,以后逐渐被单核细胞(吞噬细胞)所代替。在大单核细胞内可见到吞人的结核菌。当机体抵抗力强及病情好转时,渗出性病变可完全消散吸收。如机体抵抗力弱时,渗出性病变可转变为增生为主的病变或变质为主的病变(干酪样坏死)。

(2)增生为主的病变:增殖性为主的病变是结核病病理形态上特异性改变,即结核结节(包括结核性肉芽),多发生在菌量较少、人体细胞介导免疫占优势的情况下。开始时可有一短暂的渗出阶段。当大单核细胞吞噬并消化了结核菌后,菌的磷脂成分使大单核细胞形态变大而扁平,类似上皮细胞,称"类上皮细胞"。类上皮细胞聚集成团,中央可出现朗汉斯巨细胞。后者可将结核菌抗原的信息传递给淋巴细胞,在其外围常有较多的淋巴细胞,形成典型的结核结节,结核结节中通常不易找到结核菌。骨结核的肉芽组织内,类上皮细胞呈层状排列。在海绵质骨骨髓的结核病灶区内骨小梁逐渐被吸收、侵蚀并被结核性肉芽组织替代,而无死骨形成。

(3)变质为主的病变(干酪样坏死):在大量结核菌侵入、毒力强、机体变态反应增高或抵抗力弱的情况下,渗出性和增殖性病变均可发生坏死。结核性坏死,呈淡黄色,干燥,质硬呈均质状,形如干酪,故亦名干酪性坏死。在坏死组织中,可仅见残留的原器官的组织支架及无结构的颗粒状物。在质硬无液化的干酪坏死物中,结核杆菌由于缺氧和菌体崩解后释放出脂酸,抑制结核菌的生长,故很难找到。干酪坏死物质在一定条件下亦口可液化,其机理尚不完全清楚,可能与中性白细胞分解产生的蛋白分解酶有关,亦可能与机体变态反应有关。病灶发生的结核性骨髓炎,可引起骨质疏松、钙丢失和骨小梁坏死,出现空洞死骨等。干酪坏死物的液化及软组织炎症渗出物和死骨渣等,在骨旁及周围软组织内形成结核性脓肿,即所谓的冷脓肿或寒性脓肿。脓肿的形成是由于干酪坏死物得以排出,但同时也造成结核杆菌在体内蔓延扩散。

病灶旁形成的结核性脓肿,随着病变的进展,脓液逐渐增多,在重力作用下,沿肌间隙或神经干周围疏松结缔组织内蔓延、下沉流窜,形成一些远离骨病灶部位的脓肿,即流注脓肿。脓肿如穿破皮肤则形成瘘管,或穿破内脏器官和组织则形成内瘘,经久不愈。

2.颈椎结核 以 C6 最为多见,上颈椎发病较少,仅占 0.5%。颈椎结核常可形成寒性脓肿。颈椎椎体病变的结核性肉芽组织、炎性渗出物、坏死组织等形成脓汁,穿破椎体皮质汇集到椎体一侧的骨膜下,形成局限性椎旁脓肿。病变继续发展,脓汁增加,脓汁可突破椎体前方骨膜和前纵韧带,汇集到椎体骨膜的前方和颈长肌的后方。C4 以上病变,脓肿多位于咽腔后方,因而也称咽后脓肿。C5 以下病变,脓肿多位于食管后方。巨大的咽后脓肿,可将咽后壁推向前方,与舌根靠拢,因而患者睡眠时鼾声甚大,甚至引起呼吸和吞咽困难。下颈椎病变的脓汁可沿颈长肌下垂到上纵隔的两侧,使上纵隔的阴影扩大,有如肿瘤的外观。咽后、食管后脓肿都可穿破咽腔或食管,形成内瘘,使脓汁、死骨片由口腔吞下或吐出。椎体侧方病变的脓汁也可在颈部两侧形成脓肿,或沿椎前筋膜及斜角肌向锁骨上窝流注。该处脓肿可向体外穿破形成窦道。窦道形成后常经久不愈,当存在混合感染后十分难处理。病变椎体严重破坏,受压后可塌陷。病变侵犯椎间盘、软骨板造成椎间隙狭窄。椎体的二次骨经中心被破坏,椎体的纵向生长受到阻碍。因此,颈椎的生理曲度可消失,甚至出现后突畸形。但颈椎不像胸椎或胸腰段椎体那样,后凸畸形较少,除非两个以上椎体被侵犯。主要因为颈椎原有生理性前凸,另外头部的重量主要通过关节突传导而非通过椎体。颈椎结核产生的脓汁、肉芽、干酪样物质、死骨和坏死椎间盘等可凸入椎管内,压迫神经根和脊髓。病变椎体的脱位或半脱位亦可使脊髓受压。据统计颈椎结核截瘫发生率约为22%。

3.胸椎结核　由于胸椎前方有坚强的前纵韧带,椎体后方有后纵韧带,脓液难以向前或向后扩展,而多突向两侧,在椎体两侧汇集形成广泛的椎旁脓肿。胸椎上段脓肿可向上达颈根部,向下脓肿可下降至腰大肌。随着病情进展,脓肿可破溃进入胸腔或肺脏。椎旁脓肿因部位不同形态亦各不相同。有的呈球形,多见于儿童或脓液渗出较快的早期病例。这种脓肿的张力较大,称张力性脓肿。有的呈长而宽的圆筒形,多见于病期较长者。有的脓肿介于上述两者之间,呈梭形,其左侧因受胸主动脉波动的冲击,使上下扩展较远。这种脓肿的边缘须与心脏及主动脉阴影做鉴别。椎旁脓肿如果向胸膜腔内或肺内穿破,则可在靠近脓肿的肺叶内出现球形阴影,该球形阴影与椎旁脓肿阴影相连。脓液大量流入胸腔或肺内,如此椎旁阴影缩小,而肺内阴影增大。此时患者可出现体温升高或其他中毒症状。如果脓肿与支气管相通,则患者可咯出大量脓液、干酪样物质或死骨碎片。椎旁的脓液也可沿肋间神经和血管的后支,向背部流注或沿肋骨向远端流注。

4.胸腰椎结核　胸腰椎结核的典型形态是葫芦形或哑铃形,即上方一个较小的胸椎椎旁脓肿与下方的腰大肌脓肿相连。因重力关系腰大肌脓肿多为单侧性,当椎体破坏严重时亦可有双侧腰大肌脓肿的存在。胸腰椎结核脓肿有时还呵沿肋间血管神经束下行,在背部形成脓肿,如可沿最下胸神经或最上腰神经下行,在腰比三角或腰三角(亦称腰下三角),形成腰上三角脓肿或腰三角脓肿。胸腰椎结核脓肿破溃形成瘘管,因其路径曲折,穿越胸腰椎两部分,常给治疗带来困难。胸腰椎结核瘘管以腰上三角多见。

5.腰椎结核　腰椎结核病变由椎体穿破骨皮质和骨膜,向周围软组织侵袭,形成脓肿。腰椎结核一般不形成局限在椎体周围的椎旁脓肿,而是向椎体两侧发展,侵入附着在椎体两侧的腰大肌,在腰大肌及其肌鞘内蓄积,形成临床常见的腰大肌脓肿。浅层的腰大肌脓肿仅局限在腰大肌鞘膜下,未过多侵入肌纤维,临床上多不影响髋关节的伸直活动。深层腰大肌脓肿多在肌纤维深层,腐蚀破坏肌纤维,使其变性,整个腰大肌为脓肿充满。深层腰大肌脓肿临床上常影响髋关节伸直。

通常腰大肌脓肿在椎体破坏多的一侧,当椎体两侧均有严重破坏时,则两侧均可有腰大肌脓肿发生。随着病情的发展脓液逐渐增多,脓肿内压增高,在重力以及肌肉收缩影响下,脓液可沿肌纤维及血管神经间隙下行,形成腰大肌流注脓肿。脓液沿腰大肌下行,在髂窝腰大肌扩张部形成髂窝脓肿;在向下之腹股沟处形成腹股沟部脓肿(即下腹壁脓肿)。

腰大肌在腹股沟韧带下方是个窄颈,当腹股沟部脓肿内脓液继续增加,内压增高,脓肿可向下腹壁突出,一旦破溃即形成腹股沟部瘘管。而当腹股沟脓肿的脓液突破腹股沟下方窄颈,可在股动静脉外侧进入股三角顶部。此后脓液可有数个蔓延途径:①沿着髂腰肌自其附着处小粗隆(小粗隆长期浸泡在脓液中,可继发小粗隆结核)。脓液绕过股骨上端后方,至大腿外侧形成大腿外侧脓肿,脓液继续向下沿阔筋膜流至膝关节附近形成脓肿;②脓液经股鞘沿股深动脉行走,在内收肌下方,向浅层蔓延,在大腿内侧形成大腿内侧脓肿;③脓液沿髂腰肌下行至小转子后,经梨状肌上下孔沿坐骨神经蔓延至臀部,形成臀部脓肿;④脓肿穿破髂腰肌滑囊,若此滑囊与髋关节相通,脓液即可进入髋关节,久之亦可引起继发性髋关节结核。反之髋关节结核脓肿亦可经此途径逆行向上引起腰大肌脓肿。

有时深层腰大肌脓肿的脓液还可沿最上腰神经,穿过腰背筋膜在腰三角处形成腰三角脓肿(或称腰下三角脓肿)。极少数情况下可有腰肌脓肿的脓液,向上越过膈肌角,与胸椎椎旁形成脓肿。

腰大肌流注脓肿随着病情发展,16.6%可穿破皮肤形成瘘管和窦道,导致混合感染,给治疗带来困难。少数情况下脓肿可穿入结肠、乙状结肠、直肠,形成内瘘。文献报道还有腰椎结核脓肿侵蚀穿破腹主动脉引起大出血者,实属罕见。

6.腰骶段脊柱结核 腰骶椎结核因重力作用,脓液大多在骶前汇集形成骶前脓肿,当脓肿及张力较大时,骶前脓肿向上可侵入两侧腰大肌内,形成腰大肌脓肿并向下流注,形成腹股沟部和大腿内侧脓肿。有时骶前脓肿也可向后沿梨状肌出坐骨大孔至臀部和股骨大粗隆处形成脓肿,甚至可出盆腔经直肠后间隙达会阴部,形成会阴部脓肿,脓肿破溃后形成瘘管。但腰骶椎结核病变处于急性期,病灶以渗出性为主,脓肿迅速增大并呈高压状态,与前方的腹腔空腔脏器,如结肠、直肠膀胱等粘连并腐蚀之,脓肿即可穿入这些空腔脏器形成内瘘,这种病例虽不多,但给临床治疗带来困难。

7.骶椎结核 脓液汇集在骶骨前方的凹面,形成骶前脓肿。脓肿内压力增加时,脓液也沿梨状肌经坐骨大孔流注到大粗隆附近,或经骶管流注到骶骨后方。

## 四、临床表现

1.全身症状病起隐渐,发病日期不明确。患者倦怠无力,食欲减退、午后低热、盗汗和消瘦等全身中毒症状。偶见少数病情恶化急性发作。体温39℃左右,多误诊重感冒或其他急性感染。相反,有病例无上述低热等全身症状,仅感患部钝痛或放射痛也易误诊为其他疾病。

2.局部症状

(1)疼痛:患处钝痛与低热等全身症状多同时出现,在活动、坐车震动、咳嗽、打喷嚏时加重,卧床休息后减轻;夜间痛加重,疼痛可沿脊神经放射,上颈椎放射到后枕部,下颈椎放射到肩或臂,胸椎沿肋间神经放射至上、下腹部,常误诊为胆囊炎、胰腺炎、阑尾炎等。下段L11~12可沿臀下神经放射到下腰或臀部,为此X线摄片检查时多仅摄腰椎片,从而下段胸椎病变经常被漏诊。腰椎病变沿腰神经丛多放射到大腿的前方,偶牵涉腿后侧,易误诊为间盘脱出症。

(2)姿势异常:是由于疼痛致使椎旁肌肉痉挛而引起。颈椎结核患者常有斜颈、头前倾、颈短缩和双手托着下颌。挺胸凸腹的姿势常见于胸腰椎或腰骶椎结构。

正常人可弯腰拾物,因病不能弯腰而是屈髋屈膝,一手扶膝另手去拾地上的东西,称之拾物试验阳性。幼儿不能伸腰,可让其俯卧,检查者用手提起其双足,正常者脊柱呈弧形自然后伸,而患儿病椎间固定或脊旁肌痉挛,腰部不能后伸。

(3)脊柱畸形:颈椎和腰椎注意有无生理前突消失,胸椎有无生理后突增加。自上而下扪每个棘突有无异常突出特别是局限性成角后突,此多见于脊柱结核,与青年椎体骺软骨病、强直性脊柱炎、姿势不良等形成的弧形后突与圆背有别。

(4)寒性脓肿:就诊时70%~80%脊椎结核并发有寒性脓肿,位于深处的脊椎椎旁脓肿借X线摄片CT或MRI可显示出。脓肿可沿肌肉筋膜间隙或神经血管束流注至体表。寰枢椎病变可有咽后壁脓肿引起吞咽困难或呼吸障碍;中、下颈椎脓肿出现颈前或颈后三角;胸椎结核椎体侧方呈现张力性梭形或柱状脓肿,可沿肋间神经血管束流注至胸背部,偶可穿入肺脏、胸腔、罕见的穿破食道和胸主动脉;胸腰椎、腰椎的脓肿可沿一侧或两侧髂腰肌筋膜或其实质间向下流注于腹膜后,偶穿入结肠等固定的脏器,向下不求上进至髂窝、腹股沟、臀部或腿部;骶椎脓液常汇集在骶骨前方或沿梨状肌经坐骨大孔到股骨大转子附近,掌握寒性脓肿流注的途径和其出现部位对诊断有所帮助。

(5)窦道:寒性脓肿可扩展至体表,经治疗可自行吸收,或自行破溃形成窦道。窦道继发感染时,病情将加重,治疗困难,预后不佳,应尽量避免。

(6)脊髓压迫症:脊椎结核特别是颈胸椎结核圆锥以上患者应注意有无脊髓压迫症,四肢神经功能障碍,以便早期发现脊髓压迫并发症。

## 五、检查

1.X线摄片在病早期多为阴性,据Lifeso等(1985年)观察,认为起病后6个月左右,当椎体骨质50%受累时,常规X线摄片才能显示出。

X线摄片早期征象表现在大多数病例先有椎旁阴影扩大、随着椎体前下缘受累和有椎间变窄、椎体骨质稀疏,椎旁阴影扩大和死骨等。椎体骨质破坏区直径<15mm者,侧位摄片多不能显示出,而体层摄片破坏区直径在8mm左右就能查出。在椎体松质骨或脓肿中时可见大小死骨。

在中心型椎体结核椎,椎间隙多无明显改变,很难与椎体肿瘤鉴别;而某些生长缓慢的肿瘤如甲状腺转移癌、脊索瘤和恶性淋巴瘤等却可显示不同程度椎间狭窄,与骨骺型椎体结核鉴别十分困难。

通常椎体结核病例,除陈旧或者将治愈的患者外,椎旁阴影扩大多为双侧。但脊椎肿瘤如椎体骨巨细胞瘤、脊索瘤、恶性淋巴瘤和肾癌脊椎转移等,在正位X线摄片上时可见单侧或双侧扩大椎旁阴影,特别限于一侧者,应注意鉴别。

2.CT检查 能早期发现细微的骨骼改变以及脓肿的范围,对寰枢椎、颈胸椎和外形不规则的骶椎等常规X线摄片不易获得满意影像的部位更有价值。有学者将脊椎结核CT的影像分为四型:①碎片型椎体破坏后留下小碎片,其椎旁有低密度的软组织阴影,其中常有散在的小碎片;②溶骨型椎体前缘或中心有溶骨性破坏区;③骨膜下型椎体前缘有参差不齐的骨性破坏,椎旁软组织中常可见环形或半环形钙化影像;④局限性骨破坏型 破坏区周围时有硬化带。

脊椎结核CT检查以碎片型最为常见,而脊椎肿瘤也常有与之相似之处,故应结合临床资料综合分析,如椎旁扩大阴影中,有钙化灶或小骨碎片时,有助于脊椎结核的诊断。尽管如此分型,CT 有时还是无法鉴别脊椎结核如脊椎肿瘤。

3.MRI 检查　具有软组织高分辨率的特点,用于颅脑和脊髓检查优于 CT,在脊椎矢面、轴面和冠面等均可扫描成像。脊椎结核 MRI 表现病变的椎体、间盘和附件与正常的脊椎对应处的正常信号相比,高于者为高信号,低于者为低信号。

(1)椎体病变:T1 加权像显示病变处为低信号,或其中伴有短 T1 信号。椎体病变 T2 加权像显示信号增强。图像显示有病变椎体除信号改变外,可见椎体破坏的轮廓、椎体塌陷后顺列改变和扩大的椎旁影像等。

(2)椎旁脓肿:脊椎结核椎旁脓肿在 T1 加权像显示低信号,而 T2 加权像呈现较高信号。冠面能描绘出椎旁脓肿或双侧腰大肌脓肿的轮廓与范围。

(3)椎间盘改变:脊椎结核 X 线摄片间盘变窄是早期征象之一。MRI 的 T2 加权像呈现低信号变窄的间盘。正常的髓核内在 T。加权像有横行的细缝隙,当有炎症时这细缝隙消失,能早期发现间盘炎症改变。

MRI 在早期脊椎结核的诊断较其他任何影像学检查包括 ECT 在内更为敏感。临床症状出现 3~6 个月,疑内脊椎结核患者,X 线摄片无异常,MRI 可显示受累椎体及椎旁软组织（脓肿）,T1 加权像为低信号,T2 加权像为高信号。早期脊椎结核 MRI 影像可分为三型:①椎体炎症;②椎体炎症合并脓肿;③椎体炎症、脓肿合并椎间盘炎。值得提出受累椎体处于炎症期,而无软组织和椎间盘信号改变者,不能与椎体肿瘤相鉴别,必要时应行活检证实。

## 六、鉴别诊断

1.椎间盘退化症　年龄 40 岁左右特别是体力劳动者,常见于颈椎和腰椎,表现患处慢性疼痛或并有所属神经根放射性疼痛。X 线摄片椎间狭窄,其相邻椎体边缘致密,或有唇样增生改变,椎旁无扩大阴影,患者体温和血沉正常。

2.先天性椎体畸形　多见于 16~18 岁,腰背疼痛,外观或有脊柱侧凸等畸形。X 线摄片可见半椎体、椎体楔形改变或相邻两椎融合或同时可见肋骨等畸形,两侧椎弓根横突、肋骨的数目不等,这类先天畸形应与治愈型椎体结核鉴别。

3.腰椎间盘脱出　多见于 20~40 岁男性,腰痛及坐骨神经痛,咳嗽时痛加重。检查可见腰侧弯,生理前凸减少或消失,患侧直腿抬高试验阳性,但是患者血沉和体温均正常。L4~5 或 L5~S1 结核后侧病变常与混淆。

4.强直性脊柱炎　全身和局部症状没有化脓性脊椎炎那么剧烈,疼痛范围广,从腰骶椎开始,类风湿因子阳性血清黏蛋白和抗"O"增高。

5.脊椎化脓性炎症　发病前,患者多有皮肤疖肿或其他化脓灶病多骤起、体温高,中毒症状明显,受累部疼痛明显,活动受限,局部软组织肿胀和压痛。X 线摄片椎体可见骨质破坏,椎间变窄,常有死骨形成,多无脓肿形成,应行细菌和组织学检查确诊。

6.自发性寰枢椎脱位　常继发于咽部炎症之后。10 岁以下儿童,患儿常用手托住下颌,有斜颈,颈部活动受限,X 线摄片寰椎向前脱位,齿状突向侧位或后方移位,而无骨质破坏,无寒性脓肿阴影。CT检查有助诊断。

7.扁平椎体　多见儿童,表现背痛、后凸畸形、脊柱运动受限,无全身症状,本病常见的有两种病因:椎体嗜伊红肉芽肿和骨软骨病。X线摄片患椎楔形改变,可残留一薄片,而相邻椎间隙正常,椎旁可见稍扩大的阴影,病变治愈后,椎体高度多能不同程度恢复。

8.脊椎肿瘤　可分为原发和转移两大类。

(1)原发:常见30岁以下患者,常见良性的骨巨细胞瘤、骨软骨瘤、血管瘤、恶性的有淋巴瘤、脊索瘤、尤文肉瘤等。

(2)转移癌:多见于50岁左右患者,常见的有肺癌、乳癌、肾癌、肝癌、甲状腺癌、前列腺癌等,转移到椎体或附件,神经母细胞瘤则多见于5岁以下婴幼儿。

(李振)

# 第十九章　化脓性脊柱炎

## 一、概述

化脓性脊柱炎较少见,占所有骨髓炎的4%。多发生于青壮年,男多于女,儿童与老人也可发病但甚少。发病部位以腰椎为最多,其次为胸椎、颈椎。病变主要侵犯椎体,也可侵犯椎间盘并向上下椎体扩散,少数同时侵犯附件或单发于附件。常见于成年人,男性多于女性。

## 二、病因

脊柱化脓性骨髓炎多为非特异性感染。一般由细菌经血循环传播引起,最常见的致病菌为金黄色葡萄球菌,其次为链球菌、白色葡萄球菌、铜绿假单胞菌等也可致病。其原发感染病灶可为疖痈、脓肿和泌尿生殖系下段的感染,少数为创伤、椎间盘手术或腰椎穿刺等手术后感染所致,亦可由脊椎附近的软组织感染如肾周围脓肿蔓延而来。

## 三、生理病理

脊柱化脓性骨髓炎一般始于椎体软骨下骨,也可起自椎体中心、骨膜下及附件。椎骨虽有骨破坏,但骨质增生硬化更明显,周围韧带钙化明显,一般不产生死骨。椎间盘随后也被累及,被破坏,椎间隙变窄,严重者相邻椎体发生融合。

## 四、临床表现

起病急骤,尤其是儿童,出现持续寒战高热等脓毒败血症症状。往往在身体某些部位有感染病灶或手术后患者突感病变局部疼痛剧烈,脊柱活动困难,惧怕移动身体,不愿坐立和行走,被迫卧床。局部腰背肌痉挛、强直、肿胀、压痛明显,少数患者可在病变处出现畸形。可伴有贫血、食欲缺乏及体重减轻。

如病变累及神经根或交感神经,则可出现反射痛,出现直腿抬高试验阳性。病变严重者可压迫脊髓或马尾神经而引起瘫痪,尤其是颈椎化脓性骨髓炎患者,早期就可出现严重的脊髓损伤症状。瘫痪可在急性症状缓解后出现,甚至在患者已可起床活动后出现。

部分病例可形成脓肿,但较结核少见,其部位及蔓延途径随病变部位而不同。颈腰部的脓肿显示于外表或自行破溃形成窦道,而位于胸椎者则不明显。病变在腰部的患者可有大腿前侧疼痛或有股后肌紧张。

对于部分患者,特别是老年患者,症状常不典型,发病可呈亚急性或慢性,全身或局部症状都较轻微,体温微升或可无发热,直腿抬高试验也常呈阴性。但白细胞总数明显增高,细菌血培养常为阳性。

分三种类型:

1.急性期　多见于儿童,起病急,有全身中毒症状和局部症状。主要表现为寒战高热、谵妄、昏迷、恶心、呕吐、颈项强直,有酸中毒、失水、电解质平衡失调等情况出现。有全身炎症表现灶,血培养阳性,白细胞数增高,继之贫血,血沉快。有腰痛、肾区叩击痛、骶棘肌痉挛,神经根受压时有放射性疼痛至两侧腹股沟和下肢等现象。X线片在急性期1个月内无明显变化,同位素扫描可见局部浓聚现象,有助于早期诊断。

2.亚急性期　多见于成人,细菌有一定活力,毒性不高。患者有抵抗力,全身毒性症状轻微,有低热。全身和局部体征不明显,但有腰痛、骶棘肌痉挛和脊椎僵硬,活动不便,不能起床。白细胞和中性粒细胞轻度增高,血沉快,X线片示椎体骨质增生,但轮廓无改变。

3.慢性期　病程长,可能由急性转化而来,也可由于全身抵抗力强,细菌毒力低所致,全身和局部症状轻微,有时因软组织脓肿穿破至皮肤外形成瘘管、慢性窦道,久治不愈。可能有小死骨,为脊椎慢性骨髓炎。早期脓肿在胸椎可引起瘫痪,在腰椎有神经压迫症状。

## 五、诊断与检查

1.实验室检查

(1)血沉(ESR)是辨别或评价和临床监测椎间隙感染的最好的实验室检查。遗憾的是ESR不能确定诊断,只能提示炎性进程,如同大多数X线发现一样。在儿童脊椎骨髓炎患者中有71%~97%血沉升高,37%的成人骨髓炎患者,血沉超过100mm/h,67%超过50mm/h。然而,手术后ESR通常是升高的(约为25mm/h),一般术后4周常常降至近乎正常。因此,如术后ESR持续升高4周不降,并伴有临床表现,则表明有持续性感染。

(2)C反应蛋白升高是感染的重要早期指征,C反应蛋白的敏感性较强,可明显升高。如果感染消除,检测值迅速恢复正常,这是这一检查的真正价值。

(3)白细胞升高,主要为中性粒细胞升高。在婴儿和体弱患者白细胞计数可能下降。脓液、病灶深处肉芽组织、窦道分泌物的细菌培养以及急性期的血培养结果可呈阳性。血培养阳性是有意义的,阳性结果常见于伴有发热的败血症活动期,得到阳性结果后常足以对骨髓炎做出诊断并进行治疗,但是这种情况较少。

2. 放射学诊断　放射学诊断对脊椎感染常用的方法是X线检查。根据Waldvogel和Vasey报道,在感染后的2周至3个月放射检查可以有所发现,X线显示受累的椎间隙变窄,椎体终板发生不规则的破坏或丧失正常的轮廓,终板软骨下骨的部分有缺损或椎体外形改变,椎体骨质硬化性增生肥大。有的在脊柱受累的部位可见椎旁软组织块。晚后期可发现椎体塌陷,节段性后突畸形以及最终僵直。上述系列改变早期可在感染后2~8周出现,晚期则在2年以后出现。

起病于椎体边缘者,早期椎体上下缘出现骨质密度减低区,渐发展为边界模糊的骨质破坏区,椎体同时受累,骨质硬化变白,常有明显骨桥形成,骨桥较宽而致密,呈拱形跨越两椎体之间,颇具特征。如椎间盘破坏严重,椎间隙完全消失,邻近的受累椎体在愈合过程中可融合为一体,但椎体高度仍可保持正常。在儿童,经过治疗,椎间隙可部分恢复,相邻椎体因在生长期有炎症,血运旺盛,可较正常增大。起病于椎体中央者,一般只累及一个椎体,最初只有骨质疏松,但逐渐向周围发展,当发展到一定程度时,可出现病理性压缩骨折,椎体被压缩成扁平或楔形。未侵及椎间盘时,椎间隙不狭窄。有时骨质逐渐变白,可见椎体关节缘有骨刺形成。但发于椎弓及其附件者少见,早期 X 线表现为椎弓附件骨质疏松和破坏,晚期表现为边缘锐利的骨质增生和不规则的囊性透亮区,关节突关节亦可发生骨性融合。由于椎间盘手术引起的椎间隙感染,在 X 线上主要表现为早期相邻椎体关节面疏松、模糊、间隙略窄,继而骨质破坏、边缘粗糙、硬化、增生骨形成,最后间隙消失,发生骨融合。脊柱化脓性骨髓炎形成脓肿后,脓肿穿破骨膜,通过韧带间隙进入临近软组织,形成椎旁软组织脓肿。在颈椎可见咽后壁软组织向前呈弧形突出;在胸椎表现为一侧或两侧腰大肌阴影模糊或膨隆。这种脓肿不如脊椎结核的脓肿明显,通常不发生钙化。

3.计算机断层扫描(CT) 计算机断层扫描(CT)增加了 X 线平片观察范围。CT 可以比较容易观察到软组织肿胀、椎旁脓肿和椎管大小的变化。CT 所见与 X 线片观察所见相似可以发现椎体软骨下骨溶解性缺损,终板横断破坏导致横断面出现不规则变化或多个孔洞,不规则的融骨区附近出现硬化,椎间盘密度降低、呈扁平状,椎间盘周缘骨质破坏和硬膜及椎旁软区组织的密度情况。椎管造影后 CT 能够更加清楚的显示脓肿和骨质碎片对神经组织的压迫情况,并有助于确认感染是否累及神经结构本身。

4.磁共振成像(MRI) 高分辨率的 MRl 是诊断脊柱感染准确、快速的方法。MRI 可辨认正常的与感染的组织,对确认感染的全貌可能是最好的。但是,MRI 不能鉴别化脓性和非化脓性感染,也不能免去诊断性活检的需要。Modic,Masarvk 和 Plaushtek 等人报道了37 例椎间隙感染的患者中,MRI 的敏感性为 96%,特异性为 92%,准确性为 94%。为检出感染必须做 T1 与 T2 两个矢状面加权扫描。这些研究者描述了脊椎骨髓炎的 MRI 所见,并注意到 T1 加权像椎体和椎间隙的信号强度降低。但椎间盘与邻近受累椎体的边界不能辨别。在 T2 加权像中椎间盘呈高信号,但椎体信号明显减低。硬膜囊周围及椎旁的软组织脓肿呈吸收增强区,因而能够清楚辨认。常常可辨椎旁组织感染延及硬膜组织的影像,所以不需要再做脊髓造影。

5. 放射性核素扫描 放射性核素检查鉴认脊柱感染也比较有效。这些技术包括:锝(99mTc)骨扫描、镓(67Ga)扫描、和铟(111In)标记的白细胞扫描。锝骨扫描有三个基本相,即血管像、血池像和延迟静止成像。感染时,血池像可见扩散活性。延迟像可见扩散活性变成局灶性。这种显著反应可能持续数月。感染患者的骨同位素扫描总是阳性的,故对感染无特异性诊断价值。镓扫描是骨扫描检出骨髓炎的一种良好辅助手段。Modic 等人报道,对于感染者以锝和镓扫描并用时,其敏感性为 90%,特异性为 100%,准确性为 94%。单独用镓扫描不如并用骨扫描和镓扫描确认感染更为准确。放射核素也不能确认感染菌种的类型。因为镓同位素在急性感染中衰减很快,用于记录临床进展是有用的。

铟白细胞扫描在诊断脓肿方面是很有用的,但是不能鉴别急性与慢性感染。曾报道在慢性感染中铟扫描呈假阴性。因为放射性核素可积聚于任何炎性或非感染性损害。放射性核素扫描时肿瘤、非感染性炎症常常发生假阳性结果。铟白细胞扫描的最大的优点是能与各种非感染病变鉴别。例如对在 MRI 和 CT 扫描图像上看似包块或脓肿腔的血肿和血清囊肿进行鉴别诊断。这种鉴别对术后判断有无潜在感染具有重要意义。

6.诊断性活检　对于诊断不清的病变,进行穿刺活检是确认感染和鉴别病原的最佳方法。通过活检可以确定感染和致病因子,以便给予恰当的抗生素治疗。然而,穿刺活检技术不是百分之百的可靠。如果在活检之前即已进行了抗生素治疗或疾病发作已消退了一个较长时期后才做活检,可得阴性结果。即便行切开手术进行活检也可能得不到阳性结果。尽管不能分离出致病菌,但是病理检查可以证实炎症过程。发病时间长短,宿主的抵抗力,细菌的毒力,以前曾用抗生素治疗,行培养取材的解剖部位等等,都是能否成功分离出致病菌的影响因素。

穿刺活检是诊断脊柱骨髓炎的最常用方法,它常在行局麻后,在 X 线或 CT 的引导下进行操作。在儿童中穿刺活检时采用全身麻醉。据报道经皮穿刺活检的成功率在 71%~96%;不正确的活检结果占 0%~20%;假阴性结果为 4%~20%。如果活检前患者应用抗生素治疗,有高达 25% 的感染为阴性结果。

## 六、鉴别诊断

脊柱骨髓炎应与下列疾病进行鉴别:原发性或转移性恶性肿瘤、骨代谢性疾病伴有病理性骨折以及邻近和有关的组织如腰大肌、髋关节、腹腔和泌尿生殖系统等的感染。Kalen 等人曾报道夏科脊柱关节病与脊柱骨髓炎相似。类风湿性关节炎、强直性脊柱炎也可有类似脊椎骨髓炎的表现。获得性免疫缺陷(AIDS 病)可能是导致这些感染另一个潜在的因素。

本病需与脊柱结核鉴别,结核一般起病缓慢,为慢性进行性,有严重的骨质破坏,常出现驼峰畸形。X 线表现为骨质破坏、椎体变形、边缘模糊、不规则、相邻椎间隙变窄。常见椎旁脓肿,周围可见钙化斑,破坏的椎骨中可有死骨,骨硬化少见。不形成化脓性脊柱炎式骨桥。

1.脊椎结核　为慢性进行性破坏性病变,病程长,一般有肺结核史。椎体呈破坏性改变,椎间隙狭窄,椎体可塌陷,并有软组织阴影,也可见死骨,骨质增生不多。

2.伤寒性脊椎炎　一般有伤寒史,血清肥达反应阳性,病程有急性到慢性,可能有胃肠道并发症。

3.强直性脊椎炎　全身和局部症状没有化脓性脊椎炎那么剧烈,疼痛范围广,从腰骶椎开始,类风湿因子阳性,血清黏蛋白和抗"O"增高。

(李振)

# 第二十章　脊柱肿瘤

## 一、概述

柱肿瘤并非罕见,是指发生于组成脊柱的骨骼或附属组织包括血管、神经、骨髓等的原发性与继发性肿瘤及一些瘤样病变,如骨囊肿、骨纤维异常增殖症、组织细胞增生症等,它们不属于真性肿瘤,但其病变性质、临床表现及治疗方法和骨肿瘤相似,故一并再次叙述。

几乎各种类型的骨肿瘤,皆可发生于脊柱。按肿瘤的生物特性,可分为良、恶性两类。后者可分为原发性和继发性,所谓继发是指由体内其他组织或器官的恶性肿瘤经血液循环、淋巴系统转移至脊柱或直接侵及脊柱的肿瘤,临床上将此称为脊柱骨转移瘤(癌),较为多见。

## 二、流行病学

据统计,脊柱肿瘤占全身骨肿瘤的 6.6%,其中一半为恶性,恶性脊柱肿瘤有 50% 为转移瘤。瘤样病变较少,约占脊柱肿瘤的 4.8%。骨肿瘤可发生于脊柱的任何部位,以颈椎居多,依次为胸、腰、骶椎递减。而脊索瘤好发于脊柱的两端。

## 三、病因

脊柱肿瘤与骨肿瘤一样其发病原因迄今不明,致病因素较复杂,目前有以下几种学说。

1.病毒学说　曾有人用病毒在家鼠上诱发骨肉瘤,将肿瘤移植、滤液接种、电子显微镜检查及组织培养等研究,已确定某些肿瘤是由病毒致成。

2.慢性刺激学　说物理因素中,凡发生电离辐射,如 X 线、镭、放射性同位素等,经体内或体外放射,均可导致肿瘤;长期接触 X 线(如在 X 线透视下进行骨折复位)可发生于指皮肤的恶性变偶可诱发骨肉瘤；化学物质慢性刺激可发生癌变早已引起人们的注意,动物实验证明某些化学物质(如甲基胆蒽)可诱发骨肉瘤。

3.胚胎组织异位　极残存学说强调因胚胎绀织异位或残存,经某种刺激后向肿瘤转化;胚胎脊索组织残存可发生脊索瘤,胚胎软骨组织残存,可产生软骨肿瘤。

4.基因(遗传)学说　正常细胞基因发生改变产生肿瘤,瘤细胞继续增殖,且将其生物特性遗传。临床所见遗传性多发性外生骨疣就具有遗传性等。

5.恶变学说　良性骨肿瘤及瘤样病损,如良性成骨细胞瘤、软骨瘤、骨软骨瘤等肿瘤可恶变为肉瘤,纤维异常增殖症及瘤样病损等亦可恶变为肉瘤。

## 四、检查

(一)实验室检查

1.一般实验室检查 包括:血红细胞沉降率、肝肾功能、血清钙、血磷、尿钙及尿磷等。溶骨性骨转移先在尿内有尿钙显著增多,若病情进展血钙将进一步增高。

2.生化标志物 酸性磷酸酶(ACP)、碱性磷酸酶(AKP)、血尿:Bence-Jones蛋白等。当骨骼系统有正常或异常成骨时,如骨折愈合、骨肉瘤、成骨性转移性肿瘤、畸形性骨炎等AKP将会增高。血清中ACP增高,多见于前列腺癌转移。血尿Bence-Jones蛋白增高常见于骨髓瘤。

3.肿瘤标志物 多发性骨髓瘤患者可出现尿和血清中M-蛋白。转移性肿瘤根据原发肿瘤的不同可有一些不同的肿瘤相关标志物, 如结直肠癌血清癌胚抗原(carcilloembryonic antigen,CEA)、CA19-9、CA120多为阳性,前列腺癌血清前列腺特异性抗原(prostate-specific antigen,PSA)多为阳性。

(二)影像学检查

1.X线检查 X线平片检查简便、经济,是目前脊柱肿瘤诊断常规的检查手段,其结果可有成骨性、溶骨性和混合性等表现。椎弓根破坏常提示恶性肿瘤侵犯,但脊柱肿瘤来源复杂、种类繁多,大多数肿瘤的X线表现并无特征性,许多肿瘤及非肿瘤疾患可出现相似的X线影像,如骨的溶骨破坏、囊状改变、致密硬化、骨膜反应等征象;同一骨肿瘤在不同的发展阶段X线征象也可不同。

2.CT扫描 CT扫描图像具有较高的密度分辨率, 可直接显示X线平片无法显示的器官和病变,是诊断骨肿瘤的重要手段。CT在脊柱肿瘤中的应用主要为:

(1)能较平片更清楚、更早期的显示肿瘤对皮质骨、松质骨等部位的侵蚀破坏以及肿瘤突破皮质形成瘤性软组织肿块等表现。

(2)能通过CT值的测量和分析,初步判断肿瘤的性质。

(3)能显示横断面结构,较平片充分的显示病变的解剖位置、范围及与临近结构,如与肌肉、脏器、血管、神经之间的关系。

(4)有助于手术入路的选择。

(5)CTM(CT脊髓造影)可进一步了解脊髓受压和程度。

3.MRI检查 MRI检查对于脊柱肿瘤是一种极为重要的检查手段, 现已将其作为常规检查项目。其主要的优点为:

(1)是一种无创性的检查方法。

(2)分辨率高:T1加权像提供了清晰的解剖图像,T2加权像可达到脊髓造影的效果,能清晰地显示髓内病变如水肿、出血、胶质增生、肿瘤、炎症等,同时也能清晰地显示肿物与其周围组织的关系,从而很容易地了解肿瘤的界面、侵犯范围,对手术治疗方式选择、手术范围的确定及放、化疗后的疗效观察有帮助。

(3)有助于早期发现骨髓病变:肿瘤侵犯替代骨髓后可使正常骨髓信号消失而产生不正常的信号,故MRI很容易发现占据正常骨髓的病变。

(4)是诊断脊柱转移性肿瘤的重要手段。

(5)可显示肿块与重要血管的关系,增强后病灶内信号强度的动态变化有助于肿瘤的良、恶性鉴别。

(6)对于界定肿瘤的反应区具有重要的意义,为手术中行整体或广泛切除的范围提供依据。

4.放射性核素检查 放射性核素骨显像(Bone Scintigraphy)可为骨与软组织肿瘤的诊断提供高灵敏度和准确的资料,同时具有安全、简便、灵敏等优点,便于临床应用,目前在临床已成为诊断脊柱肿瘤(尤其是骨转移瘤)和随访治疗效果的一种有力手段。常用为SPECT(单光子发射型计算机断层成像,Single photon emission computed tomography)。

5.PET(正电子发射计算机断层成像,positron emission tomography) 是近年来新出现的一种核素骨显像技术。与CT、MR不同,PET显像是在分子水平上反映人体生理或病理变化,是一种代谢功能显像,能在形态学变化之前发现代谢或功能异常。有助于发现一般手段难以发现的微小原发灶和软组织转移灶。

6.数字减影血管造影(digital substraction angiography,DSA)可清晰地显示肿瘤的主要供血动脉来源及其分支、侧支循环状况、血管分布。同时通过DSA血管介入治疗可栓塞肿瘤供血血管及注入化疗药物。

(三)病理检查

脊柱肿瘤的病理学检查在其诊断和治疗中有重要的意义,脊柱肿瘤的诊断常常是根据病理检查结果来确定。和四肢骨肿瘤相似,脊柱肿瘤的最终诊断应遵循临床、影像和病理三者相结合的原则。术前行病理活检,既有助于明确病变的类型、原发肿瘤或转移肿瘤,同时也能为制定化疗、放疗、手术方案及评估预后提供依据。

## 五、临床表现

由于脊柱肿瘤早期缺乏特征性的临床表现,早期难以发现,易出现误诊、漏诊。大部分患者得到确诊时往往已处于中晚期,给治疗带来一定的困难并影响治疗效果。脊柱肿瘤患者早期得到及时的诊断及治疗,对其疗效及预后具有非常重要的影响。

无论是原发性还是转移性脊柱肿瘤,其典型的临床表现为局部疼痛、神经功能障碍、局部包块或脊柱畸形等。无症状的脊柱肿瘤通常在体检中才会被发现,这种情况并不少见(表19-1)。

### 表 19-1 原发性脊柱肿瘤的症状和体征

| 症状/体征发生率(%) |
| --- |
| 疼痛 80~95 |
| 无力 40~75 |
| 反射变化 35~45 |
| 自主功能障碍 5~20 |
| 感觉缺失 30~50 |
| 包块 15~60 |
| 侧弯/后凸畸形 10~40 |

1.疼痛 疼痛是脊丰丰肿瘤患者最常见、最主要的症状。80%~95%的原发性脊柱肿瘤在确诊时疼痛是首发症状,有时是唯一症状。脊柱肿瘤所致疼痛的可能机理包括:骨的浸润和破坏(尤其是骨膜的膨胀)、骨病变组织的压迫、病理性骨折、脊柱椎节不稳、脊髓、神经根或神经丛的压迫和侵蚀等。

根据肿瘤的性质和发生部位的不同,疼痛发生的时间、性质等亦有所区别。从疼痛发生的时间上看,疼痛呵出现在脊柱肿瘤得到确诊前的数月或数年,其中脊柱良性肿瘤疼痛病程一般较长,可为数月甚至数年,而恶性脊柱肿瘤,如成骨肉瘤、尤文氏肉瘤或骨转移瘤等,其疼痛病史的时间相对较短,但如良性肿瘤在早期就对脊髓或神经根形成压迫,则疼痛发生的时间相对较短。weinstein等的临床研究显示,原发性脊柱良性肿瘤患者从症状初发到确诊的疼痛持续平均时间是19.3个月,恶性肿瘤患者的平均时间为10.4个月,脊柱转移瘤患者的平均时间为1~2个月,但最长可达2年。

夜间疼痛几乎是所有骨肿瘤的特征性表现,同样也是脊柱肿瘤患者的常见表现。其原因主要在于:

(1)夜间患者通常采取卧位,静脉压力相对较高,而对肿瘤周围的末梢神经形成刺激。

(2)夜晚患者的精神注意力相对较为集中,对疼痛变得较为敏感。

(3)肿瘤释放的一些炎性介质对神经形成刺激等。患者出现咳嗽、打喷嚏、用力或其他增加腹内压的动作可诱发疼痛加重。

2.肿块 因脊柱骨肿瘤多发生在椎体,而椎体的位置较深,难以在体表发现,故以肿块为首发表现的患者并不常见,主要见于颈椎或脊柱后部附件结构的肿瘤。脊柱恶性肿瘤的包块增长较快,对周围组织常形成压迫等,故常有局部疼痛、不适等表现。转移性脊柱肿瘤由于有原发病灶的存在,以及转移肿瘤一般恶性程度较高,生长比较迅速,易于诱发脊柱疼痛和神经症状等,常在形成较大包块前即已被发现。

3.畸形 脊柱肿瘤导致的脊柱畸形并不少见,其主要机理包括:肿瘤对椎体和(或)附件的破坏;脊柱周围组织的痉挛性反应,以及肿瘤体积较大对周围结构形成挤压等。如骨样骨瘤常可出现凹向病灶侧的侧凸畸形,其侧弯顶点多为病灶所在部位。

4.神经功能障碍 脊髓神经受压可由肿瘤本身直接侵袭引起,也可由肿瘤破坏骨性结构导致的畸形继发引起。由于脊柱肿瘤主要位于椎体,往往从前方压迫锥体束或前角细胞,故常首先表现为运动功能损害,其临床症状则视脊髓神经受压程度和部位的不同而有所差异,如脊髓前角综合征、脊髓后角综合征及脊髓半切综合征等。

5.全身症状 早期脊柱肿瘤患者的全身症状并不明显,出现全身症状通常是原发性恶性肿瘤和转移性肿瘤患者的晚期表现,贫血、消瘦、低热、乏力等为典型的恶病质临床表现。

## 六、诊断步骤

1.病史 脊柱肿瘤症状的特点如前所述是以脊髓神经受累及疼痛为主诉者居多。

2.体格检查 神经系统及肌力检查对脊柱肿瘤较为重要,不仅有助于病损定位、了解受累程度,而且可作为治疗后对比依据来判断疗效。

3.放射学检查　一般摄以病变部位为中心的正侧位 X 线片及左、右斜位 X 线片、CT、MRI 检查辅助诊断。X 线检查发现椎体萎缩、骨破坏影像提示恶性肿瘤;膨胀性椎体肥大,骨小梁增粗、呈栅栏状者为骨血管瘤;蜂窝状之囊性变者疑为骨巨细胞瘤。

脊髓出现压迫症状时,需行脊髓造影或 MRI 检查,以确定脊髓受压的平面及程度。同位素扫描对恶性肿瘤,尤其对转移瘤的早期诊断帮助较大。

4.实验室检查　血沉在良性脊柱肿瘤是正常的,在恶性肿瘤几乎都是增快的,在脊髓瘤亦可高达 100mm/h 以上。碱性磷酸酶在脊柱成骨性肿瘤是升高的。酸性磷酸酶在前列腺癌脊柱转移时升高。尿中若有 Bence-Jones 蛋白体,则确定为骨髓瘤。

5.活体组织检查　CT 引导下穿刺活检,病理检查结果准确率最高。

## 七、鉴别诊断

良、恶性肿瘤的鉴别主要从以下几个方面进行。

1.临床鉴别　需先从痛史和体检进行鉴别肿瘤与非肿瘤(炎症性疾患);然后再鉴别肿瘤是良、恶性。

2.放射学鉴别

(1)是单、多发病灶:前者多见于原发性脊柱肿瘤,后者多见于骨髓瘤(恶性)及转移癌。

(2)病灶形态:溶骨改变较局限、边缘清楚、无软组织阴影者多为良性肿瘤;溶骨改变较广泛、溶骨不规则,常有软组织阴影者多为恶性肿瘤。亦有认为椎体为弥漫性、溶骨性改变为主,合并成骨改变,无椎间隙变窄,是恶性肿瘤的特征。椎管和椎间孔扩大、椎弓根间距增宽、椎体后缘凹陷压迹改变者为神经纤维瘤的特征。

(3)部位:根据肿瘤好发部位推断肿瘤类别。如脊索瘤以骶椎多见,骨血管瘤以胸椎多见,腰、颈椎次之等。

3.病理鉴别从大体标本肉眼观察进行初步鉴别,最后将索取材料制成切片,常规用 HE 染色,如 PAS,Alician 蓝,Sudan Ⅲ 网状纤维染色等。有条件时,可用电镜观察。

4.脊柱转移性肿瘤的鉴别　脊柱转移性肿瘤的诊断应遵循临床、影像和病理三结合的原则。

脊柱转移性肿瘤常常需要和以下疾病相鉴别:

(1)骨质疏松:椎体骨质疏松以 50 岁以上老年女性为多见,可以在此基础上发生压缩性骨折。骨质疏松所引起的椎体骨折 X 线片上可表现为双凹或楔形改变,后缘相对较直。椎间隙一般不狭窄,但合并椎间盘突出,可引起间隙的狭窄。MRI 上椎体转移灶可依据以下特点与骨质疏松性骨折相鉴别:①椎体转移灶椎体后缘骨皮质后凸;②转移灶可伴有硬膜外肿块;③转移灶 T1 加权像椎体或椎弓根弥漫性低信号改变;④转移灶 T2 加权像或增强后高信号或不均匀信号改变。如既往有原发肿瘤病史,则更便于转移性病灶的诊断。

(2)椎体结核:椎体结核全身症状常不明显,可有发热、全身不适、倦怠、乏力等症状。

局部可有明显的疼痛,炎症涉及神经根时可出现放射痛。颈椎结核可出现咽后壁脓肿,腰椎结核可出现腰大肌、髂窝、腹股沟及大腿两侧冷脓肿,血沉可明显升高,抗结核治疗有效。脊柱结核出现病理性骨折时影像学上可示椎体后突,成角畸形明显、椎间隙狭窄甚至消失,椎旁脓肿阴影等表现,与转移性肿瘤明显不同。同时,椎体结核一般不累及附件,出现椎弓根信号的异常,常提示为恶性病变。椎体结核在活动期,椎体呈长 T1、长 T2 不均匀信号,陈旧性结核多为等信号。

(3)良性疾病鉴别:在诊断中还应注意与椎间盘突出、良性肿瘤、原发恶性肿瘤、血管及脊髓疾病相鉴别。

(李振)

# 第二十一章　脊柱骨质改变

## 第一节　骨质疏松症

### 一、概述

目前国际上普遍接受的骨质疏松症的定义是在 1990 年和 1993 年国际骨质疏松大会上提出的,其定义为:骨质疏松症是以低骨量及骨组织微细结构退变为特征的一种全身性骨骼疾病,伴有骨脆性增加、易于发生骨折。此定义强调了骨量、骨丢失和骨结构的重要性,不仅包括了已经发生骨折者,同时也包括了具有潜在骨折危险的临床前期骨质疏松症。

骨质疏松可以分为三大类,一类为原发性骨质疏松症,主要由于增龄所致的体内性激素突然减少及生理性退变所致;第二类为继发性骨质疏松症,是由于疾病或药物所诱发的;第三类为特发性骨质疏松症,多见于青少年,一般伴有遗传病史,女性多见。妇女哺乳和妊娠期所致的骨质疏松症往往也列入此类。

### 二、流行病学

骨质疏松症是一种进行性、全身性的代谢性骨骼疾病,以骨量减少、骨组织显微结构退化、骨脆性增加和骨强度降低为特征。随着人口的老龄化,骨质疏松的发病率明显增加,目前全世界约有 2 亿骨质疏松患者,我国估计有 5000 万左右,50 岁以上的女性发病率达到 50%~70%,老年男性发病率达到 30%。骨质疏松的严重并发症是骨折,常见于松质骨丰富的区域,如椎体压缩性骨折、髋部和桡骨远端骨折等,其中以脊柱骨折最常见,据统计,70 岁以上患骨质疏松的老人,20%有不同程度的椎体压缩骨折,绝经后妇女椎体骨质疏松骨折的发病率为 16%。但髋部骨折更具有破坏性,在骨折后的 4~6 个月中死亡率达 12%~20%。

### 三、病因

人的骨量从峰值走向丢失,其原因多种多样。很难精确计算何种原因导致骨量丢失多少,但是我们可以认为有多种原因起重要作用。

1.激素水平

(1)性激素水平低下:到目前为止,绝经是导致骨质疏松症的最普遍的因素。大量的研究证明:卵巢功能低下,合成和分泌雌激素的能力明显下降,导致雌激素不足,从而使对破骨细胞的抑制作用减弱,骨吸收作用增强,骨量丢失,导致骨质疏松。大量研究发现在骨细胞中存在此激素受体。男性尽管也存在性激素随年龄增加而下降的过程,但不像女性那样有一个明显的中断现象。其雄性激素在骨量丢失时所起的作用尚未完全明确。但有一点可以肯定,雄性激素水平低下可以引起骨质疏松症,并导致骨折发生率增加。

(2)甲状旁腺激素:甲状旁腺激素可以是血钙升高的机理:①甲状旁腺激素可使骨中钙释放;②甲状旁腺激素可尽量使尿钙不排出或少排出;③甲状旁腺激素在肾内使活性维生素 D 尽快合成,从而加快肠钙吸收。因此,患原发甲状旁腺功能亢进者其病情愈重,血钙浓度愈高。而甲状旁腺功能低下者,则相反,病情愈重,血钙浓度愈低。

(3)降钙素:降钙素与甲状旁腺激素作用相反,使血钙向骨中移动和沉淀而降低 m 钙。在体内和体外,降钙素均叮抑制骨中矿物质进入血液。

活性维生素 D1,25(OH) 2D3 对骨代谢的影响是多方面的,它既可以促进骨吸收,又能促进骨形成。1,25-(OH) 2D3 促进骨形成的作用:①增加肠钙吸收,维持钙的平衡;②激活骨代谢,有利于骨转换;③促进肾小管的钙磷重吸收,有利于骨的形成;④抑制甲状旁腺激素的分泌,防止骨钙融出;⑤刺激骨细胞分化、增殖,有利于骨的形成;⑥调节免疫应答反应。

(4)甲状腺素:骨吸收及骨形成均需要甲状腺素参与。甲状腺素可以促进骨转化,并直接刺激骨吸收,甲状腺素缺少时,骨吸收减少;甲状腺素过多时,骨吸收和骨形成均增加,而对骨吸收作用更大。

2.营养状态 营养状态包括人体每日摄入的钙磷、蛋白质及微量元素,如果不足则会成为骨质疏松症的重要诱因。

(1)钙:钙是人体中最重要的元素,细胞的分裂、增殖,小儿的生长,脑的发育,神经细胞信息传递等都离不开钙,而钙的代谢又与许多疾病相关。骨钙约占人体总钙量的 99%,钙不仅是骨矿物质的重要组成成分,而且对机体的细胞有重大作用和影响。

(2)磷:磷是人体主要元素的一种,总量占体重的 1%。其中 80% 以羟基磷灰石的形式存在于牙齿和骨骼中,20% 以有机磷的形式存在于软组织和体液之中。血磷稳定是骨生长和骨矿化的必要条件之一。低磷可刺激破骨细胞,促进骨吸收,使成骨细胞合成胶原速度下降,限制骨矿化的速度,易引起维生素 D 缺乏病、软骨症等;高磷可以使细胞外液浓度升高,使细胞内钙浓度降低;Ca/P 比率下降,导致甲状旁腺激素分泌亢进,骨吸收增加。因此,高磷和低磷均不利于骨基质合成和矿化。

(3)蛋白质与氨基酸:蛋白质与氨基酸是骨有机质合成的重要原料,蛋白质与氨基酸的过量摄取,将影响钙的代谢。造成负钙平衡。研究发现,该摄取量与蛋白质摄取量成反比,即高蛋白饮食可减少钙的摄入。碱性氨基酸促进钙的吸收,酸性氨基酸抑制钙的吸收。

(4)镁:人体镁含量约 60% 在骨中,约 35% 在骨骼肌中,细胞外液中的镁不足 1%。钙离子与镁离子互相竞争,镁离子浓度升高,可以减弱钙的主动转运,而钙离子浓度升高,镁的吸收下降。镁的吸收在小肠,肾小管中 90% 的镁被重新吸收。

(5)氟:成人体中氟含量约 2.6g,主要分布在骨、牙齿、指甲、毛发之中。骨骼中氟含量占氟总量的 96%。氟能将羟基磷灰石中的羟基置换出来,形成氟磷灰石,而不被破骨细胞所溶解、吸收;氟离子比羟基离子重,故在氟磷灰石与羟磷灰石之间有压电现象产生,从而产生电流,促进了骨形成。另外更为重要的是氟可以增加特异性的酪氨酸激酶的活性,从而刺激成骨细胞分泌类骨质。

适量的氟可以促进钙磷在骨基质上沉积,有利于骨钙化,增加骨强度。过量的氟则使大量的钙沉积于骨骼中,造成血钙下降,甲状旁腺激素升高,导致骨吸收,骨脱钙,骨质变得松脆。

在牙齿上的氟磷灰石具有抗酸、耐腐蚀的作用,故缺氟可使龋齿发病率增高。此外,锌、铜、锰、硅、铝等微量元素也与骨代谢有关。

(6)不良嗜好:①咖啡与茶:一些研究发现过量摄取咖啡可导致骨质疏松,过量饮用咖啡可促进钙的排泄。茶同样含有咖啡因,因此其作用与咖啡一样。有些研究发现过量摄入咖啡其髋部骨折的发病率增加;②饮酒:研究发现过量饮酒在男性可明显引起骨质疏松症,可能是乙醇抑制了骨形成,同时过量乙醇抑制了肠道对蛋白的摄入,使雄性激素的分泌减少;③吸烟:吸烟除可以引起肺癌及慢性气管、支气管病外,也可引起骨质疏松症。吸烟者相对比非吸烟者要瘦,尤其在绝经后妇女,因为其雌激素主要在脂肪中转化,脂肪减少将进一步减少雌激素的水平。

3.物理因素  物理因素包括运动、日光照射。重力负荷等因素与骨质疏松的发病有关,经常运动者肌肉强壮,对骨的应力增加,骨皮质增厚,骨骼坚硬。经常户外活动,接受日光照射较多,日光中的紫外线照射皮肤后,使维生素 D 增加,促进钙吸收。

4.遗传因素  白种人和黄种人比黑种人易患骨质疏松症;身材矮小的人比身材高大的人易发生骨质疏松症。即使生活条件,身体状况,环境因素相近,性别相同,年龄相近的人,其骨质疏松发生的程度也有所不同,这些都说明遗传因素起一定的作用。

## 四、生理病理

在骨骼发育生长过程中骨量亦随之增加, 而当骨骺闭合后骨量仍将继续增加至 30 岁左右,此后在经历一段骨量相对恒定的时期后骨量开始缓慢减少。就骨皮质而言,大约在 40 岁前后骨量开始丢失,速度为每年 0.3%~0.5%,随增龄其速度可相应增快,至晚年则有所减慢或停止。而妇女在绝经后骨皮质骨量丢失速度将每年增长 2%~3%,并将持续 8~10 g。骨松质的丢失则相对要早,其速度大约为每年 0.6%。从总体上讲,骨松质的骨量丢失要早于骨皮质 10 年左右, 而就女性而言其不仅绝经前骨松质的丢失速度要高于骨皮质,而且在绝经后的一段时间内其丢失的速度仍将超过骨皮质。

骨的重建存在与人生的全过程,主要包括骨的吸收和骨的形成,其中起主要作用的是破骨细胞和成骨细胞。但骨的重建并非是单纯的破骨与成骨活动的简单叠加。按照 Frost 的理论,骨的重建由骨表面处于不同阶段的破骨细胞和成骨细胞等组成的基本多细胞单位(basic multicellular unit,BMU)来完成,这一过程包括活化、吸收和形成等阶段。首先,骨髓中的前破骨细胞出现在骨的表面,受到刺激被活化后形成破骨细胞。然后破骨细胞开始吸收骨质,将骨基质与矿物质移除。当这一吸收过程持续 2~3 日后,破骨细胞活性受到抑制,骨表面吸收陷窝中出现成骨细胞聚集。成骨细胞分泌骨基质并为其钙化提供矿质,最后被背包埋于骨基质中转化为骨细胞,随即进入静止期。如在一个 BMU 中骨吸收多于骨形成则骨重建呈现负平衡状态。骨骼发育成熟之后骨吸收与骨重建在一段时间内大致相等,骨量亦被有效维持;而当骨吸收与骨形成之间的动态平衡受到破坏,骨吸收超出骨形成时,骨量即开始丢失。

青年时期椎体骨松质小梁成纵横两种分布,这一结构能够十分有效的承受载荷。进入老年后期形态学方面的改变首先表现为横向骨小梁的减少而纵向骨小梁大多保留。这样骨小梁结构就很容易发生微小损伤,此时的骨重建过程亦多处于负平衡状态,即骨吸收多与骨形成,往往难以修复损伤。随着这一病理过程的进展,骨松质横向骨小梁呈进行性减少,纵向骨小梁也由宽变窄。与此同时,椎体上下方终板及构成骨外壁的骨皮质也相应变薄,一旦受到外力就非常容易发生骨折。

## 五、检查

1.影像学检查

(1)X 线片:主要表现为骨的密度减低,骨小梁减少、变细、分支消失,甚至完全消失,尤以水平方向之脊柱骨小梁的吸收更快,残留的骨小梁稀疏排列成栅状,进而纵行骨小梁也被吸收。骨皮质则可明显变薄。但 X 线片检查敏感性较差,轻度骨质疏松常难以发现,一般认为骨量减少达 30%时 X 线片方可显示。

对于骨质疏松症的检查,日本慈惠医大以第 8 胸椎和第 3 腰椎为中心分别摄胸椎及腰椎 X 线片,根据骨小梁的变化将骨密度分成 3 级。工度,纵向骨小梁清晰;Ⅱ度,纵向骨小梁稀疏;Ⅲ度,纵向骨小梁影像模糊。

(2) 骨密度检查:是临床评估骨质疏松代谢性骨病的常用方法,包括骨密度(bone mineral density,BMD) 测定及骨吸收和重建生化指标的测定。双能 X 线测定法 (dual-energy X-ray absorption,DEXA) 多用来测量骨密度。其他方法包括定量 CT(puantitative comptlterized tomography,QCT),单/双光子吸收法(single-anddual-photon absorption,SPA/APA)和超声波检查法。

双能 X 线测定法(dual-energy X-ray absorption,DEXA)比单/双光子吸收法(single-anddual-photon absorption,SPA/DPA)更加精确,能精确测定骨矿物质含量和腰椎、股骨近端、桡骨远断及其他骨骼的骨矿物质密度,它已基本替代了既往的 SPA/DPA 技术。骨密度测定是通过骨矿物质含量与骨扫描面积的比值计算出来的($g/cm^2$)。

DEXA 有以下优点:①安全性,很小剂量的放射线暴露;②扫描时间短;③重建误差低,重复读数造成的偏差仅为 0.5%~1.5 %,易于发现延时的微小改变;④允许患者侧卧,这样可以测定椎体中心的骨小梁部分,也能避免在标准正位片中由于骨赘和主动脉钙化造成的假象。

(3)磁共振(MRI):MRI 能够显示骨髓信号的特征性改变,这取决于发生骨折时间的长短。急性或亚急性骨折即 2~30 日的骨折,在 T1 加权像上呈低信号,在 T2 加权像和

STIR 序列上呈高信

号。亚急性期在受累椎体的终板上,通常可以发现出血现象。30 日之后,大多数骨质疏松引起的椎体压缩骨折再三系列成像中显示为等信号。Cuenod 等描述了在 48%的轻微锥体压缩性骨折患者,其邻近椎体终板 T2 加权像上出现的高信号带。

2.骨组织计量学检查 骨组织计量学检查对于骨组织学的研究具有特殊意义,因为这种方法可直接对骨组织本身进行组织定量分析,并可提取有关骨组织动力学变化的信息。其取材部位通常为髂骨,主要测量参数可分为以下几部分:①结构测量参数:包括全部骨体积、类骨质体积和矿化骨体积;②表面测量参数:包括类骨质表面、活动形成骨细胞表、骨小梁成骨细胞表面、骨小梁吸收表面、破骨细胞吸收表面和不活动表面等;③骨动力学测量参数:包括矿化沉积速率,平均骨样组织宽度、矿化延迟时间等。

3.实验室检查实验室检查尤其是生化检查对于骨质疏松的诊断具有重要意义,不仅有助于区分不同原因的原发性与继发性骨质疏松,而且还可用于预测发生骨折的危险性、监测骨量丢失过程以及选择治疗方案。检查项目主要包括:①性激素;②钙调节激素:甲状旁腺激素、降钙素、1,25-(OH) 2 D3 等;③血钙、血磷、尿钙以及 24 小时尿钙/肌酐比值;④骨钙素;⑤碱性磷酸酶;⑥尿羟脯氨酸。但上述指标对于诊断均存在相应的局限性。

## 六、临床表现

在早期,骨质疏松症并无临床症状和体征,患者也无任何不适感。然而到了中晚期,则表现为疼痛、身高变矮、驼背、骨折,甚至呼吸障碍等。所以能够在早期发现此病,并加以预防,则可以避免此病的症状出现。

1.疼痛 腰背疼痛是骨质疏松患者最为常见的临床症状,当脊柱发生椎体压缩性骨折时表现得尤为明显,但在一部分已发生骨折的患者中也可不出现明显症状。即使是很轻微的动作往往也可导致骨折并引起疼痛,故患者就诊时常无明确的创伤史。疼痛多较轻但持续,有时程度剧烈并可持续数周。而急性腰背痛缓解之后,往往可残留不同程度的慢性疼痛。

引起疼痛的主要原因:①骨转换过快,骨吸收增加导致骨小梁的吸收、断裂,骨皮质变薄、穿孔,从而引起全身疼痛;②在引力作用下,由于骨强度明显下降导致椎体楔形变、鱼尾样变形而引起疼痛;③由于骨骼变形,导致附着于骨骼上的肌肉张力出现变化,肌肉易于疲劳,易于出现痉挛,从而产生肌膜性疼痛。

从疼痛部位看,最常见的部位是腰背部、双肋部、髂骨区域、胸背部,严重时,全身各处均有疼痛。

2.身高缩短、驼背 由于骨松质和皮质组成的骨骼中,骨松质更易发生骨质疏松性改变。由于椎体主要由骨松质组成,而且支持整个身体,因此容易产生身高变短等症状。

骨质疏松时锥体骨小梁破坏,数量减少,强度变弱,易于导致椎体变形,在严重骨质疏松时,整个脊柱可缩短 10~15cm。研究发现,妇女在 60 岁以后,男性在 65 岁以后之间出现身高缩短。由于脊柱解剖上的缘故,椎体压缩,而椎体后结构如棘突、椎板、椎弓根并未压缩,从而造成脊柱前屈和后突畸形,即驼背出现。驼背越重,腰背疼痛的症状越重。由于受力的原因,有些患者有侧凸畸形。

3.骨折 由于原发性骨质疏松症首先发生在骨松质区域,导致骨小梁吸收、断裂、数量下降,同时在皮质骨区域出现穿孔、皮质变薄,从而造成骨强度下降,在轻微外力下就容易出现骨折。因此骨质疏松性骨折首先出现在富含骨松质区域。脊柱椎体压缩性骨折、髋部骨折和桡骨远端骨折是骨质疏松患者中最常发生的三种骨折。根据美国1984年的统计资料,每年美国全国骨质疏松患者发生人数120万,其中脊柱压缩骨折53.8万,髋部骨折22.7万,桡骨远端骨折28.3万。骨折的类型主要由骨皮质和骨松质丢失的速率和时间决定。女性绝经后椎体骨折与桡骨远端骨折的发生率迅速上升,至65岁后桡骨远端骨折的发生率相对变化较小,而椎体骨折的发生率持续上升。髋部骨折的发生率上升相对缓慢,直至老年才明显增加。年龄在65岁以上的妇女大约有1/3将发生椎体压缩性骨折,发生骨折的老年人将有12%~20%因此而死亡。

骨质疏松性骨折发生的特点:在扭转身体、持物、开窗、室内日常活动、跌倒等轻微外力作用下,即可发生骨折。

4.呼吸系统障碍 骨质疏松所造成的呼吸系统障碍,主要是由于脊柱畸形和胸廓畸形所造成的。虽然患者出现胸闷、气短、呼吸困难及发绀等症状较少见,但肺功能测定发现肺活量和最大换气量减少。

### 七、诊断与鉴别诊断

但骨质疏松的诊断目前尚无统一的标准。诊断在排除原发与继发甲状旁腺功能亢进、骨软化症、类风湿性关节炎、恶性骨肿瘤转移、多发骨髓瘤、创伤以及继发性骨质疏松等一系列疾患基础上方能成立。

对于骨质疏松的诊断主要应结合临床表现和骨量减少两个方面。但在早期多缺乏明显的临床症状,一旦发生骨折及脊柱外形改变时病情已很难逆转,故临床危险因素的判断就显得十分重要。绝经后的白种人和亚洲妇女、身材瘦小、有本病阳性家族史者其发生危险性增大。某种生活方式如吸烟、酗酒、低钙摄人以及服用特殊药物等易使发病可能性增大。然而,骨量减少程度的判定仍然是诊断骨质疏松的主要手段。

世界卫生组织(WHO)对骨质减少的定义是:BMD低于年轻成人平均骨密度的1~2.5个标准差;对骨质疏松的定义是:BMD低于年轻成人平均骨密度的2.5个标准差或更多。

# 第二节 氟骨症

## 一、病因

氟骨症是致病元素氟在体内长期过多蓄积所导致的慢性氟中毒,导致骨代谢紊乱,引起全身骨骼病变。因此,本病属于代谢性骨病的范畴。氟骨症可分为工业性氟骨症和地方性氟骨症。工业性氟骨症是由于长期从事某些接触高氟的职业引起的氟中毒。地方性氟骨病是由于长期生活在特定的地理环境中,摄入过量的氟造成的氟中毒。

## 二、生理病理

人过多地吸收氟会引起氟骨症,但是如果长期摄取氟不足也不行。实际上氟是人类生命活动的必需元素之一, 每日需要 1.0~1.5mg。慢性氟中毒主要表现在牙齿和骨骼方面。本病主要累及恒齿,偶尔也影响乳齿。在骨中表现为含有斑片状粉笔样物,累计脊柱和肋骨,骨中含氟 0.25%~0.70%,正常骨仅为 0.01~0.03%,病骨含氟量高于正常者 20~30倍,比正常骨重约 3 倍,但韧性减低,脆而易骨折。骨质疏松者,可见骨小梁破骨活性增强,骨细胞周围的骨吸收区加大。肌肉和韧带附着处常见钙化、新骨沉积和粗糙的外生骨。在全身骨骼中,本病常见于脊柱、肋骨、骨盆、锁骨和四肢长骨的近端。颅骨和手足短骨发病较晚,硬化较轻。产生以上骨病变的机理尚不清楚,综合多家观点,有以下几种可能性:①有的学者认为大量氟进入骨中的方式是通过氟与骨中磷灰石晶体结构表面的离子或基因进行交换,将羟基磷灰石变为氟化磷灰石。结晶学的研究表明,氟中毒患者骨中磷灰石的结晶较正常者为大,其表面积则相对减少,骨盐的溶解速度减慢,因而导致骨盐蓄积和骨密度增加,但血钙则降低。②大量氟化物沉积在骨组织后,使骨细胞中毒,其功能发生障碍,引起骨组织营养不良及退行性改变,因而发生骨硬化。③有的学者认为氟对各种酶类的活性有抑制作用,使三羧酸循环发生障碍,糖原合成受阻,ATP 合成障碍,影响骨细胞的能量供应,因而造成骨营养不良。此外,氟化钙还能抑制磷酸化酶的活性,使骨代谢进一步紊乱,钙质吸收和蓄积过程异常,因而引起骨硬化或骨疏松改变。④氟骨症偶能见到骨质疏松、骨小梁增粗、牙硬板消失、指骨骨膜下骨质吸收、长骨骨端扩张和囊性改变等病变,与甲状旁腺功能亢进症所引起的骨病变很相似。有的学者认为这是由于骨中氟磷灰石的溶解度降低,因而血钙下降。为了维持血钙的正常水平,甲状旁腺发生代谢性增生和功能亢进的结果。⑤除了牙齿和骨骼病变,慢性氟中毒还可能对关节、肌肉、脊髓神经、心血管、肾脏和胃肠道都有一定的毒性反应。

## 三、检查

1.实验室检查

(1)氟、尿氟:用氟离子选择性电极测定血和尿中的氟含量是目前常用于氟中毒的检测方法。

(2)钙、尿钙:骨库中的钙不能移至细胞外液,因而血钙、尿钙降低。钙的摄入不足也是造成血钙、尿钙减少的原因之一。临床观察所见,不少氟骨症患者表现为血钙、尿钙低于正常,而营养差的地区的患者更为明显。

(3)ALP: 多数人认为血清 ALP 的平均值正常偏高或高于正常, 少数报道正常或偏低。有人提出氟对成骨细胞的刺激作用可能是通过刺激酶的活性产生的,当低剂量或长期低剂量给氟,可是某些酶受抑制,成骨细胞减弱。

(4)Hyp:骨基质中胶原占 90%~95%,胶原分解后,其组成成分 Hyp 由尿排出,尿中 Hyp 的 50%来自骨胶原的分解。因此,测定尿中 Hyp 对了解骨胶原代谢情况有重要意义。氟骨症患者由于骨胶原代谢异常, 常表现为尿 Hyp 增高。尿 Hyp 易受外源性胶原的影响,在检查期间应禁食胶原食物。

2.X 线检查  X 线检查时诊断氟骨症的最重要的依据。一般根据主要的 X 线异常表现,可分为四种类型,即硬化型、疏松型、软化型和混合型。典型的氟骨症 X 线特征性改变有以下几个方面:①骨硬化:表现为骨密度增高,常见于脊柱、骨盆、颅底。脊柱硬化的表现有骨质增生、融合、椎间孔变窄、椎管内外各种韧带及软组织骨化等,椎管明显狭窄。②骨疏松:主要发生在四肢远端,表现为骨密度降低,骨小梁减少,骨皮质变薄,长骨骨骺可见生长障碍线。③骨软化:与钙和维生素 D 的缺乏有关,多见于老年人、多次生育的妇女及儿童。表现为骨密度降低、骨皮质变薄、有时可见与皮质骨边缘成直角的假的骨折线。骨骼变形包括脊柱弯曲、椎体双凹、骨盆口呈漏斗形变窄、坐骨结节闭孔加长。儿童可见膝内翻或膝外翻畸形。④骨周骨化:多见于四肢长骨,骨周围骨化为鳍状、蜡滴状、锯齿状骨赘,骨间膜和韧带骨化,出现片状、条状和幼芽状密度增高的骨化影。⑤异位钙化:在大动脉血管可见到异位钙化,其他部位如半月板、椎间盘、肾脏的异位钙化也有发生。⑥关节改变:关节病主要是由于氟对软骨的损害所致,继发引起关节的退行性变,表现为关节间隙变窄或宽窄不均,骨性关节面模糊或粗糙,变得凹凸不平。关节周围骨质增生常见,偶尔可见关节内游离体。关节周围韧带及软组织的钙化和固化可使整个关节形成硬化性致密影。⑦除有骨皮质变薄和骨密度减低外,指骨末端呈菜花簇状或指骨边缘呈毛刷状改变、牙硬板消失以及长骨纤维囊性骨炎等均提示有继发性甲状旁腺功能亢进的存在。

3.病理学检查  骨组织学检查可见骨膜和韧带附着处骨化,骨周围的形状不规则,骨髓腔变小,骨板的层状排列方向紊乱,骨小梁粗大,骨小梁间有骨化区,类骨质多,吸收陷窝增加。

## 四、临床表现

1.牙齿方面  斑釉齿(氟斑牙)多见于 6~12 岁的儿童,常发生在门齿。根据病情严重程度不同可见三种表现:

(1)白垩型:釉面失去光泽和透明性,可见白粉笔样线条、斑点、斑片,可布满整个牙面。

(2)着色型:釉质完整性破坏,使色素易于沉着于牙质面发生牙齿着色,有浅黄、黄褐、深褐或黑色等颜色改变,呈条纹、斑点、斑块状,可分布于整个牙面。

(3)缺损型:牙釉质进一步损害,导致脱落,出现斑块状、花斑状或凹陷。轻者仅限于釉质浅层,重者可累计整个牙体,出现牙齿的折断或脱落,整个牙齿的外形残缺不全。

2.脊柱和四肢关节疼痛  疼痛为非游走性,与季节和气候变化无关。多位持续性,静止时明显加重,晨起常不能立刻活动,但活动后可稍有减轻。疼痛的性质多为酸痛,重者如刀割样或闪电样痛。患者拒触碰,甚至不敢大声说话、咳嗽和翻身。重者关节、颈椎和脊柱强直,可出现膝外翻或膝内翻。严重者生活难以自理,以至进食、洗脸、穿衣、大小便均感困难,终日呻吟,畏触拒扶,坐卧不安等。

3.脊柱和四肢功能受限和畸形 表现为肌肉僵硬和关节活动障碍,体位固定,行动不便,活动受限,劳动和生活受到不同程度的影响。晚期可发生脊柱强直和驼背。早期四肢大小关节多表现为红肿和积液,中期活动轻度受限,晚期可发生挛缩畸形。

4.神经症状 由于骨硬化、椎管硬化变窄和椎间孔缩小等,以至出现脊髓和神经根受压的症状和体征。脊髓损害主要表现为躯干和四肢的麻木、紧束、蚁走、针刺、肿胀等感觉异常。约有 10%氟骨症患者有类似颈椎病、脊髓肿瘤、亚急性脊髓联合病变、脊髓空洞以及运动神经功能亢进等疾病的临床表现。

## 五、诊断

1.长年生活在高氟地区,有高氟摄入或接触史。

2.有氟斑牙和氟骨症的临床表现。

3.血尿氟高。

4.骨 X 线检查有氟骨症的临床表现。

5.其他骨病,如石骨症、大骨节病、类风湿性关节病、强直性脊柱炎、肾性骨病、骨软化症、原发性或其他继发性骨质疏松症等。

## 六、诊断标准

1990 年提出的以 X 线表现作为主要分类指标的三度诊断标准。

1.诊断依据生活在地方性氟中毒病区的人群,因氟摄入过量,引起慢性中毒,经 X 线摄片发现有氟骨症征象时,方可诊断为地方性氟骨症。

2.分度原则

(1)Ⅰ度:X 线有氟骨症征象,临床上无关节活动障碍或变形的氟骨症患者。

(2)Ⅱ度:骨关节疼痛、僵硬、功能障碍、变形,但能参加家务劳动的氟骨症患者。

(3)Ⅲ度:符合下列任一条者。

Ⅲa:出现颈部屈曲僵直,胸腰驼背,脊柱侧弯等严重变形,丧失劳动能力的氟骨症患者。

Ⅲb:地方性氟骨症继发非骨质损害,如继发甲状旁腺功能亢进,甲状旁腺功能低下,慢性肾功能不全等。

Ⅲc:有神经或脊髓损害,但生活尚能自理的氟骨症患者。

Ⅲd:瘫痪的氟骨症患者。

3.临床记录方式地方性氟骨症Ⅱ度;地方性氟骨症Ⅲb 等。

(李振)

# 第二十二章 肩关节疾病

## 一、肩袖损伤

肩部有内外两层肌肉,外侧为三角肌,内侧为冈上肌、冈下肌、小圆肌和肩胛下肌的肌腱组成的肩袖,其中冈上肌是主要的。肩胛下肌止于肱骨小结节,其余三肌自前至后抵止于大结节上。它们总的作用足使肩关节内旋和外旋,因此肩袖又称旋转袖。在上肢抬举时,尚有稳定肱骨头的作用。创伤后肩袖可以完全或部分撕裂。

### (一)流行病学

好发于长期从事需用臂力工作的人员,多见于中年以上腱袖变性者。年轻者常为严重损伤引起,以体力劳动者多见。男女之比约为 10:1,除了严重急性创伤发病者,大多数患者都无法回忆起与肩部疾病发生有关的创伤史。

### (二)病因

肩袖撕裂并非单一病因所至,病因可能包括创伤、肩袖撞击或组织退行性变。尸体解剖证实,尸检中至少 25%的肩关节有肩袖撕裂或退行性变,本病常发生在 40 岁以后,因而退变是一种常见的诱发因素。

### (三)生理病理

肩袖撕裂从程度上讲,可分为部分撕裂和完全撕裂。部分撕裂通常位于冈上肌靠近其止点的关节面一侧,并可累及冈下肌,不易察觉和确定损伤范围,需经关节造影或关节镜检查才能确诊;完全撕裂指全层撕裂,关节腔和肩峰下滑囊相通。全层撕裂轻者仅 1cm长,重者则肩袖与肱骨头广泛分离。

肩袖撕裂可分为横形、垂直形、撕裂伴叫缩、巨大撕裂以及涉及二头肌区的前份撕裂等五型。撕裂部位按发生频率次序排列,先后为:单纯冈上肌腱、冈上肌加冈下肌、冈上肌与肩胛下之间、冈上、冈下和小圆肌腱完全性撕裂。裂口以"L"形最常见,横向裂口通过冈上肌腱,垂直裂口前方在冈上肌与肩胛下肌腱之间,后方则在冈上、冈下肌间。

### (四)临床表现

1.症状　急性损伤者肩顶部突发剧痛,有撕裂或折断感,疼痛维持数日,以后逐渐减轻。急性症状消退后(一般 4~7 日),疼痛扩展至三角肌止点区域,由于将上臂外展过肩会产生疼痛,患者往往将上臂垂于体侧。大多数患者表现为隐匿性进行性肩关节疼痛和无力,常放散至三角肌止点区域,夜间疼痛加重。肩关节因疼痛可导致主、被动活动相继受限。

2.临床体征

(1)触痛:急性期撕裂处可及触痛,过后,该处压痛仍可触及。冈上肌受累时,压痛在大结节顶部。冈下肌受累,压痛在大结节顶部的外侧。裂口影响二头肌腱时,触痛即在结节间沟处。肩胛下肌腱撕裂时触痛在前下方。

(2)弹响：患者在上举及旋转上臂时可感到有响声。将手放在患者身上，令其上举及旋转能感觉到弹响，被动活动时弹响可以加重。

(3)肌萎缩：急性期 2~3 周后即可出现冈上、冈下肌萎缩，尤以冈下肌为明显。时间愈长程度愈重，长久者小圆肌和斜方肌也可明显萎缩。三角肌因萎缩而扁平，但不如冈下、冈上肌显著。

(4)隆起及凹陷：撕裂严重时常有隆起或沟状凹陷。隆起者是大结节骨突，仍有部分肌腱袖止点连着。凹陷则是肩袖撕裂后留下的缺损。伸直位时隆起在肩峰缘正前方，外展时上述隆起或凹陷通过喙肩弓而引起弹响。

(5)肩肱关节功能障碍：撕裂严重时患者不能外展上臂，而由耸肩替代。

(6)损伤轻微者，外展上臂时撕裂部分挤入喙肩韧带下方而致疼痛，即所谓肩痛弧综合征阳性：患者在立位接受检查，吲定肩胛下角令外展患肢，正常时可无疼痛地自 0° 上举至 160°，肩峰下有病变时，外展至 45° 出现痛楚，80°~120° 间疼痛最重，此时大结节与肩峰距离最近，超过 120° 后疼痛减轻，160° 时无疼痛。上臂放下时，同样于该范围出现疼痛。除肩袖撕裂外，冈上肌腱钙化、炎症、肩峰下滑囊炎等，也可出现肩痛弧综合征。

(7)抬臂力量减弱，虽然患者可以自由外展上臂，但只要轻施阻力，外展或前屈就有困难。病程长久者，臂部旋转或上抬活动减退甚至消失。

(五)诊断标准

患者常有明确的肩部创伤史，结合上述临床症状和体征，可初步考虑肩袖损伤。依靠影像学检查可进一步明确诊断。病程较长者 X 线检查大结节顶部可有骨刺形成，表面皮质不规则，整个大结节有散在囊性区和骨坏死，皮质下骨侵蚀，甚至有解剖颈形成沟状影。肩袖和肩峰下滑囊有时可见钙化物沉积，肱骨头和肩峰的间距变小，小于 5mm。肩关节造影有助于诊断。完全性撕裂时，造影显示关节腔与肩峰下滑囊相通。部分撕裂时，关节面滑膜侧的损伤可由造影显示，但不能显示滑囊侧的损伤。肩关节 MRI 检查，冠状位 T2 加权像可以理想地显示大多数肩袖的病理状况。与所有的其他部位的肌腱的情况一样，在正常情况下冈上肌、冈下肌、小圆肌在所有的脉冲序列上均保持低信号。肩袖撕裂在 T2 加权图像上表现为信号增高，表示在肌腱内有液体存在。此种信号可横越整个肌腱，提示为肌腱全层断裂。另一方面，在部分断裂中，沿着关节面，滑液囊或二者表面仍可看见连续的肩袖纤维。在肩峰下—三角肌下滑液囊内可发现液体。在大范围或慢性撕裂伤的患者中，肩袖可以明显萎缩，以致无法辨别。在盂肱关节与肩峰下滑液囊之间可出现滑液自由交通，肱骨头可向上方移位。

肩关节镜作为诊断肩关节疾病的一种先进方法，可进一步明确诊断肩袖撕裂性损伤。镜下可见被撕裂的组织块，如系全层撕裂可通过破损处直接看到肩峰下滑囊的滑膜层，且常伴有肱二头肌腱断裂、移位等其他病理变化。浅层破裂一般仅 2~3mm 深，多见于仅附于肱骨头的冈上肌腱区域。至于肩袖上方的浅层破裂，可经肩峰下滑囊观察。新鲜损伤有反应性滑膜炎病理变化，损伤的肩袖呈急性出血性变化。陈旧损伤的创缘光滑，呈纤维性变，损伤的腱性组织可脱垂于关节腔内，产生绞锁或弹响症状。

（六）鉴别诊断

肩袖撕裂临床上常需与肱二头肌腱鞘炎、肱二头肌肌腱断裂、肱二头肌肌腱半脱位和脱位、肩峰下滑囊炎和冈上肌腱钙化相区别。

1.肱二头肌腱鞘炎　病变的腱鞘充血、水肿、增厚、纤维化，鞘管内肌腱粘连。临床表现为肩前部，特别是肱骨结节间沟处，肩关节活动受限，Yergarson 征阳性，即抗阻力屈肘旋后时，肩关节前内侧疼痛，但阴性并不能表明无损伤。X 线片检查可以发现结节间沟变窄、边缘骨赘形成。

2.肱二头肌肌腱半脱位和脱位　系肱骨横韧带撕裂或结节间沟变浅所致。急性创伤引发者，肩部肿胀疼痛明显，屈肘位旋转上臂时可发出弹响，系肌腱在肩关节外旋时滑出，内旋时滑回所引发。检查时可于屈肘 90°位旋转上臂，于肱二头肌肌腱最上端触摸，可及肌腱在间沟内滑动，并诱发疼痛。X 线片检查结节间沟变浅。

3.肱二头肌长头腱断裂较少见，急性断裂是由直接和间接暴力引起，慢性断裂是由于在解剖结构磨损和退变的基础上，由外界暴力诱发。肱二头肌长头腱断裂，急性断裂损伤常可听到断裂响声，肩部前侧剧痛，结节间沟处可触及压痛点。不完全断裂者可触及裂隙，完全断裂者可于上臂内侧下 1/3 触及隆起的肌腹肿块，屈肘无力。MRl 和肩关节镜可进一步明确诊断。

4.肩峰下滑囊炎　急性发病者，肩部广泛疼痛，肩关节活动受限，活动时疼痛加重。肩关节前方可触及压痛及肿胀的滑囊，X 线片显示阴性。慢性起病者，疼痛多不明显，痛点多位于三角肌止点，肩关节外展内旋时疼痛加重，肱骨大结节处可触及压痛点。

MRI 可进一步明确诊断。

5.冈上肌腱钙化　钙化多见于冈上肌腱。本病易发于 40~50 岁，以从事轻工作者为主，少数见于严重创伤者，一般与感染无关，病变尤易发于肩峰下临近肌腱近端无血管区。临床多表现为肩部酸痛，伤臂内旋、抬高时伴疼痛，肩关节活动受限，上臂只能在无痛范围内活动，压痛位于炎症的滑囊及肌腱在三角肌止点处，有时旋转肱骨可以感觉到大结节近端触痛的小肿块。内、外旋位 X 线片可以很好地显示钙化物，MRI 和肩关节镜可进一步明确诊断。

## 二、肩峰下滑囊炎

肩部是人体活动范围最大，最灵活的关节，由 5 个功能性关节和相应关节囊组成，并有大量滑囊，如肩峰下滑囊、肩胛下肌滑囊、喙突下滑囊、肩峰上滑囊和肱骨结节间沟两侧的滑囊，其中以肩峰下滑囊最具临床重要性。

肩部滑囊炎以肩峰下滑囊炎最多见，其为人体最大的滑囊，位于两层肌肉之间，外层为三角肌和大圆肌，内层为肩袖。肩峰下滑囊的顶为喙肩弓，包括肩峰、肩锁关节和喙肩韧带，底为肱骨大结节和肩袖，滑囊的外侧壁没有附着。

（一）流行病学

病变多发生于长期应用肩部从事工作者，多见于中老年患者。

（二）病因

肩峰下滑囊炎多非原发,而是继发于邻近组织的病变。常见的原因有慢性劳损、冈上肌腱炎等。

（三）生理病理

一般在滑囊底部最先发病,常因冈上肌腱的急性或慢性损伤而发生非特异性炎症。

（四）临床表现

急性发病者,肩部广泛疼痛,肩关节活动受限,活动时疼痛加重。肩关节前方可触及压痛及肿胀的滑囊,慢性起病者,疼痛多不明显,痛点多位于三角肌止点,肩关节外展内旋时疼痛加重,肱骨大结节处可触及压痛点。

（五）诊断标准

临床诊断应结合患者的主诉和查体,X线检查常为阴性,MRI可作为一种有效的辅助检查协助诊断。

（六）鉴别诊断

肩峰下滑囊炎常需与肩袖撕裂、冈上肌腱钙化相区别。这些疾病均存在肩部疼痛、肌无力和患侧肩关节的活动能力丧失,疼痛可放散至三角肌止点区。影像学检查是各疾病之间鉴别的有效手段,通过X线和MRI检查常可以明确冈上肌腱钙化,而通过肩部造影和MRI检查可有效判断肩袖撕裂。

## 三、钙化性肌腱炎

肩袖的肌腱上有钙化物沉积是肩痛和僵硬的常见原因,钙化多见于冈上肌腱。

（一）流行病学

本病好发于40~50岁,以从事轻体力工作、肩部持续旋转用力者为主,少数见于严重创伤者,一般与感染无关。

（二）病因

尽管对钙化性肌腱炎的临床过程和病理改变已有很好的描述,但它的病因仍不清楚。微血管研究的结果证实在靠近冈上肌在肱骨大结节上的附着区处,存在低血循环区域,这种营养供应不足可导致退变,因而退变可能是导致钙化的一个重要原因。

（三）生理病理

病变尤好发于肩峰下临近肌腱近端无血管区。大多数患者中,钙化性肌腱炎有一确定的发展过程,炎症最终能够消退,唯一不同的是消退时间的长短。病变分为三期。

第一期:即钙化前期。在钙化前期中,在肌腱易于钙化的位置发生纤维软骨化生。患者一般没有症状,但病变已经开始。

第二期:即钙化期。此期中,钙质沉积于基质囊泡中。囊泡由细胞分泌,然后互相融合为大的钙沉积。钙化期的初始阶段又称为形成阶段。此时,沉积物呈干燥的白垩状。当基质囊泡融入大的钙沉积时,纤维软骨逐渐被侵蚀替代。然后患者进入病变静止阶段。此时,疼痛可能很轻,X线片显示出一个轮廓清晰,成熟的钙沉积影像。病变静止阶段的时间长短不~,直至吸收阶段的开始。在吸收阶段中,钙沉积的周边出现新生血管,接着发生钙的吸收。这一阶段可出现剧烈的疼痛,很多患者在此时开始寻求治疗。此时的钙沉积有些像奶油或牙膏。当钙沉积吸收后,无效腔由肉芽组织填充。

第三期:即钙化后期。此期中,肉芽组织转变为成熟的胶原组织,胶原沿着与肌腱的长轴方向一致的应力线排列,这样重新形成肌腱。此期疼痛显著减退。

(四)临床表现

可分为慢性、亚急性和急性三期。

1.慢性期　唯一的症状是肩部酸痛,伤臂内旋、抬高时轻度疼痛,肩关节活动无受限。

2.亚急性期　最为常见,疼痛进行性加重,活动受限,上臂只能在无痛范围内活动,压痛位于炎症的肌腱及三角肌止点,有时旋转肱骨可以感觉到大结节近端触痛的小肿块。

3.急性期　起病突然,往往由劳累或创伤诱发,肩前部剧痛,活动时加重,旋转肌痉挛。肩峰下压痛明显,向前臂放散。

(五)诊断标准

肩部疼痛、肌痉挛和患侧肩关节的活动能力进行性丧失,疼痛可放散至三角肌止点区。内、外旋位 X 线片可以很好地显示钙化物。MRI 和肩关节镜检术可辅助明确诊断。

(六)鉴别诊断

肩关节疾病的患者常有疼痛、肌无力和患侧肩关节的活动能力丧失,疼痛可放散至三角肌止点区。各疾病的病因虽各不相同但临床表现常常相似,疾病的鉴别常需通过影像学检查来辅助诊断。本病常需与肩袖撕裂或肩峰下滑囊炎相区别。通过影像检查可以很好地鉴别,肌腱钙化可以在 X 线片上达到很好的显示,肩袖撕裂或肩峰下滑囊炎在 X 线片上常无明显特征表现,可以通过 MRI、肩关节镜检或肩关节造影来辅助确诊。

## 四、肱二头肌疾病

肱二头肌几乎参与肩部所有的活动,运动时不是肌腱在沟内上下活动,而是肱骨头在肌腱上下滑动,其中位于关节内的肱二头肌肌腱是稳定肱骨头的重要结构。由于其解剖和功能的特点,使其容易遭受损害。此外,肱二头肌肌腱沟的先天性异常可以影响肌腱正常滑动,使其有移位倾向。肱二头肌疾病是肩痛常见原因之一。

(一)肱二头肌腱鞘炎

肩关节周围有许多滑动的肌腱通过,易发创伤性无菌性炎症,其中以肱二头肌长头的腱鞘炎最为常见。解剖上肱二头肌长头起自肩胛骨的盂上粗隆,经结节间沟出关节囊,在结节间沟内被腱鞘包囊,后者与肩关节囊相连,是肩关节滑膜向外突出形成。这一解削结构的炎症称为肱二头肌腱鞘炎。

1.流行病学　本病多见于 40 岁以上的中年人,长期磨损致退行性变者,女性多于男性。此外,投掷运动、棒球和网球运动后也常急性发病。

2. 病因　肱二头肌腱鞘炎常由肩关节撞击、不稳和肩关节炎症引起。按照 Post 和 Benca 所述.大约 5%的肱二头肌腱鞘炎为原发性肱二头肌肌腱沟或肱横韧带的骨结构异常、肱二头肌肌腱的过度使用以及直接损伤有关。临床上多在创伤或劳损后发病,特别是某些工作需要反复活动,导致肌腱慢性损伤,发生无菌性创伤性炎症。

3.生理病理 病变的腱鞘充血、水肿、腱鞘纤维化、增厚。鞘管内粘连形成,叭腱滑动障碍,甚至不能滑动。

4.临床表现 急性期时肩前部疼痛,主要位于肱骨结节间沟处,可牵涉至三角肌止点或二头肌肌腹,肩活动受限,患者常将上臂置于体侧,避免旋转活动。特征性的体征足沿二头肌腱通过盂肱关节及结节间沟处有剧烈的压痛。Yergarson 征阳性,即抗阻力屈肘旋后时,肩关节前内侧疼痛,但阴性并不能表明无损伤。此外 Speed 试验,即前臂伸肘旋后时抗阻力屈曲肩关节,可诱发结节间沟区的疼痛。慢性期疼痛和功能减退常可耐受,只有在过度使用上臂或轻微创伤时加剧,此时功能障碍加重,可以维持较长时间,而保守治疗无效。

5.诊断标准 在年轻患者中,可能有肩关节轻度不稳的体征及肱二头肌肌腱过度使用或超负荷损伤的病史。而大于 40 岁的患者,则应怀疑有撞击综合征、肩袖部分或完全撕裂。临床表现结合 X 线片检查可以初步诊断疾病,X 线片可以显示结节间沟变得窄浅、边缘骨赘形成, 此外通过 MRI 检查可进一步明确诊断,MRI 显示了炎症病变肱二头肌腱缺乏正常信号,其表现为高信号,显示了肌腱的不规则。

(二)肱二头肌腱滑脱

本病同样多见于 40 岁以上的中老年人,长期磨损致退行性变者。老年人因有退行性变基础较为多见,而年轻发病者多有急性创伤史。

1.病因 退行性变为内因,外因则为损伤。肱二头肌腱由肱骨横韧带维持在结节间沟中,横韧带的近端有旋转袖的纤维加强。横韧带纤维过度牵张或撕裂时,可造成肌腱的、半脱位或脱位,结节间沟过浅时更易发生。旋转袖以及大小结节的退行性改变也可增加肌腱的松弛度。

2.生理病理 多为结节间沟前方肱骨横韧带撕裂,肌腱滑脱于结节间沟外。

3.临床表现 常在剧烈运动后发生,肩前方疼痛,局部肿胀,屈肘位旋转上臂时发出弹响声,系因肩外旋时肌腱滑出腱沟,内旋时又滑入沟内所引起。检查时可一手固定患者于屈肘 90°位,并作内外旋转,另一手在二头肌腱最上端处触摸,可以明显感觉到肌腱在腱沟内滑进滑出,并诱发疼痛。

4.诊断标准明 确的病因和临床表现基础上,摄 X 线片检查可以发现结节间沟变浅,MRI 可以显示滑脱于结节间沟外的肌腱。

(三)肱二头肌腱断裂

通常肱二头肌腱很少发生断裂,年轻人多在缺少准备而强力收缩时使肱二头肌腱发生断裂。中年人则因退行性变、大小结节及结节间沟有骨赘存在,或肱二头肌腱在结节间沟处粘连,在强烈收缩时发生撕裂。此外,某些特殊职业因需要上臂维持外展内旋位,肌腱与骨的摩擦增加,加速组织变性,更容易断裂。

1.病因 大部分断裂是由肱二头肌强力收缩所致的间接暴力引起,极少数为肩部创伤直接暴力造成。

2.生理病理 断裂多见于肱二头肌腱临近关节囊处,为肌腱活动与固定区的交界点。少数断裂发生于盂上粗隆长腱起点处,或肌腹与肌腱交界处,甚至肌腹本身断裂。二头肌腱止点也可发生断裂。肱二头肌腱断裂通常为完全性,偶见部分性断裂。完全断裂时肌腱常卷曲在结节间沟以下,部分性断裂者撕裂的纤维可以重新附着于结节间沟。

3.临床表现 肌腱发生断裂时,常有二头肌抗阻力强烈收缩的创伤史,伤时可闻及尖锐的撕裂声,伴有肩痛,并放射至上臂的前面。肌腱严重变性者,多无明显创伤或只有轻伤,表现为肩部无力或隐约不适。断裂处可见瘀血、瘀斑或血肿,按压肌肉或肱二头肌结节间沟时有压痛,出现功能障碍,上臂无力。最明显的体征是肱二头肌肌腹位置异常。近段完全断裂者,在两肘同时用力屈曲时进行比较,可见患侧肌腹下移至上臂下 1/3,张力较健侧低。若断裂在下部肌腹交界处,或者肌腱止点处,则肌腹向上回缩至上臂上 1/3,而下 1/3 平坦。部分性撕裂时,肌腹位置和大小取决于撕裂范围以及肌腹从断裂处回缩的距离。临床 Yergarson 征试验阳性。慢性或陈旧性断裂者,只有少许酸痛,功能障碍轻微,常仅有旋转和外展受限。

4.诊断标准 患者常有明确的创伤史,肩部前方断裂处疼痛伴肩关节功能障碍,局部压疼,可见肌腹位置异常,Yetgarson 征试验阳性。X 线片检查常无明显异常表现,MRI 可以发现断裂的肱二头肌。

5.鉴别诊断 肱二头肌疾病常需与肩袖撕裂、冈上肌腱钙化和肩峰下滑囊炎等肩周损伤鉴别。各疾病间临床症状多有相似之处,与肱二头肌腱的损伤相关的疾病均有各自特征性体征,MRI 检查也有各自的特征性影像学表现。通过这些症状、临床特征性体征和 MRI 检查,很容易对疾病做出明确判断。

### 五、肩关节撞击综合征

肩关节撞击综合征是以盂肱关节外展至一定范围内即有肩部和上臂疼痛为特征的临床症候群,在此幅度以外则无疼痛。

(一)流行病学
发病者多为中老年人,男女比例约为 3:2,右肩多于左肩。

(二)病因
喙肩弓由喙突和肩峰前部组成,二者由喙肩韧带连接。肩袖的肌腱、肩峰下滑囊、肱二头肌肌腱和肱骨近端都位于喙肩弓下。无论是后灭性的病变还是先天性的解剖异常,只要造成喙肩弓和其下肱骨头间隙的减小,都可能导致机械性撞击。一般为冈上肌撕裂、钙化或肌腱炎,肩峰下滑囊炎或肱骨大结节创伤引发。codrnan、Ozaki 等、sarkar 和 Uhthoff 及 Ogata 和 Uhthoff 等学者,提出肩袖内退行性病变是原发病因,而肩峰下病理改变是继发病变的理论。原发的退行性变造成肩关节肌群力学平衡的破坏,这种平衡力的破坏,导致肱骨头上移和撞击。

(三)生理病理
肩关节撞击综合征的发展分为三期:
第一期:水肿和出血。
第二期:冈上肌腱纤维化和肌腱炎。
第三期:肩峰前突的下缘增生骨刺和骨赘和冈上肌腱断裂。

（四）临床表现

上臂外侧疼痛，特别是三角肌止点处。外展上臂 60°~120°时出现疼痛，外展时可同时发出响声，患者自觉上举时有碰撞感，患者因疼痛往往不敢活动上肢。内、外旋活动均明显受限。疼痛常在 45°~60°开始出现，80°~120°时最为严重，160°以上则无疼痛。上肢下放时于同样角度出现疼痛，抗阻力活动时疼痛加重。压痛最明显处位于肩袖止点和肩峰下，尤以冈上肌于肱骨大结节止点处明显。

（五）诊断标准

根据病史、查体容易做出诊断，此外根据病史的不同也可区分病因。X 线片可以发现钙化的肌腱和肱骨大结节损伤，MRI 可进一步明确病因。Neer 还将肩峰下注射利多卡因暂时缓解疼痛作为一项诊断性试验，现称为撞击试验，对鉴别单纯的撞击症状和其他病理过程有很大的帮助。

（六）鉴别诊断

肩关节撞击综合征需与肩锁关节的疼痛鉴别。前者疼痛位于肩峰下，后者由炎症等引起，疼痛在肩锁关节，疼痛弧于外展大于 90°时呈现，继续外展时疼痛无减轻反而加重。疼痛最明显时位于外展 120°~180°。

## 六、粘连性关节囊炎

粘连性关节囊炎又称冻结肩，传统上认为冻结肩是一种自限性疾病，持续 12~18 个月，无远期的后遗症，然而，约 10%患者出现远期问题。目前对粘连性关节囊炎的许多认识都来源于 Neviaser 和 Lundberg 的研究结果。粘连性关节囊炎分为原发性和继发性两类，Lundberg 根据诱因的有无建立了一套粘连性关节囊炎分类系统。若患者主诉无明确诱因，查体无明显异常（除肩关节活动受限外）或 X 线片无阳性发现者，则属于原发性；若诱因是创伤损害，则属于继发性。

（一）流行病学

普通人群中粘连性关节囊炎的总发病率约 2%，原发性粘连性关节囊炎易发于 40 岁以上、50 岁左右的女性，病变存在自愈性。但在下列几类疾病中并发粘连性关节囊炎的可能性大大提高，包括糖尿病（高达 5 倍或更多）、颈椎间盘疾病、甲状腺功能亢进、胸腔的病变以及创伤。40~70 岁的人群中更常见此病。

（二）病因

原发性粘连性关节囊炎这是一种病因尚未明确的疾病，极少在同一肩关节中复发。与原发性粘连性关节囊炎不同，继发性粘连性关节囊炎的患者可回忆起疾病发生的特殊诱因，通常与肩关节的过度使用和损伤有关。

（三）生理病理

Neviaser 描述粘连性关节囊炎的病理表现：关节腔内的关节液较少、关节囊滑膜下层出现慢性炎性改变、关节囊增厚挛缩，紧紧包裹肱骨头。

（四）临床表现

起病缓慢，常无明显损伤史；病程较长，初为轻度肩痛，逐渐加重，活动失灵，可向颈、耳、前臂和手放射或感应。严重者,稍一触碰,即疼痛难忍,或夜不成眠,或半夜痛醒;肩活动受限,不能摸裤袋、扎裤带、摸背、梳头,甚至洗脸漱口等。

局部肌肉有僵硬、紧张或肌肉萎缩现象。

(五)诊断标准

目前尚没有一个被广泛认可的粘连性关节囊炎诊断标准。患肩最先出现内旋受限,随后出现屈曲和外旋受限。多数患者内旋肩关节时,手只能达骶骨平面;外旋活动度丧失50%;外展小于90°。可以将这些都归入粘连性关节囊炎的诊断中。除了合并内科疾病的患者,对粘连性关节囊炎患者的临床检查(包括普通X线片)通常都是正常的。有些患者骨扫描有阳性结果。关节造影可特征性显示关节间隙的减小以及不规则的边缘,如果腋滑囊的体积小于10ml,并且不能充盈时,可提示有粘连性关节囊炎的发生。

(六)鉴别诊断

粘连性关节囊炎有时需要和肩关节骨性关节炎相区别,肩关节的骨性关节炎常常存在肩关节的疼痛和关节活动受限,关节僵硬。但该类疾病普通X线片通常都有特征性异常表现,放射性骨扫描和MRI检查有助于进一步确诊。相关化验检查也可辅助鉴别诊断。除外内科疾病,粘连性关节囊炎患者化验检查通常无异常,肩关节骨性关节炎患者,特别是风湿性或类风湿性关节炎患者,免疫化验检查常有特征性结果。

## 七、四边孔综合征

四边孔综合征是Cahill和Palmer在1983年首次提出的,从那以后已有大量的病例报道。

(一)流行病学

四边孔综合征好发于20~35岁的青壮年的惯用侧上肢。

(二)病因

在解剖上,四边孔是由大、小圆肌及肱骨干和肱三头肌长头围成。该综合征的病因是腋神经和旋肱后动脉(PHCA)在四边孔受压。病变与肩关节外展、外旋位时斜形的纤维束带压迫神经和动脉有关。

(三)生理病理

病理改变主要是腋神经变性及所支配的肌肉萎缩。

(四)临床表现

其特点是肩关节前侧和外侧疼痛,但定位较差,并在小圆肌附着区附近的四边孔处有压痛点。当保持患肢外展、外旋1分钟时,可出现症状。除非三角肌明显受累,否则很难发现肌无力和肌萎缩。

(五)诊断标准

临床症状、体征并结合MRI检查可做出明确诊断。通过MRI可以发现腋神经支配的小圆肌的选择性萎缩,高度提示四边孔综合征。动脉造影可证实患肢在外展、外旋位时PHCA(旋肱后动脉)的阻塞,但当患肢内收位时恢复正常。

(六)鉴别诊断

本病可与肩峰下滑囊炎相鉴别,二者疼痛部位相似,但前者定位差,压痛点位于小圆肌附着区附近的四边孔处,肩关节外展、外旋时诱发疼痛。后者压痛点多位于肩关节前方三角肌止点,肩关节外展内旋时疼痛加重。MRI可进一步进行鉴别诊断。

## 八、弹响综合征

本症患者常会听到或感到关节弹响或跳动,但需要外科处理的疼痛或功能障碍却极少见。大部分患者在了解病因并避免引起弹响的动作后反应良好。

(一)弹响肩

本症多见于中老年患者,肩关节存在慢性劳损病史。年轻患者或职业运动员可常于创伤后发病。

1.病因 弹响肩综合征可由肩关节内或关节外病变引起。关节内损伤包括轻度肱盂关节不稳和关节盂缺损。此外,关节内弹响也可由游离体、骨赘或软骨缺损引起。肩关节外弹响的最常见原因是三角肌挛缩,也可由肱骨小结节陷入喙肱肌和肱二头肌腱短头之间引起。弹响肩也可由肱二头肌长头腱自二头肌间沟脱位或肩关节撞击综合征引起。

2.临床表现 患者主要表现为肩关节活动时,特别是外展时,肩关节呈现弹响或弹跳,并伴有疼痛感。肩关节存在功能障碍,活动受限。

3.诊断标准 对弹响肩患者的初次诊断应进行仔细检查,包括是否有轻度肱盂关节不稳和关节盂缺损,这些可以通过"撞击"试验来检查。方法是患者仰卧,手臂完全外展到头上,检查者一只手放在肱骨头后方向前推,另一只手同时在肱骨髁水平行旋转及轴向加压。出现"撞击"或辗磨感表示存在Bankart损伤或肩关节不稳引起的盂唇撕裂。拍X线片时,应拍真正的前后位、腋位及出口位像,其他的影像技术如MRI对诊断也具有一定的帮助。而关节内损伤所致的肩关节弹响,最终病因的确诊需要行关节镜检查。

(二)弹响肩胛

1.病因 肩胛下的弹响或摩擦音有时由胸部畸形引起,更常见的原因是继发于肩胛骨与胸廓间的关系异常,胸肩胛部肌肉疾患、肩胛下滑囊病变及肩胛骨本身异常。肩胛骨异常包括:①肩胛骨上角弧度或前倾增加;②肩胛骨上角前面小的骨性或纤维软骨性结节(Luschka结节);③肩胛体前表面的肿瘤,特别是骨软骨瘤;④sprengel畸形;⑤肩胛骨骨折畸形愈合。肩胛骨弹响或摩擦感被称为肩胛胸捻发音,是肩胛胸滑囊炎引起的,这种滑囊无明确原因而逐渐出现。在一些患者中,创伤可能是一种致病因素。

2.临床表现 肩胛下的弹响或摩擦音要比肩关节弹响常见,但是只偶尔引起疼痛或功能障碍。其声音差别很大,可由细小的摩擦音到粗大的可听到的振响或弹拇指样响。

3.诊断标准 对有肩胛骨弹响的患者应该拍摄肩胛骨X线片,包括肩胛骨侧位片,以发现骨软骨瘤等异常。如果X线片未见到明确原因,应考虑是否有姿势不良或肩带肌无力,因为被动抬高肩胛骨常能使弹响或摩擦感消失。也要考虑到因为肩胛稳定肌群过度紧张引起的习惯性自主性肩胛弹响。

4.鉴别诊断 弹响肩和弹响肩胛相互间常需区别,二者虽然症状相似,但弹响部位不同,病因不同,可通过查体并结合影像学检查,诸如X线和MRI,进行相互鉴别。

### 九、肩关节类风湿性关节炎

类风湿性关节炎(RA)是一种慢性、全身性炎症性疾病,所有滑膜关节都可被累及,其特点是对称性的多关节炎,最常见的是手和足的小关节。类风湿关节炎在临床上表现为滑膜炎和关节破坏。初期以滑膜病变开始,滑膜炎会时好时坏。而后逐渐侵袭韧带、肌腱等结缔组织。关节破坏在发病后 1~2 年之内开始出现,持续发展。这时 X 线上会出现关节间隙狭窄,关节周围侵蚀和软骨下骨疏松。出现结构性破坏后会表现出活动时疼痛和畸形。少数患者在发病后头 1 年内会缓解,恢复相对正常的生活而基本没有症状。其他患者随着病情发展,会出现关节破坏,形成永久性病残。

(一)流行病学

全球人口中发病率为 1%~2%,女性与男性之比为 2.5:1。成年发病的类风湿性关节炎一般都是多关节受累,而内脏器官或眼则极少受累。青少年类风湿性关节炎与成年发病类型明显不同,在出现明显的关节炎症状之前,常先出现严重的器质性症状。

(二)病因及发病机理

RA 的病因迄今不明。据流行病学调查,内分泌、代谢、营养以及地理、职业及精神社会因素等,都可能影响疾病的进程,但不是 RA 的直接原因。目前较公认的观点足,RA 为多种因素诱发遗传易感机体的自身免疫反应而产生的疾病。

微生物感染亦与本病的发生有密切的联系。如 65%~93% 的 RA 患者血清中可检出 EB 病毒核心抗体,而患者体内培养的 B 淋巴细胞,经 EB 病毒转化后可产生 RF。其他还有 I 型人类 T 细胞白血病病毒、疱疹病毒、风疹病毒、细小病毒、支原体、结核杆菌及奇异变形杆菌等。目前认为某些微生物对 RA 易感者的高免疫反应与发病有关。

RA 有遗传倾向,同卵双生子共同患病率为 34%,而异卵双生子为 3%。有 RA 史的家族成员发病率高于对照组的 2~10 倍。

RA 属于自身免疫性疾病目前已获公认。但在早期阶段这种自身免疫反应的过程仍不清楚。有多种学说阐述发病机理,其中以分子模拟学说,局部组织的 MHC Ⅱ 类分子过度表达学说较为流行。

(三)生理病理

为慢性非特异性滑膜炎症,表现为滑膜充血、水肿、淋巴细胞和浆细胞浸润、纤维蛋白渗出。滑膜内皮细胞增生、肥厚形成绒毛样皱褶。以后关节软骨软化,并被血管翳侵蚀,长时间后软骨下骨遭受破坏,关节强直、僵硬和畸形。伴骨质疏松和肌肉失用性萎缩。

(四)临床表现

全身症状表现为乏力、低热、消瘦、贫血,晨起关节僵硬。10%~22% 患者有类风湿结节,局部症状为多关节对称性疼痛,初期多在掌指、指间关节及趾关节,逐渐向肩、髋、膝等大关节扩展,偶可延至脊柱。病变缓慢渐进,最终累及全身关节。受累关节破坏,不稳定,畸形,功能障碍。病程长短不一,并可影响内脏器官。

肩关节发病多在起病后 1~2 年,呈现关节疼痛、肿胀、局部皮温增高,关节轻度活动受限。多数疼痛起于肱盂关节,疼痛可反复发作,早期疼痛牵涉至三角肌,后期牵涉至喙突,局部压痛明显。活动期,保护性肌痉挛导致肱盂关节产生内收内旋畸形。少数疼痛起于肩锁关节,表现为上臂抬举最后 30°发生疼痛或将上臂内收压向胸部时也有疼痛。大部分患者肩关节发病后初期功能仍良好,而后关节逐渐呈现破坏,呈现关节畸形功能障碍。

X 线检查无特异性表现,可见不同程度的骨质疏松、软骨下囊性变,关节间隙狭窄,关节面硬化剥脱。关节液检查,白细胞计数达(1~2)万/mm3,近似于化脓性关节炎。

(五)诊断标准

成年患者中 70%~80%的患者类风湿因子呈阳性。虽然可以在许多患者的血液及关节液中发现抗免疫球蛋白 G(IgG)(类风湿因子)的抗体,但本病的诊断仍以临床为主。如果一个患者有表中所列七项指标中的至少四项,时间超过 6 周,诊断就能成立。青少年类风湿性关节炎与成年人明显不同。其诊断通常靠排除法确立,必须排除其他常见的青少年关节炎及其他风湿性和结缔组织疾病。本型患者类风湿因子阳性率低于 25%,但当患儿年龄超过 8 岁以后,阳性率会增加。

综合临床表现,X 线和实验室检查结果,很容易做出诊断,特别是病变后期。一般均有对称性、破坏性、进行性等特征。关节畸形僵硬,肩外旋上举受限。

(六)鉴别诊断

病变早期 X 线尚无典型表现,需与风湿性骨关节炎,退行性骨关节炎以及肩部慢性软组织损伤相区别。此时,可通过实验室生化检查及临床表现做出诊断。

## 十、肩关节风湿性关节炎

风湿病是与乙型溶血性链球菌感染有关的免疫性疾病,是一种反复发作的急性或慢性全身性结缔组织炎症,主要累及心脏和关节。

(一)流行病学

发病率男女无明显差别。首次发病常常在儿童及青少年时期,以 7~16 岁学龄期儿童较多见,8 岁左右为发病高峰,而 3 岁以下的婴幼儿及 30 岁以上的成年人则极为少见。

本病的发病与人群的生活条件关系密切。居住拥挤、营养不良和缺医少药的环境有利于溶血性链球菌能够生长繁殖,从而促进本病的流行。青霉素的使用和链球菌咽喉炎治疗原则的确立使风湿热的死亡率大大降低;近十年来,随着医疗条件的改善,风湿热的发病率在全世界范围内呈直线下降趋势,在发达国家几乎消失,而发展中国家也明显减少。除了社会因素以外,宿主易患性及链球菌毒力的改变也有一定关系。

(二)病因

病因迄今未明,考虑与乙型 A 组溶血性链球菌感染有关,是由乙型溶血性链球菌引起的变态或过敏反应。

(三)生理病理

全身结缔组织的胶原纤维受累。基本病变包括炎症的一般变化和具体特征性的风湿小体一胶原纤维素样肿胀和变性以及炎性细胞浸润所形成的肉芽肿。病理分为变性渗出期、增殖期和硬化期,三期可交叉存在,反复发作。关节病变以渗出性为主。

（四）临床表现

发病前 1~3 周多数患者有上呼吸道感染病史。发病时自觉乏力、食欲缺乏和发热，可有关节炎、心肌炎、心内膜炎和心包炎、皮下小结和环形红斑，儿童可有舞蹈病症状。关节炎急性发病时表现为游走性多关节炎，常累及髋、膝、肩等大关节，各关节可同时发病，也可相继发病。肩关节以盂肱关节为主，局部红、肿、热、痛，外展、内旋活动多受限。症状一般持续 2~4 周。急性症状消退后，关节功能一般可完全恢复，无畸形和强直残留，但症状可反复发作。儿童症状多较成人轻微。

（五）诊断标准

患者发病前多有上呼吸道感染史，发病时表现为心肌炎、游走性多关节炎、皮下小结、环形红斑和舞蹈病。实验室检查白细胞计数增高，中性粒细胞增多，红细胞和血红蛋白轻度减少。咽拭子培养链球菌阳性，抗链球菌抗体增高（ASLO>500U），抗链激酶 ASK>80U，血沉和 C 反应蛋白明显增高。心电图 PR 间期延长。长期无法确诊者可通过肩关节镜检查辅助诊断。

（六）鉴别诊断

本病主要与类风湿性关节炎鉴别，后者虽有发热、关节炎，血沉增快。但关节炎多先发生于手足小关节，后期常残留关节畸形和功能障碍，很少累及心脏。X 线表现为关节面破坏，临近骨质受侵，囊样变和骨质疏松。

## 十一、退行性骨关节炎

骨关节炎又称骨性关节病，是各种力学和生物因素破坏关节软骨、细胞外基质和软骨下骨的蜕变及合成稳定性的结果。这些改变包括：水分增加、蛋白多糖成分减少、胶原基质改变，上述所有改变一起导致关节软骨的退化。

（一）流行病学

骨关节炎可分为原发性和继发性两种。原发性骨关节炎一般是原因不明的多关节退行性关节炎，通常在几个关节同时存在不同程度的病变，极少在 35 岁以前发病。多见于年龄超过 50 岁的肥胖患者，特别是负重关节。肩部较少发生，病变多位于盂肱关节。继发性骨关节炎通常是单关节骨关节炎，关节对某些疾病产生反应而引起关节面匹配不良。力学结构紊乱、化脓性感染、先天性畸形、骨骺分离、韧带性关节不稳、关节内骨折是其常见原因。

（二）病因

肩关节退行性骨关节炎，与长期应力、慢性磨损和软骨营养障碍有关。年龄是发病的重要因素。

（三）生理病理

病变在于软骨和骨，而非滑膜。早期关节软骨发生显微改变，逐渐发生裂隙，局限性软化。软骨表面剥脱，软骨下骨质外露，增加硬化呈牙质变。在应力最小处则骨质疏松，关节面边缘形成骨赘，在应力最大处关节面下形成大小不一的囊性变，内有黏液，坏死的骨小梁、软骨碎片和纤维样组织。后期骨端塌陷变形，周围增生膨出，发生继发性滑膜炎。

盂肱关节的退变早存 20 岁即开始了,60 岁时达高峰,关节盂下半部病变显著,纤维化而失去弹性,关节软骨萎缩塌陷。关节盂软骨边缘骨赘形成,尤以前下叫显。因关节盂承受应力大于肱骨头,所以肱骨头病变较轻。此外,肩锁关节也可发生退行性改变,胸锁关节则很少发生。

(四)临床表现

退行性骨关节炎多起病缓,初期症状并不严重,关节疼痛和活动受限轻微,偶也可有急性疼痛发作。患者早期自觉关节僵硬,开始活动时困难,稍活动后好转,久息后又感关节僵硬加重。病变后期,关节疼痛加重,活动明显受限,伴有粗糙的摩擦音。症状也可与气候变化有关。

盂肱关节的退行性骨关节炎多见于老年人,肩部活动减少者。疼痛可放射至上臂,肩部活动受限,稍活动后症状可有缓解,但过度活动后症状复又加重。查体局部可及肿胀,皮温无增高,关节活动受限并可及摩擦音或摩擦感,旋转活动时可有弹响。肩周肌肉常有萎缩。

肩锁关节退行性骨关节炎多见于中年人,以疼痛和功能障碍为主。胸锁关节退行性骨关节炎症状仍以疼痛为主,关节可及压痛和隆起。

(五)诊断标准

退行性骨关节炎的诊断主要依靠上述临床表现及辅助影像学检查,其中以 X 线检查尤为重要,病变早期无特殊改变,病变后期关节间隙狭窄和关节面软骨下骨硬化,关节面边缘骨赘形成,周围骨质可见囊性改变。MRI 检查可进一步明确病变,辅助诊断。

(六)鉴别诊断

退行性骨关节炎的病变多累及负重或受应力较大的关节,无发热,血沉正常,类风湿因子阴性,滑液清晰,常可借此与类风湿性关节炎做初步区别。此外,退行性骨关节炎患者关节无游走性疼痛,无链球菌所造成的上呼吸道感染病史,血清抗链球菌抗体无增高,血沉正常,G 反应蛋白多为阴性,依此与风湿性关节炎做初步区别。

## 十二、急性化脓性肩关节炎

肩关节腔及其附属结构的化脓性感染称为化脓性肩关节炎。

(一)流行病学

临床表现以急性过程为主,任何年龄均可发生,以儿童和婴儿尤为多见。

(二)病因

任何化脓菌侵入关节均可引起化脓性关节炎,而以金黄色葡萄球菌最多,约占 50%,链球菌次之,约占 25%。其他致病菌,如肺炎球菌、铜绿假单胞菌、伤寒杆菌、淋球菌也可引发疾病。

感染途径包括:

1.血源性感染儿童发病多经血运感染,皮肤疖痈、蜂窝织炎、中耳炎和菌痢等均可为原发灶诱发化脓性肩关节炎。

2.直接感染 由肩关节创伤,肩部手术和肩关节穿刺污染引发。

3.蔓延感染肩关节临近的蜂窝组织炎或骨髓炎可蔓延至肩关节引发本病。

（三）生理病理

关节腔内脓液可影响关节软骨的正常代谢,并释放出溶解酶,使软骨溶解。此外也可影响肱骨头血供,导致肱骨头无菌性坏死。

临床将病变分为三期:

1.早期　即浆液性渗出期,此阶段关节软骨尚无破坏。

2.中期　即浆液纤维蛋白性渗出期,关节滑膜和软骨上可及纤维蛋白膜覆盖。

3.晚期即脓性渗出期,滑膜关节软骨被破坏,并累及软骨下骨。

（四）临床表现

肩关节盂肱关节化脓性关节炎,多见于血源性感染,儿童发病多于成人,后者多由直接感染引起。病变分为全身症状和局部症状,前者表现为周身酸痛乏力、食欲缺乏和寒战高热。体温可高达 40℃以上。后者表现为病变关节红、肿、热、痛、肩关节屈曲内旋,活动时疼痛难以忍受,因而拒绝任何主、被动的活动。由于关节内的积液和炎症,肩关节可处于半脱位或脱位的状态。

（五）诊断标准

依据全身和关节的局部症状和体征,可早期做出诊断,此外实验室检查口『作为有效的辅助手段,血常规显示白细胞增高,血沉加快。关节液中白细胞 1 0000~100000/mm3,中性粒细胞 80%~85%以上。关节液细菌培养可进一步明确诊断。必要时可行放射性骨扫描,在破坏区域可见放射性同位素聚集增多。

（六）鉴别诊断

本病需与以下疾病鉴别:

1.结核性关节炎　病程缓慢,常并发于部位结核病变,病灶突然扩散穿破关节时,可表现为急性或亚急性发作,实验室检查可有助于与化脓性关节炎相区别。

2.风湿性关节炎病变多为游走性关节疼痛,与气候变化相关,关节液培养为阴性,抗链"O"检查阳性。

3.类风湿性关节炎　多关节发病,对称性,常累及手足小关节,致关节畸形,类风湿因子试验阳性。

## 十三、肩关节结核

尽管现在人们对结核不是很重视了,但在世界范围内,导致死亡的感染性疾病中结核仍占首位。每年约有 300 万人死于结核及其并发症。在一些发展中国家,结核感染率超过人口的 15%,死亡率高达 104 人/10 万人口。

（一）流行病学

对结核的临床描述可追溯到古代,这种病的流行与人口流动、人口密度和公共卫生条件有关。结核可感染全身任何器官。患者中约 14%有肺结核,1%~8%有骨结核。骨结核患者中 50%同时有肺结核,30%~50%有脊柱结核。通常很难确定骨结核是原发的。

任何骨或关节都可发病,四肢结核较少,多数累及下肢的主要负重关节,如髋关节或膝关节,而踝关节、足和上肢关节发病很少。肩关节结核约占全身骨关节结核的 1%,青壮年多见,男性略多于女性。

(二)病因

结核主要因吸入或吞入结核分枝杆菌或牛型结核菌而患病,之后会通过淋巴播散、血行播散和临近组织器官直接播散而引起骨结核。

(三)生理病理

肩关节结核中,全关节结核多从肱骨头的骨结核开始。基本病变是形成高破坏性的结核结节。结核菌在骨骺或滑膜内产生炎性结节,伴有骨质疏松和关节肿胀,局部进行性破坏,产生干酪样变化和液化,脓液可穿透关节周围软组织。病变侵犯关节软骨,最后形成的肉芽肿组织会使软骨剥脱。软骨下骨的骨小梁受侵犯会影响关节的负重功能,进而明显加快关节面的退变。病理检查会发现病变中心区有坏死组织和多核巨细胞。

(四)临床表现

临床表现分为全身症状和局部症状。全身症状包括:发热、寒战,体重减轻和乏力,伴发肺结核者同时会有咳嗽、胸膜疼痛。患者可表现为急性症状或慢性症状。对于高危人群、5 岁以下的儿童以及老年人,出现上述症状应高度怀疑结核。

肩关节会出现皮温增高、肿胀及活动范围减小,严重影响关节功能。此外,肩关节会感到长期疼痛,劳累后加重,与气候变化无关。局部压痛较轻,肩周肌肉常呈现萎缩。在晚期病变时关节内脓液可穿透关节囊和周围软组织,形成窦道,关节疼痛反而减轻。

(五)诊断标准

肩关节结核的诊断除外关节的临床表现,主要依靠实验室检查和影像学检查。

1.实验室检查 患者可能有色素正常性或细胞止常性贫血、全血细胞减少症或血小板减少症。白细胞计数一般正常,血沉可升高或正常。患者可能有抗利尿激素(ADH)异常综合征。结核菌素实验一般有诊断作用;但是假阴性率可高达 20%~30%。免疫功能低下患者的皮试结果一般都不可信。从组织或脓液中查到结核抗酸杆菌是确诊的标志。

2.影像学表现 疾病早期 X 线肩关节结核病灶主要表现弥漫性骨质疏松,关节间隙增宽或狭窄,肱骨近端骨骺上方或关节盂处存在局灶性破坏,病灶界限模糊。后期肩关节可见进行性的慢性软骨破坏,关节面被腐蚀,骨萎缩。在儿童,骺板中心可见过度生长。其他影像检查包括:骨扫描或镓扫描,可检查出 88%~96% 的骨结核病变。这种扫描敏感性很高,但对结核不特异。MRI 和 CT 扫描也可提供病变的具体情况,还能早期发现结核病灶。CT 或超声引导下穿刺活检可获得适合的组织或液体进行病理分析。

(六)鉴别诊断

肩关节结核需与以下疾病鉴别:

1.急性肩关节化脓性关节炎 起病急骤,全身症状和局部炎症明显,血培养和脓液培养多有化脓菌生成。

2.类风湿性关节炎 肩关节很少单独发病,病变常同时累及手足小关节,关节畸形。类风湿因子阳性。

3.冻结肩 易发于 50 岁以上的老年人,X 线可及骨质疏松,但无骨质破坏。

(李振)